U0253625

陈娜飞等　主编

现代血液内科
诊断与治疗

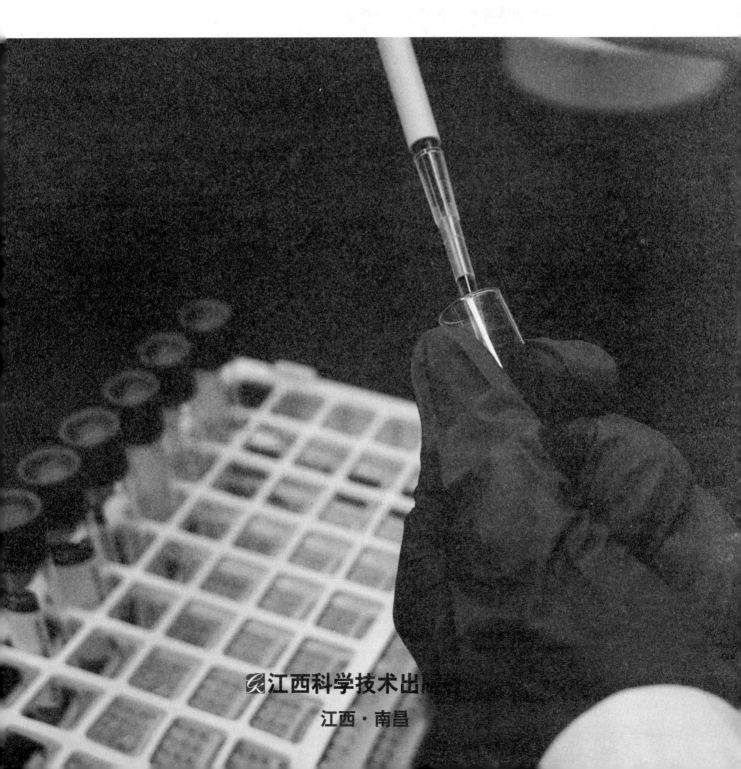

江西科学技术出版社

江西·南昌

图书在版编目（CIP）数据

现代血液内科诊断与治疗 / 陈娜飞等主编 . — 南昌：
江西科学技术出版社，2019.10 （2024.1 重印）
ISBN 978-7-5390-6974-6

Ⅰ . ①现… Ⅱ . ①陈… Ⅲ . ①血液病 – 诊疗 Ⅳ .
① R552

中国版本图书馆 CIP 数据核字 (2019) 第 202679 号

选题序号：ZK2019166

责任编辑：王凯勋　万圣丹

现代血液内科诊断与治疗
XIANDAI XUEYE NEIKE ZHENDUAN YU ZHILIAO

陈娜飞等　主编

封面设计	卓弘文化	
出　版	江西科学技术出版社	
社　址	南昌市蓼洲街 2 号附 1 号	
	邮编：330009　　电话：（0791）86623491　　86639342（传真）	
发　行	全国新华书店	
印　刷	三河市华东印刷有限公司	
开　本	880mm×1230mm　　1/16	
字　数	1353 千字	
印　张	41.75	
版　次	2019 年 10 月第 1 版　　2024年1月第1版第2次印刷	
书　号	ISBN 978-7-5390-6974-6	
定　价	88.00 元	

赣版权登字：–03-2019-279

编 委 会

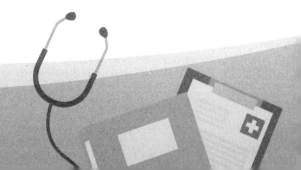

前　言

　　血液病严重危害着人类的健康和生命。近年来，随着现代医学的飞速发展，特别是细胞生物学、分子生物学、遗传学、免疫学等基础学科的迅猛发展，人们对血液病的病因和发病机制有更加深入的了解，对血液病的治疗也从化学治疗、放射治疗、支持治疗发展到诱导分化治疗、免疫治疗、分子靶向治疗、基因治疗及造血干细胞移植治疗等现代综合治疗方法。所以为了满足血液病科相关专业人员的临床需要，使广大临床医师在临床工作中更好地了解相关疾病，从而正确诊断与治疗疾病，编者在参阅国内外相关研究进展的基础上，结合临床经验编写了此书。

　　本书对每种疾病的诊疗过程进行了详细阐述，包括临床表现、辅助检查、诊断、治疗方案和临床经验。首先介绍了常见症状与体征的血液基础内容。然后重点介绍了红细胞疾病、白细胞疾病、出血性疾病、其他血液系统疾病等内容。最后介绍了淋巴瘤、输血反应、血液系统疾病诊断检验等内容。此书立足临床实践，内容全面翔实，重点突出，力求深入浅出，方便阅读，是一本实用性很强的血液科疾病诊疗手册，适合血液科专业人员及基层医务工作者使用。

　　本书由于参编人数较多，文笔不尽一致，加上篇幅和编者水平有限，书中难免会存在缺点和错误，殷切希望读者予以批评指正，也欢迎读者在使用本书的过程中提出宝贵的意见和建议，以便再版时修订。

编　者
2019 年 10 月

目　录

第一章　常见症状和体征

第一节　贫血与出血

一、贫血

贫血是指单位容积循环血液内的血红蛋白量、红细胞数和血细胞比容低于正常的病理状态。这些指标的正常值范围因地区、民族和性别等的不同而略有差异。我国一般非高原地区，凡成年男性，血红蛋白浓度低于120g/L，红细胞数低于4×10^{12}/L，或血细胞比容低于0.40；成年女性的血红蛋白浓度低于110g/L，红细胞数低于3.5×10^{12}/L，或血细胞比容低于0.35者，可视为贫血。12岁以下儿童比成年男子正常值略低，最多可允许降低15%左右，两性无明显差异。久居高原地区者，由于缺氧刺激造血，其各项指标数值则略高。在衡量贫血的有无这一点上，血红蛋白浓度、红细胞数和血细胞比容这三者中，以血红蛋白浓度低于正常是最为基本的重要指标，因为它更能反映贫血的实质。而红细胞数在某种情况下不一定能准确反映贫血存在与否或贫血的程度。比如，在小细胞低色素性贫血时，红细胞数目的减少比血红蛋白减低的程度为轻，以至贫血较轻时，红细胞计数仍可正常；相反，大细胞贫血时，红细胞计数的减少比血红蛋白减低的程度更为显著，当红细胞计数略低于正常时，血红蛋白浓度可仍在正常范围。贫血的程度，一般可按血红蛋白浓度减低的程度划分：低于正常但在90g/L及其以上者为轻度；更低，但在60g/L及其以上者为中度；或更低，但在30g/L及其以上者为重度；低于30g/L者则为极度贫血。另外，要注意除外假性贫血，如存在妊娠或肝硬化等使体内水潴留导致血浆容量增大时，即使全身红细胞容量正常，但所测得的红细胞数和血红蛋白浓度也可减低，易误认为贫血。反之，若有明显脱水致血浆容量减少时，即使有轻度贫血，所测得红细胞数及血红蛋白浓度也可能正常。判断贫血时，这些因素均应予以注意。

【病因】

按发病原因，贫血可分为造血不良性贫血、失血性贫血和溶血性三大类。

（一）造血不良性贫血

1. 血红蛋白合成障碍

（1）缺铁性贫血：铁摄入不足、铁需要量相对增加（妊娠、儿童生长发育期）、铁吸收障碍（慢性胃肠道疾病、胃大部切除术后）、慢性失血。

（2）铁粒幼细胞贫血。

（3）维生素B_6反应性贫血。

（4）载铁蛋白缺乏性贫血。

2. 核成熟障碍

（1）恶性贫血。

（2）其他原因致叶酸和（或）维生素 B_{12} 缺乏或利用障碍引起的巨幼细胞贫血：营养不良（食物中缺乏、婴幼儿哺育不当、长期酗酒、难治性厌食）、需要量增加（妊娠、哺乳期、儿童生长发育期、阔节裂头绦虫感染、溶血、感染、甲状腺功能亢进症等）、吸收不良（全胃或胃大部切除术后、慢性萎缩性胃炎、胃癌、慢性肝病、慢性肠炎、吸收不良综合征、肠切除术后、肠憩室细菌感染）、药物对核酸代谢的影响（如抗叶酸剂、抗惊厥药、抗结核药、口服避孕药、新霉素、亚硝酸盐等）。

3. 骨髓造血功能减低

（1）干细胞缺陷：①再生障碍性贫血（再障）；②先天性再生障碍性贫血；③纯红细胞再生障碍性贫血；④骨髓增殖异常综合征。

（2）骨髓造血组织被其他细胞挤占：白血病、恶性淋巴瘤、多发性骨髓瘤、骨髓转移癌、骨髓纤维化、系统性肥大细胞增多症、大理石骨病等。

（3）红细胞生成调节因子缺陷：肾性贫血、内分泌腺（如垂体、甲状腺）功能低下、感染性贫血等。

（二）失血性贫血

1. 急性失血性贫血　如创伤致大量出血或内脏破裂大出血、异位妊娠、胃肠大出血等。

2. 慢性失血性贫血　如月经过多、痔出血、钩虫病、胃癌、消化性溃疡等。

（三）溶血性贫血

1. 红细胞内在缺陷

（1）先天遗传性：①红细胞膜异常，遗传性球形细胞增多症、遗传性椭圆形细胞增多症、遗传性口形细胞增多症。②红细胞酶异常，糖无氧酵解中酶的缺陷（如丙酮酸激酶缺乏症）、磷酸己糖旁路中酶的缺乏（葡萄糖 6-磷酸脱氢酶缺乏症，常因服蚕豆、伯氨喹等氧化药物或感染诱发溶血；其他有关成分缺乏所致的溶血性贫血）。③珠蛋白链异常，肽链量的异常（α 珠蛋白生成障碍性贫血、β 珠蛋白生成障碍性贫血）、肽链结构异常（聚合性血红蛋白病、不稳定血红蛋白病）。

（2）后天获得性：阵发性睡眠性血红蛋白尿（PNH）。

2. 红细胞外在因素

（1）免疫性：①自身免疫性，温抗体型（急性特发性获得性溶血性贫血、慢性特发性温暖型抗体免疫性溶血性贫血、症状性温暖型抗体免疫性溶血性贫血）、冷抗体型（特发性慢性冷凝集素病、阵发性寒冷性血红蛋白尿、症状性冷凝集素病）。②同种免疫性，新生儿溶血病、ABO 血型不合溶血性输血反应、Rh 血型不合溶血性输血反应。③药物免疫性溶血性贫血，可见于对氨基水杨酸、异烟肼、利福平、奎尼丁、非那西丁、氨基比林、磺胺类药、氯丙嗪、氯磺丙脲、胰岛素、青霉素、头孢菌素等。

（2）非免疫性：①机械因素（红细胞碎片综合征），微血管病性溶血性贫血及人工心脏瓣膜置换术后溶血性贫血。②感染性溶血性贫血，疟疾、败血症等。③生物因素所致溶血性贫血，蛇毒、毒蕈等。④药物及化学品所致溶血性贫血。⑤脾功能亢进症。⑥弥散性血管内凝血（DIC）。⑦电离辐射。

【诊断】

（一）诊断思维

1. 判断贫血是否存在　根据临床症状、体征和血象判断贫血存在与否。

（1）临床表现：皮肤黏膜苍白；疲倦、乏力、头晕、耳鸣、记忆力减退、注意力不集中；活动后心悸、气促；食欲缺乏、恶心、呕吐、腹胀、腹泻；贫血严重时可出现蛋白尿、月经失调和性欲减退。

（2）体征：黏膜苍白，心尖区吹风样收缩期杂音，重度贫血可发生双下肢水肿。

（3）血象：成年男性血红蛋白浓度小于 120g/L，成年女性小于 110g/L，孕妇小于 100g/L，即可确定贫血的存在。

2. 寻找贫血的病因　贫血只是一种症状，所以贫血的诊断过程主要是查明引起贫血的原因。

（1）详细询问病史：可提供贫血性疾病的重要线索：①起病缓急：起病急，病程短，提示急性失血性贫血、急性溶血、急性白血病；②厌食、舌痛、感觉异常、步态不稳、呕吐、腹泻、便秘等，提示巨幼细胞贫血；③发热、消瘦、骨痛及肿块，提示可能是癌性贫血；④发热、黄疸、酱油样尿，提示可能有溶血性贫血；⑤出血史：鼻出血、呕血、咯血、黑便、血尿、月经过多等，提示失血性贫血；⑥既往史：有肿瘤、慢性感染、风湿性疾病病史，可能为慢性病贫血。肝病、肾病、内分泌疾病均可继发贫血；⑦苯、氯霉素、放射线等接触史提示再生障碍性贫血可能；⑧不良饮食习惯提示营养性贫血可能；⑨家族史有助于某些遗传性溶血性贫血的诊断。

（2）详细的体格检查：①皮肤黏膜黄染、脾大，提示溶血性贫血；②口腔检查：口角炎、舌炎、镜面舌提示营养不良性贫血；牙龈增生提示肿瘤浸润；③胸骨压痛、肝脾大、淋巴结肿大，提示白血病可能。

（3）实验室检查：①全血细胞计数，是仅有贫血还是全血细胞减少。②红细胞指数，红细胞平均体积（MCV）、红细胞平均血红蛋白含量（MCH）及红细胞平均血红蛋白浓度（MCHC）检查，有助于贫血形态学分类，为病因诊断提供线索。③网织红细胞计数，可以帮助了解幼红细胞的增生程度。在溶血性贫血时增多而在再生障碍性贫血时显著减少。由于网织红细胞的百分数和红细胞的总数有关，必须计算网织红细胞的绝对值，才能判断幼红细胞的增生情况。如果骨髓幼红细胞增生而网织红细胞绝对值不增加，提示幼红细胞的无效生成，即髓内溶血。④红细胞形态检查，对贫血的诊断具有重要的价值，它不仅有助于贫血的形态学分类，又可发现异形红细胞，为寻找贫血的病因提供线索。如缺铁性贫血时，红细胞大小不均，小红细胞增多，红细胞中央淡染区扩大；大红细胞及巨红细胞常见于巨幼细胞贫血、骨髓增生异常综合征、急性红白血病等；球形红细胞增多，见于遗传性球形红细胞增多症；靶形红细胞增多常见于珠蛋白生成障碍性贫血；泪滴形红细胞增多可见于骨髓纤维化；各种异形红细胞及红细胞碎片增多，则提示微血管病性溶血性贫血。⑤骨髓细胞学检查与骨髓活检，对白血病、再生障碍性贫血、多发性骨髓瘤、巨幼细胞贫血等的诊断具有重要意义。⑥其他检查：铁和铁代谢检查、维生素 B_{12} 和叶酸水平的测定及有关溶血的实验室检查等。

（二）诊断依据

1. 病史　确切的病史可为贫血的诊断提供重要线索，应全面、详尽而有重点地询问。

（1）贫血表现：贫血症状表现涉及全身各个器官系统。应注意起病急缓、发展过程及其特征性表现。如急性再生障碍性贫血常起病较急，贫血进行性加重。慢性再生障碍性贫血、缺铁性贫血、慢性溶血性贫血则常起病缓慢，病程迁延。急性溶血起病急骤，寒战高热，肌肉酸痛，可伴酱油色尿。巨幼细胞贫血常有口舌炎及灼痛。贫血伴有异嗜癖或有咽下困难及胸骨后疼痛，应想到缺铁性贫血。贫血伴有出血及发热或感染，多见于急性再生障碍性贫血、白血病和恶性组织细胞病等。

（2）致病因素：贫血的致病因素很多，应着重注意询问出血、感染、营养、饮食与用药情况、射线及化学毒物接触史、育龄妇女妊娠、分娩及哺乳情况等。如消化性溃疡、胃癌、痔、月经较多等出血易被忽视。某些人群应注意钩虫、绦虫等感染。婴幼儿、生长发育期、育龄妇女及老年人易患营养不良。胃肠手术后可有吸收障碍。G-6-PD 缺乏流行区要注意服新鲜蚕豆史和伯氨喹、磺胺、解热镇痛药应用史。氯霉素、细胞毒药物应用史。射线及有毒化学品接触史等。

（3）原发疾病：贫血常为某些疾病的症状表现或并发症。要注意有无引起贫血的慢性感染，恶性肿瘤，慢性肝、肾疾病或内分泌疾病，自身免疫性疾病，风湿病等。应警惕严重贫血表现掩盖不典型的原发疾病表现。

（4）遗传因素：许多溶血性贫血属先天性遗传性疾患。应注意询问家族史、双亲是否近亲结婚、祖籍，生后或幼年是否有贫血或间歇性黄疸等。

（5）治疗反应：就诊时已进行过常用抗贫血药物者，要注意了解其治疗反应。缺铁性贫血对铁剂，营养性巨幼细胞贫血对维生素 B_{12}、叶酸治疗多有良好疗效。而恶性肿瘤、慢性肝、肾及内分泌疾病或再生障碍性贫血则无疗效。

2. 体格检查

（1）一般状况：患者的发育、营养、表情、血压及体温等，均可为贫血诊断提供线索。如幼年发育迟缓常见于遗传性溶血性贫血。恶性肿瘤患者一般情况差，常呈恶病质。消瘦及下垂部位水肿提示营养不良性贫血。血压增高伴有面部或周身水肿见于肾病。表情淡漠、反应迟钝和面部水肿提示甲状腺功能减退。贫血严重者可有低热，高热往往系原发病或并发感染所致，急性溶血也可见高热。

（2）特殊体征：可为明确贫血性质提供重要依据。

①皮肤、巩膜、指甲与舌：皮肤、巩膜黄疸是溶血性贫血的重要体征之一，常呈浅柠檬色，急性溶血者可较深，新生儿溶血性贫血黄疸严重，并有核黄疸的神经系统症状。皮肤瘀点瘀斑提示白血病、再生障碍性贫血或出血明显已有贫血的血小板减少性紫癜等。下肢踝部内侧或外侧慢性溃疡要想到慢性溶血性贫血如遗传性球形红细胞增多症、镰状细胞贫血等。蜘蛛痣、肝掌提示肝病。指甲扁平或凹陷常见于缺铁性贫血。舌乳头萎缩、舌质淡而光滑见于营养性贫血和巨幼细胞贫血。巨幼细胞贫血者舌质可呈绛红色，常伴有疼痛。

②面容、骨骼：珠蛋白生成障碍性贫血由于骨髓造血亢进而出现颅骨增厚、额部隆起、鼻梁塌陷、眼睑水肿的特殊面容。胸骨压痛提示白血病或溶血性贫血。肋骨、脊柱、额骨等多部位骨骼疼痛及压痛要考虑多发性骨髓瘤、骨转移癌及白血病。

③淋巴结、脾大：贫血伴有明显局部或全身性淋巴结肿大常提示恶性淋巴瘤、急性或慢性淋巴细胞白血病、恶性组织细胞病等。伴轻、中度脾大要考虑溶血性贫血、恶性淋巴瘤、肝硬化、寄生虫感染。如脾明显大常为慢性粒细胞白血病、骨髓纤维化。慢性淋巴细胞白血病脾大常不如慢性粒细胞性白血病者明显，早期可无脾大，但也有少数病例以显著脾大为独特表现者。对于某些疾病，阴性体征也有诊断意义，如一位贫血患者虽有全血细胞减少，若发现淋巴结及脾大，即不再考虑原发性再生障碍性贫血。

（3）神经系统表现：维生素 B_{12} 缺乏引起的巨幼细胞贫血，可有末梢神经炎和脊髓后束和侧索联合变性，出现触觉、位置和震颤感觉减退或消失，行动不便。

3. 实验室检查　确定贫血的存在及其程度，明确贫血性质与病因。

（1）血常规：按传统要求，其内容包括红细胞计数、血红蛋白含量、白细胞计数及其分类。其结果不但能确定贫血的有无及贫血程度，还可估算贫血的形态学类型。正细胞正色素性贫血，红细胞计数每微升百万数与血红蛋白量每分升克数之比为（33～34）:1。如这一比例明显减低或增高，分别提示大红细胞性或小细胞低色素性贫血。

（2）血小板计数：可以配合血常规，为贫血的诊断提供重要依据。

（3）红细胞指数测定：红细胞平均体积（MCV）、红细胞平均血红蛋白量（MCH）和红细胞平均血红蛋白浓度（MCHC），可用以进行贫血的形态学分类，有助于推断贫血的病因（表 1-1）。

表 1-1　贫血的形态学分类

类型	MCV （fl）	MCH （pg）	MCHC （g/L）	病因
正细胞正色	80～95	26～32	320～360	急性失血贫血、溶血性贫血、再生障碍性贫血
大细胞正色素性贫血	＞95	＞32	320～360	巨幼细胞贫血、急性溶血性贫血、肝病性贫血
小细胞低色素性贫血	＜80	＜26	＜300	铁粒幼细胞贫血、珠蛋白生成障碍性贫血、慢性感染、缺铁性贫血

（4）网织红细胞计数：能反映红系造血的活跃程度，对判断贫血性质有一定参考价值。其正常值 0.005～0.015（0.5%～1.5%）；对严重贫血患者，观察其绝对值更有意义。其正常值（24～84）×10^9/L（2.4 万～8.4 万/μl）。明显增高见于溶血性贫血（急性溶血发作后）、急性失血性贫血、巨幼细胞贫血叶酸和（或）维生素 B_{12} 治疗后、缺铁性贫血铁剂治疗后；轻度增高见于慢性溶血性贫血缓解期、骨髓纤维化、脾切除术后。计数减低甚至缺如常提示骨髓造血功能衰竭，如再生障碍性贫血、纯红再生障碍性贫血、急性造血停滞、骨髓病性贫血而缺铁性贫血及巨幼细胞贫血治疗前，继发性贫血和一部分慢性再生障碍性贫血，网织红细胞计数可以正常。

（5）血涂片观察红细胞形态：此项检查在传统的血常规项目中已经包括，即在白细胞分类计数的同时，应该注意了解红细胞形态。

（6）血细胞自动分析：目前大多数血细胞自动分析仪是依据库尔特（Coulter）原理即电阻法研制

的，根据细胞悬液中的悬浮颗粒所形成的脉冲数目进行细胞计数，并以脉冲的不同振幅反映体积大小，借以进行白细胞分类。将血细胞所形成的脉冲输入通道分析器还可给出直方图（细胞容量分布曲线）供临床诊断时参考。检测报告中有关红细胞、血小板及白细胞计数、血液指数等参数的临床意义与传统检测方法者相同。应注意白细胞的分类计数是经专用稀释液处理后（破坏红细胞并使白细胞的部分细胞膜破坏，致胞质流出）按各类白细胞的体积大小而非按细胞形态特点来划分的，三种分类机型的参数 LY（淋巴细胞）、NO（单核细胞）和 GR（粒细胞）等报告数值，仅反映白细胞分类正常时的情况。当有异常时，它们实际上是各自代表了一定体积范围内的细胞群：LY 包括淋巴及异型淋巴细胞：MO 包括单核、幼稚母细胞、早幼粒、中幼粒、幼淋、幼单及浆细胞；GR 包括嗜酸、嗜碱、杆状及分叶核粒细胞等。要结合血涂片进行对照分析，以明确其与贫血性质的关系。另外，红细胞体积分布宽度（RDW）是反映外周血红细胞异质性的参数，一般以受检红细胞大小的变异系数来表示。它有利于贫血类型的诊断，如缺铁性贫血与轻型珠蛋白生成障碍性贫血的鉴别。两者虽都属小细胞低色素性贫血，但缺铁性贫血的红细胞体积分布宽度多增高而轻型珠蛋白生成障碍性贫血者多正常。说明前者的红细胞有小细胞不均一性，后者有小细胞均一性的特征。随着血细胞自动分析仪的日益广泛应用与深入研究，将能进一步提高其临床应用价值。

（7）骨髓检查：骨髓象检查对了解贫血发生机制，揭示贫血的原因至关重要。检查时要注意骨髓造血组织的增生情况、各系细胞的比例、细胞形态有无异常、可染色铁的含量和铁粒幼细胞的多少及铁小粒的分布状态、有无寄生虫等 3 骨髓穿刺多次不能满意取得标本而呈"干抽"时，应疑及骨髓纤维化等情况，要做骨髓活检。

（8）铁代谢检查：血清铁、铁结合力和铁饱和度测定，用以鉴别缺铁性贫血和铁利用障碍性贫血。缺铁性贫血的血清铁和铁饱和度均明显减低，血清铁低于 $10.7\mu mol/L$（$60\mu g/dl$），铁饱和度低于 15%。铁结合力明显升高，常在 $64.4\mu mol/L$（$360\mu g/dl$）以上。铁利用障碍者血清铁及铁饱和度增高（两者的正常值分别为 $20.6\mu mol/L\pm 9.0\mu mol/L$，$0.35\pm 0.15$），而铁结合力正常或减低（正常值 $59.1\mu mol/L\pm 5.4\mu mol/L$）。血清铁蛋白测定（放免法）如低于 $12\mu g/L$（正常值男性 15～200$\mu g/L$，女性 12～150$\mu g/L$），提示体内贮存铁耗竭，支持缺铁性贫血的诊断。铁动力学检查可以帮助了解某些贫血的造血情况，有条件者必要时可进行检查，供临床诊断时参考。

（9）血清叶酸、维生素 B_{12} 浓度测定：血清叶酸浓度 <3$\mu g/L$，表明叶酸缺乏。红细胞内叶酸含量测定因不受叶酸摄入情况的影响，结果更为可靠 [正常参考值（150～500）$\mu g/L$]，若 <100$\mu g/L$，表示叶酸缺乏。血清维生素 B_{12} 浓度 <90$\mu g/L$，表示维生素 B_{12} 缺乏。

（10）红系祖细胞体外培养：在红系造血功能低下的患者，如再生障碍性贫血、纯红再生障碍性贫血，其红系早期定向干细胞集落（BFU-E）、晚期红系祖细胞形成集落（CFU-E）产率均明显减低，BFU-E 更明显。

（11）溶血性贫血的病因检查：溶血性贫血病因复杂，检验项目繁多，应根据临床情况有步骤、有针对性地选择必要的检查项目，以明确溶血的病因诊断。

（12）红细胞寿命测定：通常采用 ^{51}Cr 标志红细胞来测定红细胞寿命。临床上一般以 ^{51}Cr 红细胞 $t_{1/2}$ 22 日为正常下限。溶血性贫血的红细胞半衰期明显缩短。

4. 影像学检查

（1）骨髓 γ 显像：反映骨髓造血的分布及造血功能。若在正常造血部位的放射物质摄取低下或缺失，表示造血功能减退，见于再生障碍性贫血、骨髓纤维化等。如 γ 显像显示末梢骨髓扩张，正常情况下放射物质分布的部位也有显影，表示骨髓造血功能旺盛，常为溶血性贫血、骨髓增生性疾病等。

（2）其他器械检查：主要用于寻求贫血的病因或继发性症状性贫血的原发疾病。如内镜检查及胃肠造影检查诊断消化道肿瘤或其他一些消化道出血的原因。骨骼 X 线片辅助诊断多发性骨髓瘤及骨转移癌。CT、超声等检查多脏器、多部位淋巴结病变等。

【鉴别诊断】

贫血的诊断，通常分三步进行：确认贫血的存在及其程度；了解贫血的形态学类型；落实贫血的病因学诊断。使贫血的诊断最终得以确立的过程就是贫血的鉴别诊断过程。

（一）小细胞低色素性贫血

小细胞低色素性贫血是由于铁缺乏和铁利用障碍引起血红蛋白合成减少所致的一组贫血。包括缺铁性贫血、慢性感染性贫血、珠蛋白生成障碍性贫血和铁粒幼细胞贫血等。后两种属于铁利用障碍性贫血。其中珠蛋白生成障碍性贫血为溶血性贫血中的一种血红蛋白病，小细胞低色素性贫血的鉴别诊断见（表1-2）。

表1-2　小细胞低色素性贫血的鉴别

项目	缺铁性贫血	慢性感染	珠蛋白生成障碍性贫血	铁粒幼细胞贫血
病史	有缺铁史（摄入不足、吸收不良、需要量增加、慢性失血）	有慢性	有家族史	可有用药或毒物接触史，如抗结核药、抗癌药、铅中毒、慢性酒精中毒，有风湿病、血液肿瘤、溶血、卟啉病等病史
血清铁	明显减低	减低	正常或增高	明显增高
总铁结合力	明显增高	正常或减低	正常	减低
铁饱和度	明显减低	正常或减低	正常或增高	增高
血清铁蛋白	明显减低	正常或增高	正常或增高	增高
骨髓贮存铁	消失	正常或增多	正常或增多	明显增多
骨髓铁粒幼细胞	明显减少	正常	正常或增多	明显增多，出现环状铁粒幼细胞
血红蛋白 A_2	正常或减少	正常	增多	正常
血红蛋白 F	正常	正常	增多	可增多或正常

1. **缺铁性贫血**　为临床上最为常见的血红蛋白合成障碍所致的贫血。

食物中缺铁或有慢性失血史，体检发现外胚叶改变尤其是指甲凹陷、变脆，以及实验室检查证明为小细胞低色素性贫血，强烈提示缺铁性贫血的可能性。

本病血象：小红细胞明显增多，红细胞变薄，中心苍白区扩大。较多的多色性及嗜碱性点彩红细胞，有红细胞大小不等及异形红细胞。血细胞自动分析常提示红细胞体积分布宽度（RDW）增高，说明红细胞的大小不均一性。治疗前网织红细胞不增多或轻度增多。重症者白细胞和血小板也可减少。

铁缺乏伴有胱氨酸缺乏时，表现外胚叶组织病变：头发蓬松，皮肤干燥、萎缩，似羊皮纸样，指（趾）甲脆薄而扁平甚或凹陷（反甲）。伴B族维生素缺乏时，可有舌炎、口角炎、食管黏膜萎缩。部分患者有吞咽困难，须与食管癌区别。吞咽困难伴小细胞低色素贫血及胃盐酸缺乏，称普－文（Plummer–Vinson）综合征。

诊断依据：①有缺铁病史，特别是慢性失血史；②可有外胚叶组织病变；③小细胞低色素性贫血；④骨髓象及骨髓铁染色检查有缺铁特点；⑤血清铁减低，血清总铁结合力明显增高；⑥铁剂治疗有显著疗效。

本病需与其他非缺铁所致小细胞低色素性贫血相区别。这些贫血发病率均较低，包括：珠蛋白生成障碍性贫血、铁粒幼细胞贫血、慢性铅中毒及载铁蛋白缺乏贫血等。根据这些贫血以下的共同点而有别于缺铁性贫血：①体内贮备铁含量增加，包括骨髓含铁血黄素（细胞外铁）增多、骨髓铁粒幼细胞和含铁红细胞（细胞内铁）增多；②总铁结合力减低二珠蛋白生成障碍性贫血时，血红蛋白电泳测定血红蛋白F和血红蛋白A2含量增多；铁粒幼细胞贫血时，通过骨髓铁染色可见大量环状铁粒幼细胞（粗而多的铁质颗粒排列成衣领状，围绕着有核红细胞的胞核），维生素 B_6 及肝制剂可能使贫血改善：慢性铅中毒的特点为点彩红细胞增多，尿中粪卟啉半定量阳性和尿中 δ－氨基酮戊酸增多；载铁蛋白缺乏贫血的总铁结合力减低。

缺铁性贫血的病因甚多，对以下致患者铁缺乏病因的认真追询和认定，有利于缺铁性贫血的诊断：

①慢性失血；②铁需要量增加；③铁吸收障碍；④食物中铁缺乏。以上致病因素既可以单项，也可以两项以上联合致病。

2. 铁粒幼细胞贫血　本病血清铁不减少，但南于血红蛋白合成障碍，致骨髓中环状铁粒幼细胞增多，达 0.70 以上。患者呈低色素贫血而铁剂治疗无效，骨髓中可见大量铁粒幼细胞时，应考虑本病。贫血为低色素性，可为小细胞性，但更多为正细胞性甚至大细胞性者。骨髓有核细胞增生，可见一些巨幼红细胞样有核红细胞，但无溶血现象。

铁粒幼细胞贫血分为原发性与继发性，原发性又分先天性与获得性。原发性先天性铁粒幼细胞贫血发病率甚低，为伴性隐性遗传性疾病，可能由于基因突变所致。见于男性，生后尚可存活多年，肝活检证明有大量含铁血黄素沉着，并可发展为含铁血黄素沉着症。原发性获得性铁粒幼细胞贫血可能系造血干细胞异常，使酶系统发生缺陷，导致血红蛋白合成障碍，使铁质堆积在骨髓及其他器官。其发病年龄较晚，多在 60 岁以后发病，呈慢性经过，少数病例临终期可转变为急性粒细胞型或急性单核细胞白血病。继发性铁粒幼细胞贫血，原因可为铅中毒、抗结核药、酒精中毒、支气管癌、类风湿关节炎等。此外，维生素 B_6 反应性贫血是一些原发性与继发性铁粒幼细胞贫血中的一个类型。

3. 载铁蛋白缺乏贫血　先天性者罕见，贫血较严重，常有含铁血黄素沉着症。获得性者，可见于肾病综合征、慢性渗出性肠疾患、低蛋白血症、慢性感染等情况。由于载铁蛋白丧失、合成障碍、分解增加或转移人炎症组织中，可引起载铁蛋白缺乏，使铁转运功能降低，血红蛋白合成障碍。本病特点为：小细胞低色素贫血，血清铁及总铁结合力明显减低，血清蛋白电泳显示载铁蛋白含量显著减少，骨髓含铁量低，铁剂治疗无效。

（二）巨幼细胞贫血

此类贫血较少见，约占全部贫血病例的 5% 以下。主要是由于缺乏维生素 B_{12} 和（或）叶酸所致。这两类物质的缺乏或代谢紊乱，主要引起骨髓幼稚红细胞核的成熟障碍，即通过影响去氧核糖核酸（DNA）合成，使细胞增殖周期的 DNA 合成期（S 期）延长，致核成熟障碍，而胞浆中的血红蛋白合成正常，因而产生骨髓红系为主的巨幼细胞改变和大红细胞。此类贫血的特征是：①缓慢进行的大细胞贫血，外周血红细胞 MCV 及 MCH 均高于正常，白细胞和血小板均可能减少；②骨髓幼红细胞有巨幼细胞改变，幼红细胞糖原染色呈阴性反应；③常有口腔、胃肠道及神经系统损害，但不尽然；④有叶酸和（或）维生素 B_{12} 缺乏的病因；⑤维生素 B_{12} 和叶酸治疗大多数病例有效。但其确切诊断需要血清叶酸和维生素 B_{12} 浓度测定加以认定。

巨幼细胞贫血应与正常幼红细胞性大细胞贫血相区别，后者仅周围血出现大红细胞而骨髓幼红细胞形态正常，系继发于溶血性贫血等其他疾病，而非缺乏维生素 B_{12} 或叶酸所致。

巨幼细胞贫血主要包括恶性贫血、营养性巨幼细胞贫血等非恶性贫血性的巨幼细胞贫血和"难治性"巨幼细胞贫血。

1. 恶性贫血　本病国内罕见。可能是遗传或自身免疫因素引起胃内因子分泌障碍所致。胃内因子产生于胃体和胃底的胃壁细胞，是一种胃黏蛋白，有加速维生素 B_{12} 在小肠黏膜吸收的作用。

本病的主要特征为：①巨幼细胞贫血，血象可见巨幼红细胞，双凹不明显，红细胞大小不等，中性粒细胞分叶过多（核右移），Howell-Jolly 小体显著增多。骨髓巨幼红细胞增生；②胃酸缺乏及舌炎；③周围神经变性与脊髓联合变性，神经系统症状可有周围神经变性引起的肢体麻木或感觉异常：脊髓后索变性引起的腱反射消失，肌张力减弱，位置觉紊乱，共济失调步态及闭目难立征（Romberg 征）阳性；侧索变性引起的巴氏征阳性、痉挛性步态、反射亢进与肌张力增强。本病的诊断可依据以上特征，结合肝精、维生素 B_{12} 等的疗效来确定。放射性核素维生素 B_{12} 吸收试验显示，血清维生素 B_{12} 浓度减低，维生素 B_{12} 吸收减低，而投给内因子时则吸收正常，有助于本病诊断。

2. 营养性巨幼细胞贫血　本病系维生素 B_{12} 和（或）叶酸摄入不足而致营养不良引起的巨幼细胞贫血。我国不少省份均有报道，青壮年居多，女性发病高于男性。患者以消化系统症状及贫血症状较突出，重者可并发贫血性心脏病。舌乳头萎缩等维生素缺乏症的表现常见，无深感觉异常和病理反射表现。

诊断本病的主要依据：①有维生素 B_{12} 和（或）叶酸生理需要量增加或偏食而致营养不良的病史；②

巨幼细胞贫血的血象、骨髓象改变。③无并发脊髓联合变性表现；④除外其他原因所致的巨幼细胞贫血。

根据以下几点可与恶性贫血区别：①胃游离盐酸大多存在；②无脊髓联合变性的神经系统表现；③维生素 B_{12}、叶酸治疗有效，且只要摄入不足不继续存在，治愈后不会复发；④常并发缺铁性贫血，形成所谓"双相性"或称"二形性"贫血，即低色素性巨幼细胞贫血。

除了单纯性的营养性巨幼细胞贫血之外，尚有多种疾病或情况可以并发非恶性贫血性的巨幼细胞贫血，这些病因可以影响维生素 B_{12} 和（或）叶酸的摄入或吸收，或干扰叶酸代谢，致使形成巨幼细胞贫血。比如，胃癌或胃切除术后，由于胃内因子分泌不足，影响维生素 B_{12} 吸收可致巨幼细胞贫血；肠切除术或吻合术后、肠瘘、烟酸缺乏症、慢性胰腺炎或慢性痢疾等慢性肠病，由于维生素 B_{12} 和（或）叶酸吸收不良，或微生物与宿主竞争维生素 B_{12}，可以引起巨幼细胞贫血；阔节裂头绦虫病，由于在肠内寄生并与宿主竞争维生素 B_{12}，其血象、骨髓象可与恶性贫血相似，但胃酸多不缺乏，病情较急，维生素 B_{12} 治疗有效，驱虫可以治愈；麦胶肠病或乳糜泻引起的吸收不良综合征，主要表现为脂肪泻、贫血及恶病质，其贫血主要为巨幼细胞贫血。患者对麦胶（小麦的一种蛋白质）过敏，使空肠黏膜的绒毛萎缩而影响吸收功能，也系代谢障碍性疾病，发病与含麦胶的饮食有关，对无麦胶饮食治疗有效，故称麦胶性肠病。典型的脂肪泻粪便为灰白色油脂样或泡沫样，浮于水面，有恶臭，也可为淡黄水样或糊样便。尚常有其他消化系统症状、维生素缺乏表现、电解质紊乱和骨质疏松等。X 线钡餐，典型小肠病变 X 线征在除外其他病因后有助本病诊断。须注意除外胃源性、胰源性、胆管梗阻。慢性肠炎、内分泌代谢障碍疾病和结缔组织病等所致的脂肪泻；慢性弥漫性肝实质病变如肝硬化，可因食欲缺乏而摄入叶酸或维生素 B_{12} 不足，引起巨幼细胞贫血；苯妥英钠、乙胺嘧啶等药物，可干扰叶酸代谢，导致巨幼细胞贫血。

3. "难治性"巨幼细胞贫血　白血病、恶性肿瘤、某些感染性疾病或慢性肾衰竭等也可致巨幼细胞贫血，但并非主要由于缺乏维生素 B_{12} 或叶酸所致。有巨幼细胞贫血的骨髓所见，可伴有或不伴有外周血大细胞贫血改变。维生素 B_{12} 与叶酸治疗效果欠佳。

各类巨幼细胞贫血应与下列疾病引起的贫血相区别：①红白血病：骨髓幼红细胞可出现与巨幼细胞贫血相似的巨样变，易误为巨幼细胞贫血。但临床上出血、发热和肝脾大表现较明显，外周血大多呈全血细胞减少，并可见较多幼稚红细胞和粒细胞，骨髓的异常原始和早幼粒细胞明显增多，原粒及早幼粒细胞占优势，已至红白血病期，多大于 30%，早幼粒细胞中易找到 Auer 小体。幼红细胞糖原（PAS）染色呈阳性反应，维生素 B_{12} 叶酸治疗无效。②骨髓增生异常综合征（MDS）。外周血可见大红细胞，骨髓红系增生可伴巨幼样变，与巨幼细胞贫血很相似。但骨髓增生异常综合征者多呈

全血细胞减少，骨髓红系、粒系和巨核细胞系均有明显病态造血，幼红细胞。PAS 染色呈阳性反应，可见较多原始及早幼粒细胞，对维生素 B_{12} 及叶酸治疗无效，有助于巨幼细胞贫血鉴别。

（三）再生障碍性贫血

多种病因都可以引起的骨髓造血功能衰竭的一类贫血。表现为全血细胞减少、骨髓有核细胞增生明显减低、进行性贫血，可伴有出血和感染。其诊断标准为：①外周血全血细胞减少；②网织红细胞绝对数减少；③一般无脾大；④骨髓增生减低或重度减低，如某部位骨髓呈现增生活跃，即所谓增生型再生障碍性贫血时，有巨核细胞明显减少，骨髓小粒中非造血细胞增多；⑤能除外引起全血细胞减少的其他疾病，如阵发性睡眠性血红蛋白尿症（PNH）、骨髓增生异常综合征、骨髓纤维化、急性白血病、恶性组织细胞病等；⑥一般抗贫血药物治疗无效。再生障碍性贫血可根据起病缓急、骨髓造血功能低下严重程度等，临床上可分为急性和慢性再生障碍性贫血两种类型。两者的主要不同是急性者临床表现更为严重，贫血进行性加重，常伴有严重感染和（或）内脏出血。骨髓多部位增生低下，骨髓小粒均为非造血细胞。外周血三项重要指标的界定值为：网织红细胞绝对值 $< 15 \times 10^9/L$ [正常（24～84）$\times 10^9/L$；中性粒细胞绝对值 $<0.5 \times 10^9/L$；血小板计数 $< 20 \times 10^9/L$。

非发作型阵发性睡眠性血红蛋白尿症与慢性再生障碍性贫血在临床表现、血象及骨髓象等方面均十分相似，极易混淆而造成误诊。故每例慢性再生障碍性贫血均应依据一些特殊实验室检查与之鉴别。阵发性睡眠性血红蛋白尿作为一种红细胞获得性缺陷所致的溶血性贫血，其酸化血清试验（Ham 试验）、

蔗糖溶血试验、尿含铁血黄素试验（Rous 试验）均阳性，24 小时尿排铁量增多；而慢性再生障碍性贫血则均阴性或正常。中性粒细胞碱性磷酸酶活性，慢性再生障碍性贫血增加，而阵发性睡眠性血红蛋白尿减低。

（四）纯红细胞再生障碍性贫血

纯红细胞再生障碍性贫血（纯红再障）的基本特点为外周血呈正细胞正色素性贫血；白细胞及血小板计数大致正常；网织红细胞明显减少或缺如；骨髓中红系细胞明显减少或缺如，其他系统大致正常。可分为急性型及慢性型，后者又分为获得性（后天性）及先天性两种。

1. 急性纯红再生障碍性贫血 又称红系造血功能急性停滞。发病前常有病毒感染或服药史，或原有溶血性贫血突然贫血加重，但又非溶血加剧。患者常有轻度发热，伴有不同程度的白细胞、血小板减少，骨髓红系细胞极度减少或缺如，并可见巨大原始细胞，圆或椭圆，或形态不规则。胞浆深蓝或灰蓝色，不透明，量少，呈现环核浅染带，周边胞质常有钝形突起，偶见少量嗜苯胺蓝颗粒，核圆或椭圆形，染色质呈细点网状，核仁常巨大或隐约可见。多认为此种巨大原始细胞属于红系，发现此种细胞对本病诊断有重要价值。骨髓中粒系相对增加，但中性粒细胞有巨幼样改变。巨核细胞也有增加，但多为无血小板型或退行性变者，表明粒系及巨核系也有发育、成熟受阻。患者多可于 1 个月左右自行恢复。本型须与急性再生障碍性贫血鉴别。急性再生障碍性贫血骨髓象以淋巴细胞占优势，巨核细胞减少或消失，可资与本病区别。

2. 获得性慢性纯红再生障碍性贫血 也称为获得性红细胞增生不良性贫血。其特点为骨髓中红系细胞减少，并常并发胸腺瘤。本病并发胸腺瘤提示免疫作用在病因和发病中占重要地位。胸腺瘤时细胞免疫作用增强，提示纯红再生障碍性贫血是由于异常的免疫机制对红细胞系的免疫排斥。一些患者血清中还发现红细胞生成抑制因子，这种抑制因子对早期红系细胞有细胞毒性作用。有的有服用氯霉素、接触农药、感染及肝炎等既往史。

患者贫血呈正细胞正色素性，白细胞及血小板数正常。骨髓红系有核细胞明显减少甚至消失，而粒系与巨核系大致正常。网织红细胞计数显著减少甚至缺如。疑及本病时应常规进行胸部透视或 X 线拍片，以明确是否伴发胸腺瘤。

3. 先天性慢性纯红再生障碍性贫血 也称先天性红细胞增生不良性贫血。患者多系婴幼儿，常于 6 个月以内发病。主要表现为慢性进行性贫血，白细胞及血小板计数正常。骨髓象红系增生减低，常成熟受阻于中幼红阶段，淋巴细胞略高，粒细胞及巨核细胞正常。本病偶见于兄弟姊妹中，曾有一例报道有染色体异常，未发现合并胸腺瘤者。仅部分患儿合并轻度先天异常，此点与 Fanconi 贫血（先天性再生障碍性贫血）合并明显的先天异常有别。

（五）先天性再生障碍性贫血

本病又称为 Fanconi 贫血或 Fanconi 综合征，为家族性疾病。多于 10 岁以内发病，偶见于成人。男性多于女性。外周血呈全血细胞减少，骨髓增生极度减低，网织红细胞绝对值减少，血红蛋白可增加。常合并显著的多发性先天畸形，如皮肤棕色素沉着、肾和脾萎缩、拇指或桡骨缺如、小头颅、智力和睾丸等性腺发育不全等。

（六）溶血性贫血

溶血性贫血是由于红细胞寿命缩短、破坏增加、骨髓造血功能不足以代偿细胞损失而发生的一组贫血。其病因可分为先天性与后天性两类。红细胞破坏的场所分为血管内溶血和血管外溶血。对于溶血性贫血的诊断与鉴别诊断主要依靠临床表现及实验室检查。溶血性贫血的诊断过程要解决三个问题：是否是溶血性贫血；血管内还是血管外溶血；溶血性贫血的病因诊断。

1. 溶血性贫血的特征 ①红细胞破坏的证据：血清间接胆红素增高，尿胆原增多，血浆游离血红蛋白增加，血浆结合珠蛋白含量明显减少，尿含铁血黄素阳性，红细胞寿命缩短；②红系造血代偿性增加：网织红细胞明显增高，末梢血出现有核红细胞，骨髓红系增生旺盛，红系分裂象增多；③临床上可有黄疸和（或）脾大。

2. 溶血的场所 明确溶血的场所对于病因诊断有提示意义。血管内溶血常见于外来因素所致的溶血，如 ABO 或 Rh 血型不合的输血反应、动植物毒素中毒、机械性红细胞损伤、阵发性睡眠性血红蛋白尿、冷抗体型溶血性贫血、蚕豆或药物诱发 G-6-PD 缺乏症的溶血等；血管外溶血多见于先天性溶血性贫血、温抗体型自身免疫性溶血性贫血等。

3. 溶血性贫血和病因学诊断

（1）先天性红细胞膜缺陷

①遗传性球形红细胞增多症：本病通过常染色体显性遗传。男女均可患病。因红细胞膜的内在缺陷产生球形细胞，易在脾内过多破坏，造成血管外溶血。本病的诊断依据为：常自幼发病，但可以因症状加重而至青、中年始被发现；有贫血、黄疸、脾大等阳性家族史；外周血球形红细胞多在 0.20 ~ 0.30；红细胞渗透脆性增加，轻症者温育后阳性；自溶血试验阳性，加葡萄糖或 ATP 能纠正溶血；酸化甘油溶解试验较正常人显著缩短。球形细胞也可因外来因素损伤正常红细胞膜而发生，故球形细胞亦见于温抗体自身免疫性溶血性贫血，化学品、感染、烧伤等引起的溶血性贫血等。本病必须与这些有球形细胞增多的溶血性贫血相鉴别。除相应的病史特点之外，特别要注意与温抗体自身免疫性溶血性贫血区别，该病全身情况常较差，贫血程度常较重。抗人球蛋白（Coombs）试验阳性对两者的鉴别最有价值。

②遗传性椭圆形红细胞增多症：为常染色体显性遗传性疾病。患者常无症状，是先天性（遗传性）溶血性贫血中最为良性的一种，约 1/5 可有轻度溶血表现，个别病例可因感染而诱发溶血危象。偶见慢性小腿溃疡形成，少数症状明显病例可有脾大。椭圆形红细胞可占 0.70 ~ 0.90，在诊断与鉴别诊断中意义甚大。

③遗传性口形红细胞增多症：为常染色体显性遗传性疾病。其红细胞膜有异常改变，红细胞脆性明显增加。其血液学突出特征为，染片上大多数红细胞中央有一细长的淡染或不染色区，状似裂口，而在湿片上则呈碗形。重症者出现溶血性贫血。绝大多数为口形红细胞，具有重要的诊断、鉴别诊断价值。

（2）红细胞酶的缺乏：葡萄糖-6-磷酸脱氢酶（G-6-PD）缺乏症在我国发病率较高，南方高于北方。为 X 伴性遗传性疾病，突变基因在 X 染色体上。男性缺乏者为半合子，将致病基因传给全部女儿；女性缺乏者多为杂合子，其致病基因传给儿女的概率为 50%。在某些人群中及近亲结婚，致使缺乏者的男性半合子与女性杂合子婚配，产生女性纯合子并不罕见。男性半合子及女性纯合子均可发病，女性杂合子据报道也有发病者。临床上依据 G-6-PD 活性减低程度可表现为轻度减低，临床可无症状；重度减低，出现持续贫血；轻、中度减低，常由服食蚕豆、某些药物或感染诱发或表现为新生儿黄疸。

G-6-PD 符合以下任何一项均可确定，溶血性贫血，伴有：①一项 G-6-PD 定性、定量测定的严重缺乏值；②一项 G-6-PD 定量测定，其活性较正常人低 40% 以上；③二项定性试验活性均属中间缺乏值；④一项定性试验活性属中间缺乏值，伴有明显家族史；⑤一项定性试验活性属中间缺乏值，伴有 Heinz 小体生成试验阳性，并能排除血红蛋白病。

（3）血红蛋白病：由于遗传缺陷，血红蛋白的珠蛋白链合成数量减少，甚至某种珠蛋白链缺如，或某些珠蛋白链的分子结构异常，均会形成异常血红蛋白。目前世界范围内已发现数百种，但仅有小部分伴有生理功能的改变，称为血红蛋白病。

①珠蛋白生成障碍性贫血：又称海洋性贫血。低色素性贫血，外周血发现众多的靶形红细胞以及铁剂治疗无效，即应高度怀疑到本病。根据缺陷发生在 α 链或 β 链，可将其分为两型：β 链产量缩减称为 β 珠蛋白生成障碍性贫血；α 链产量缩减称为 α 珠蛋白生成障碍性贫血。

从遗传学角度 β 珠蛋白生成障碍性贫血又可分为纯合子型与杂合子型。在纯合子型，β 链合成障碍，正常血红蛋白中唯一含有 β 链的血红蛋白 A（$\alpha_2\beta_2$）产生受抑制，多余的 α 链就与 γ 链或 δ 链结合，结果血红蛋白 A 减少，而血红蛋白 F（$\alpha_2\gamma_2$）含量明显增多，血红蛋白 A₂（$\alpha_2\delta_2$）含量也增多。在杂合子型，β 链合成抑制比纯合子型轻。绝大多数病例血红蛋白 A₂ 增多，约半数病例 HbF 轻度增多，少数病例血红蛋白 A，正常而血红蛋白 F 增多。按贫血程度及 β 链合成减少程度，β 珠蛋白生成障碍性贫血分为重型、中间型和轻型。

α 珠蛋白生成障碍性贫血：其 α 链合成障碍，β 链与 γ 链合成正常。β 链与 γ 链除了少量的 α 链合成血红蛋白 A（$\alpha_2\beta_2$）及血红蛋白 F（$\alpha_2\gamma_2$）以外，剩余的 γ 链组合成血红蛋白。按 α 链合成减少程度、血红蛋白组合情况及贫血程度，可将 α 珠蛋白生成障碍性贫血分为血红蛋白 Bart 胎儿水肿综合征、血红蛋白 H 病及标准型和静止型。

②镰状细胞贫血：又称纯合子型镰状细胞血红蛋白病。由于镰状细胞难于通过微循环，可引起毛细血管阻塞，导致溶血性贫血及血栓形成。因此，溶血性贫血伴有腹痛、骨关节疼痛等由于血栓形成所致的症状，可提示本病的可能性，本病的诊断依据：贫血，黄疸，网织红细胞增多；腹痛及腿痛；早期可有脾大；溶血危象；镰状红细胞试验阳性；血红蛋白电泳发现血红蛋白 S 占主要成分，其他则为血红蛋白 F，而无正常的血红蛋白 A。感染、妊娠、外科手术可诱发溶血危象，此时多并发脏器血栓形成，造成复杂的临床表现，应注意与急腹症、风湿热、肺炎和骨关节疾病以及其他慢性溶血性贫血区分。常规血红蛋白电泳检查易做出鉴别诊断。

（4）阵发性睡眠性血红蛋白尿（PNH）：为红细胞膜获得性内在缺陷引起的慢性血管内溶血性贫血。临床上可分为血红蛋白尿发作型和无血红蛋白尿发作型。约占患者 1/4 的无发作型，其临床、血象和骨髓象与慢性再生障碍性贫血很相似，极易造成误诊。阵发性睡眠性血红蛋白尿可根据酸化血清试验、蔗糖溶血试验、蛇毒因子溶血试验阳性来建立诊断，但有少数阵发性睡眠性血红蛋白尿可以转变为再生障碍性贫血。当两种疾病特征交叉存在而不便区分时，可诊为阵发性睡眠性血红蛋白尿 - 再生障碍性贫血综合征。

（5）自身免疫性溶血性贫血（AIHA）：本病可以分为温抗体型及冷抗体型两种类型。温抗体型自身免疫性溶血性贫血的诊断依据包括：①近四个月内无输血或用特殊药物史；②有溶血的直接或间接证据；③直接抗人球蛋白试验阳性，抗体为 IgG 和（或）C3。如抗人球蛋白试验阴性，但临床表现符合，则应用肾上腺皮质激素或脾切除治疗有效，并能排除其他溶血性贫血，也可诊断本病。原发性自身免疫性溶血性贫血应详细检查及随访观察，以除外由结缔组织病、淋巴系统肿瘤或病毒感染引起的继发性自身免疫性溶血性贫血。

冷抗体型自身免疫性溶血性贫血表现为冷凝集素综合征和阵发性冷性血红蛋白尿症（PCH）两个类型。

（七）失血性贫血

失血是最常见的贫血原因。临床上将短时间内大量出血后所致的贫血称为急性失血性贫血，而将长期小量出血后所致的贫血称为慢性失血性贫血。急性失血性贫血诊断依据：急性大量失血史，常伴有血压骤降甚至休克；出血时红细胞数及血红蛋白浓度暂不减低，出血后 3～24 小时逐渐显现数值下降，贫血为正细胞正色素性；出血后 24～48 小时，网织红细胞开始增多，可达 0.05～0.15；白细胞计数在出血数小时后可上升至（10～20）×10⁹/L。急性脏器内或体腔内大出血，可出现黄疸，易误为急性溶血。但其黄疸一般较溶血者轻，也无血红蛋白尿，可资鉴别。急性出血后可有中度发热及白细胞增高，应与急性感染区别。贫血的逐渐显现、感染灶的缺如，均有助于鉴别。

（八）继发性贫血

继发性贫血又称症状性贫血，常继发于多种慢性疾病，如慢性感染、慢性肾病、肝病、结缔组织病、恶性肿瘤、内分泌疾病及胃肠道疾病等。其发病机制复杂，临床表现多样，贫血程度轻重不一，血液学异常也不尽一致，若原发病表现不突出，容易造成误诊。因此，当贫血原因未明时，应详细进行病史询问、体格检查及有关实验室检查，积极寻找可能存在的原发疾病。

二、出血

正常的止血机制包括血管、血小板、凝血因子和纤溶系统，任何一个方面的异常均可引起自发性出血或创伤后出血不止，称为出血性疾病。以皮肤紫癜和鼻、口腔黏膜出血常见，女性多有月经增多，也可引起咯血、呕血、尿血、便血等全身各个部位出血，重者发生脑出血而危及生命。

【病因】

出血倾向按病因可分为三大类。

（一）血管壁异常

1. 遗传性　遗传性出血性毛细血管扩张症、爱 - 唐（Ehlers- Danlos）综合征。

2. 获得性

（1）变态反应性：变态反应性紫癜。

（2）继发性：感染性（如败血症、亚急性感染性心内膜炎、流行性脑脊髓膜炎、猩红热、流行性出血热、伤寒、斑疹伤寒、钩端螺旋体病等）、中毒性紫癜（化学品或药物中毒、蜂蜇或毒蛇咬伤、尿毒症等）、异常球蛋白血症（巨球蛋白血症、冷球蛋白血症等）、多发性骨髓瘤、代谢障碍（维生素 C 或维生素 P 缺乏等）、血管病变（动脉粥样硬化等）。

（3）其他：单纯性紫癜、机械性紫癜（机械性压迫、直立体位过久等）、老年性紫癜等。

（二）血小板异常

1. 血小板减少

（1）先天性：新生儿血小板减少症、Fancofi 综合征。

（2）免疫性：特发性血小板减少性紫癜、药物性免疫性紫癜、输血后紫癜、自身免疫性疾病（系统性红斑狼疮、类风湿关节炎、甲状腺功能亢进症等）、新生儿同种免疫性血小板减少性紫癜等。

（3）非免疫性：药物（细胞毒药物、干扰素、雌激素、噻嗪类药物等）、感染（病毒、细菌）、再生障碍性贫血、骨髓浸润（白血病、骨髓转移癌、骨髓纤维化、结核病等）、脾功能亢进、肾衰竭、弥散性血管内凝血、血栓性血小板减少性紫癜、周期性血小板减少症、电离辐射等。

2. 血小板增多 原发性血小板增多症、慢性粒细胞白血病、原发性红细胞增多症、脾切除术后等。

3. 血小板功能异常

（1）先天性：血小板无力症（Glanzmann 病）、巨大血小板综合征（Bernard-Soulier 综合征）、血小板贮存池病、原发性释放反应缺陷、血小板第三因子缺陷、环氧酶及 TXA_2 合成酶缺乏症，以及某些先天性异常伴血小板减少和功能缺陷，如 Wiskott-Aldrich 综合征（湿疹、血小板减少伴免疫缺陷综合征）、Chediak-Higashi 综合征（先天性白细胞颗粒异常）等。

（2）获得性：肝病、尿毒症、骨髓增生性疾病、异常蛋白血症、药物（如阿司匹林、双嘧达莫、吲哚美辛、右旋糖酐、氨茶碱、咖啡因等）、弥散性血管内凝血。

（三）凝血、抗凝血异常

1. 凝血因子缺乏

（1）先天性：常见者为血友病甲（因子Ⅷ缺乏）、血友病乙（因子Ⅸ缺乏）、因子Ⅺ缺乏症、血管性血友病。少见者有因子Ⅰ、Ⅱ、Ⅴ、Ⅶ、Ⅷ缺乏症，激肽释放酶原和高分子量缓激肽原缺乏，先天性多因子缺乏症。

（2）获得性：维生素 K 缺乏症、严重肝病、淀粉样变、肾病综合征、弥散性血管内凝血等。

2. 纤维蛋白及纤维蛋白原溶解症（纤溶）

（1）原发性：严重创伤、烧伤、休克、严重缺氧，肺、子宫、胰腺等大手术，羊水栓塞、胎盘早期剥离、血型不合的输血反应、肝硬化、癌肿转移、急性白血病、链激酶或尿激酶过量等。

（2）继发性：弥散性血管内溶血继发纤溶。

3. 抗凝物质过多 肝病、尿毒症、风湿性疾病、淋巴瘤等恶性肿瘤、急性白血病、放射病、体外循环等致异常蛋白血症，类肝素抗凝物质增多，血友病甲反复输血或血液制品产生抗因子Ⅷ抗体，抗凝药物治疗等。

【诊断】

（一）病史

1. 出血的特征及相关因素 通过了解出血特征以及出血诱因、有效止血方法、性别、家族史和病程、转归等相关因素，临床上可以区分出是血管和（或）血小板异常所致出血，还是凝血功能异常出血。

2. 年龄与性别 生后或幼年即有出血倾向，多提示先天性出血性疾病。而原发性血小板减少性紫癜、变态反应性紫癜、遗传性出血性毛细血管扩张症则常于儿童或青年期发病。各类获得性出血性紫癜多在成年发病。老年人出现瘀点、瘀斑，如无明显病因，多属老年性紫癜。青年女性反复下肢瘀斑，常为单纯性紫癜。男性幼年或青年关节腔出血以至有关节畸形，多考虑血友病甲。

3. 诱发因素　除创伤之外，如有阿司匹林、保泰松、吲哚美辛等药物应用史，抗凝治疗史，放射线或特殊化学品接触史，则应考虑出血可能与之有关。

4. 伴发疾病　有相关的伴发疾病者，多属于获得性出血性疾病与继发性出血表现。如伴有严重贫血者，应考虑再生障碍性贫血、白血病、慢性肾病；伴有黄疸和肝功能异常者，提示肝病所致的出血倾向；有严重感染、休克、产科意外、恶性肿瘤、广泛损伤或大手术后等而伴有严重出血时，应想到弥散性血管内凝血之可能。

（二）体格检查

体格检查中应注意与出血特征及其相关因素的病史询问资料相印证，以期通过对症状、体征等特征性临床表现来区分是血管和（或）血小板异常性出血或凝血异常性出血，进而以此为线索来推断其病因。要重点检查皮肤、黏膜、淋巴结及肝、脾等部位。有齿龈肿胀、出血和毛囊周围出血提示维生素C缺乏。口唇、舌、鼻腔、面部、手指和手背等处有斑点状毛细血管扩张，为遗传性出血性毛细血管扩张症的临床特征。躯干特别是下肢对称性紫癜，或紫癜略高出皮面，或伴有皮肤瘙痒甚至荨麻疹者，应首先考虑变态反应性紫癜。出血相对较轻而贫血突出者，应疑及再生障碍性贫血或急性白血病。自幼反复大片皮下出血，深部组织出血、血肿或关节腔出血，强烈提示血友病。脾大伴有皮肤黏膜出血以及外周血中血小板等血细胞减少者，应想到脾功能亢进。出血伴有先天畸形要注意先天性出血性疾病。严重肝、肾疾病，系统性红斑狼疮等结缔组织病等均有相应的体征可作为诊断线索。

（三）实验室检查

1. 过筛试验　以此先对血管异常、血小板异常或凝血功能障碍进行初步实验室检查。有的经与临床结合可以明确诊断，有的则可以获得初步分类诊断，据此可进一步针对性选择特殊检查项目如有关纠正试验等，以获得最后诊断。出血性疾病过筛试验及凝血功能异常过筛试验，分别见表（1-3、表1-4）。

表1-3　出血性疾病的过筛试验

诊断	血小板计数	出血时间	血块退缩试验	压脉带试验	凝血时间
血管性紫癜（轻症凝血因子缺乏）	正常	正常或延长	正常	（＋）或（－）	正常
血小板减少性紫癜	减少	延长	不佳	（＋）	正常
血小板功能缺陷	正常	延长	正常或不佳	（－）或（＋）	正常
原发性血小板增多症	增多	正常或延长	正常	（－）或（＋）	正常
凝血功能异常或抗凝血系异常	正常	正常	正常或不佳	（－）	延长

表1-4　凝血功能异常的过筛试验

凝血因子缺乏范围	APTT	PT	TT	结果判断
凝血活酶生成障碍	延长	正常	正常	因子XII、XI、IX或VII缺乏，应做APTT纠正试验等以进一步区分
凝血酶生成障碍	延长（因子VII缺乏时间正常）	延长	正常	因子VII、X、V或II缺乏，应做PT纠正试验以进一步区分
纤维蛋白生成障碍	延长	延长或不凝	延长或不凝	因子I、XIII缺乏，或抗凝物质过多。应做纤维蛋白原定量或甲苯胺蓝纠正试验等以进一步区分

2. 归类试验　通过过筛试验，如血小板减少，应进一步做骨髓象检查，观察巨核细胞数目及成熟程度和血小板形成情况，有无异常细胞等，以鉴别血小板减少的可能原因。疑为血小板功能异常应做血小板功能试验。疑为血友病者，一般可通过激活的部分凝血活酶时间（APTT）纠正试验来明确血友病的类型。也可进行因子VIII、IX、XI凝血活性测定。通过APTT纠正试验尚难区分因子XI及因子XII缺乏。当该纠正试验证实并非甲型及乙型血友病时，可选下列方法区分：①检查因子XI水平，其正常与否可判定

何者缺乏；②用已知因子Ⅻ缺乏的血浆进行交叉试验，不能纠正者为因子Ⅻ缺乏；③因子Ⅻ缺乏所致的血浆凝血时间延长可被小量正常血清（涂抹于试管内面）纠正，而因子Ⅺ缺乏则不能纠正，有助于两者鉴别。如遇凝血酶原时间延长，应做凝血酶原时间（PT）纠正试验或做有关因子活性测定，以鉴别因子Ⅱ、Ⅴ、Ⅶ、Ⅹ何者缺乏。凝血酶时间（TT）延长时，应再做纤维蛋白原测定和甲苯胺蓝纠正试验等，以明确纤维蛋白原或因子Ⅷ是否减少，或有无类肝素物质增多。甲苯胺蓝可中和肝素或类肝素物质，当血浆标本中加入甲苯胺蓝后能使原来延长的TT恢复正常或明显缩短，提示受检血浆中肝素或类肝素物质增多。弥散性血管内凝血（DIC）可依据血小板计数、凝血酶原时间和血浆纤维蛋白原测定、血浆鱼精蛋白副凝固（3P）试验、乙醇胶试验及FDP测定来辅助诊断。3P试验、乙醇胶试验及FDP测定还可用于和原发性纤溶症的鉴别诊断。

（四）器械检查

某些出血性疾病需要特殊器械检查，如遗传性出血性毛细血管扩张症可做甲床毛细血管镜检查。而对某些有出血症状的原发疾病的诊断与鉴别诊断，如癌肿、肝或肾病、严重感染灶等，则需要X线、超声或CT等器械检查。可根据具体情况有针对性地加以选择。

【鉴别诊断】

（一）血管性紫癜

1. 遗传性出血性毛细血管扩张症（HHT）本病又称Rendu-Osler-Weber综合征，为常染色体显性遗传性疾病。先天性的毛细血管壁和小血管壁变薄，舒张功能欠佳，形成易碎血管，是引起异常出血倾向的主要原因，主要病理特征为毛细血管后微静脉扩张、迂曲，通过毛细血管或部分直接与动脉交通。

（1）临床表现：特征性的临床表现是多部位皮肤黏膜因血管扩张性损害而出血；多发生在40岁以前，90%有鼻出血，其次是面部、口唇、舌、手部出血；20%有消化道出血，部分可形成肺内动静脉瘘和颅内形成血管瘤出血。

（2）诊断要点：①典型的成簇毛细血管扩张改变；②某一部位反复出血史；③家族史。

（3）鉴别诊断：主要和蜘蛛痣鉴别。蜘蛛痣多发生在面部或前胸，血管扩张呈蜘蛛状，伪足明显，压之中心点可褪色，主要见于慢性肝病患者。

2. 维生素C缺乏症 既往称"坏血病"。由于维生素C缺乏不能完成胶原的正常合成代谢，使血管周围的支持组织缺陷，导致毛细血管脆性增加和伤口愈合延迟。常见原因为长期食用烹饪过度的食物、老年人和酗酒者。临床表现取决于维生素C缺乏的程度，典型者为皮肤毛囊周围瘀点，相互融合形成紫癜；重者有牙龈或肌肉出血。大多伴有贫血。补充维生素C治疗有效。

3. 变态反应性紫癜 是由于人体对感染、药物、食物等因素发生变态反应而引起的一种血管变态反应性出血性疾病，好发于儿童和青年。特点为皮肤紫癜伴有其他渗出性病变，但有关血小板和凝血的各项检查正常。

（1）临床表现：①皮肤紫癜，几乎见于所有患者，开始为各种各样的丘疹伴轻度瘙痒，逐渐变成红斑并红斑中心发生点状出血，由于出血点周围红晕很快消失，即形成紫癜。部位多集中在四肢及臀部，对称分布。②腹部症状，见于大部分患者，表现为程度不同的腹痛、腹泻和血便，重者似急腹症，但腹部体征不明显。③关节肿痛，约一半患者有关节的侵犯，表现为关节的疼痛伴或不伴红、肿、热。④肾损害，蛋白尿和血尿，后者多见。⑤具有自限性。

根据受累器官的不同，临床上将变态反应性紫癜分为单纯型（以皮肤紫癜为主）、关节型（紫癜伴关节症状）、腹型、肾型和混合型5种类型。

（2）诊断要点：①大部分有明确的变应原，发病前常有感冒史；②皮肤紫癜的特点很重要，除部位较固定外，特点为分批出现、对称分布、大小不等、突出皮肤；③病程中可出现腹痛、关节痛、蛋白尿和血尿；④实验室检查血小板和凝血正常；⑤病理显示弥散性小血管周围炎，尤其是紫癜肾的诊断。

（3）鉴别诊断：主要与血小板减少性紫癜鉴别。血小板减少性紫癜多见于年轻女性，紫癜不突出皮肤，常伴有口腔和鼻黏膜出血，女性可有月经增多。实验室检查血小板减低，出现紫癜时血小板常低于$60 \times 10^9 /L$。

4. 单纯性紫癜　系自发性反复出现的皮肤紫癜，多见于双下肢，不经治疗可自行消退的一种出血性疾病。好发于儿童和女青年，女性月经期多见。患者素来体健，血小板和凝血功能正常，束臂试验可阳性。

5. 其他

（1）药物性紫癜：一些药物通过免疫机制或直接损伤血管使血管通透性增加引起紫癜，大部分引起血细胞减少的药物都有此作用，如砷剂、铋剂、抗结核药、部分抗生素、磺脲类、咪唑类。

（2）感染性紫癜：细菌、病毒、立克次体、原虫等感染可影响巨核细胞、血小板以及血管通透性而引起紫癜。严重者引发爆发性紫癜（出血性紫癜），病情凶险，表现为大片触痛性瘀斑伴有发热、寒战、休克甚至昏迷。

（3）机械性紫癜、激素性紫癜、直立性紫癜、医源性紫癜等。

（二）血小板性紫癜

血小板减少性紫癜是一组由血小板减少而导致皮肤黏膜及内脏出血的疾病，占出血性疾病总数的30%。血小板功能障碍或缺陷性疾病同样可引起出血，但大部分是遗传性改变，在儿童或幼儿期得以确诊，成人出血不明显，发病率相对较低。

1. 特发性血小板减少性紫癜（ITP）　ITP是因免疫机制使血小板破坏增多的临床综合征，是血小板减少性紫癜中最常见的疾病，以皮肤黏膜及内脏出血、血小板减少、骨髓巨核细胞增多伴成熟障碍、血小板生存时间缩短及血小板自身抗体出现为特征。广义的ITP应该包括两个概念，一是特发性，尽管有免疫机制参与，但多数原因不明；二是免疫性，有明确的免疫因素诱发的血小板减少，如药物、SLE。目前大部分学者把后者归为继发性血小板减少性紫癜。

（1）临床表现：①急性型，多见于儿童，大多数在发病前有上呼吸道感染病史。起病急，出血范围广且严重，表现为全身皮肤、黏膜出血，可有血疱及血肿，损伤部位和注射部位渗血不止或形成大片瘀斑，严重者有内脏出血，如消化道出血、血尿、阴道出血，颅内出血是致死的主要原因。血小板计数多小于 20×10^9/L。②慢性型，主要见于成年女性，起病隐匿，一般无前驱症状，多数仅表现为皮肤黏膜出血和（或）阴道出血，严重内脏出血少见。血小板计数多在 50×10^9/L 左右。

（2）诊断要点：①全身皮肤、黏膜出血和（或）内脏出血；②血小板计数减少；③骨髓巨核细胞增多或正常但有成熟障碍；④血小板寿命缩短，血小板抗体阳性；⑤激素或切脾治疗有效。

（3）鉴别诊断：主要与继发性血小板减少性紫癜鉴别，如再生障碍性贫血（AA）、系统性红斑狼疮（SLE）、药物引起的血小板减少等，因有原发病的其他临床表现诊断并不困难。需要注意的是ITP可能是某些疾病，尤其是风湿性疾病的早期表现或仅有的表现，因此，对于任何一个血小板减少的患者，都必须进行相关的免疫学检查。即使ITP治愈，也要强调定期复查的必要性。

2. 获得性低巨核细胞性血小板减少性紫癜　该病发病原因尚不明，认为与内在性干细胞缺陷或祖细胞分化缺陷以及存在直接CFU-M抑制物或抗体有关。除骨髓象，其他临床表现和ITP一样，具有出血体征、血小板减少，无贫血和白细胞减少。两次不同部位骨髓检查巨核细胞缺如或减少，而除外其他原因引起的骨髓抑制性疾病，如AA、化疗后骨髓抑制可考虑本病。

3. 药物性血小板减少性紫癜　药物引起血小板减少分为抑制型、免疫型、直接破坏血小板型3种类型。停用相应的药物是治疗的关键。一般在停药2~3日后血小板即回升，也有的恢复较慢，但大部分血小板计数可恢复正常。

（1）抑制型：包括所有引起AA的药物（如氯霉素、磺胺、抗甲状腺药、抗糖尿病药、解热镇痛药等）、在一定剂量下引起骨髓增生低下或抑制的药物（抗肿瘤药、苯制剂等）以及选择性影响巨核细胞生成的药物（氯噻嗪类药、雌激素类、甲苯磺丁脲、乙醇等）。由于药物的性质和化学结构的不同，各种药物引起血小板减少的机制也不同，但最终都是导致骨髓抑制或巨核细胞生长受抑。临床表现除血小板减少外，尚有白细胞和红细胞的减少；骨髓细胞学检查似AA，即使有时骨髓增生活跃，巨核细胞总是极度减少。后者是和ITP鉴别的主要特点。

（2）免疫型：引起免疫性血小板减少的药物有解热镇痛药、镇静和抗惊厥药、抗生素、金鸡钠生物碱类、磺胺、氰化亚金钾等。药物所致的药物—抗体复合物通过与血小板膜结合或者抗体与血小板膜蛋白结合使血小板破坏，往往不影响骨髓巨核细胞。无论是临床症状还是骨髓细胞学改变均和ITP一样，鉴别主要是有明确的用药史。有时不能肯定是否药物的原因，只有在停药观察后才能鉴别。

（3）肝素诱发的血小板减少症：肝素诱发的血小板减少近年来越来越受到重视，已作为一种疾病引起临床的关注。机制尚不明确，可能与免疫因素直接破坏血小板有关。根据病程经过分为短暂性血小板减少（用肝素后即刻引起血小板减少）和持久性血小板减少（用肝素后1日至几日甚至是2周才引起血小板逐渐减少）。肝素诱发的血小板减少往往仅有血小板减少而无临床症状（如紫癜等出血表现），血小板很少低于10×10^9/L，大多可自然好转，即使继续使用肝素，血小板减少的情况也不加重。有的减少肝素剂量血小板即可回升。

4. 血栓性血小板减少性紫癜　血栓性血小板减少性紫癜（TTP）为一少见的、多系统受累的微血管血栓 – 出血综合征，病情较凶险。主要临床特征为血小板减少性紫癜、微血管病性溶血性贫血、中枢神经系统异常、发热和肾衰竭。同时具备上述特征的称为五联征，具备前三种特征的为三联征，大部分TTP表现为后者。该病病因尚不清楚，可能与感染、药物、妊娠、免疫性疾病和肿瘤有关。发病机制主要为内皮细胞破坏、促进血小板聚集的因子增多以及免疫因素参与。

（1）临床特点：起病急，有典型的三联征或五联征。①出血：由于微血管广泛血栓形成，消耗大量血小板，使血小板减少而引起全身各部位出血：出血程度和血小板减少程度有关。②微血管病性溶血性贫血：红细胞机械性破坏引起溶血和贫血。③神经精神症状：头痛、惊厥、癫痫发作、嗜睡、昏迷等，神经系统表现的多样性和反复发作倾向是TTP的特点之一。④发热：50%以上的患者有中度以上的发热。⑤肾损害：蛋白尿、镜下血尿、管型尿，肉眼血尿少见，大部分伴有轻、中度肾功能损害，较少发生急性肾衰竭。对有溶血尿毒综合征（hemolytic uremicsyndrome，HUS）的患者，肾功能损害是其突出的表现。TTP和HUS均属于血栓性微血管病，临床上很难区分，从概念上讲可能仅仅是同一疾病的不同临床表现，通称为TTP-HUS综合征。⑥不同器官微血栓引起的多脏器损害，如心力衰竭、呼吸衰竭、肝脾大等。

（2）临床分型：①原发性：无明显原因引起的TTP，按病情的缓急分急性型、慢性型和反复发作型：②继发性：在原发病基础上或有明确诱因引起的TTP，如感染、药物、妊娠、免疫性疾病和肿瘤等。

（3）诊断要点：溶血性贫血和血小板减少是TTP的两个主要表现，也是诊断的必备条件；发热、特征性的神经系统症状和肾损害是TTP的三个次要表现。如果具备两个主要表现和任何一个次要表现即可诊断TTP。

（4）鉴别诊断：① Evens 综合征，有溶血性贫血和血小板减少，部分伴有肾损害，但为直接 Coombs 试验阳性的自身免疫性溶血性贫血，无红细胞机械性破坏的证据，很少有神经系统症状；② DIC，发热、出血、多脏器功能损害及血小板进行性下降等临床经过，很难和TTP鉴别，但DIC有明显的凝血和纤溶系统改变见（表1-5）。

表1-5　TTP和DIC实验室检查的鉴别

	血栓性血小板	弥散性血管内凝血
血小板计数	减少	减少
凝血检查	正常	正常或延长
APTT	正常	正常或延长
TT	正常或延长	延长
PT	正常	延长
纤维蛋白原	正常或增多	减少
纤维蛋白（原）降解产物	一般正常	明显增多
3P试验	一般正常	阳性
纤溶酶原	正常	增多
凝血因子	正常	减少
蛋白C	正常	减少

5. 其他血小板减少性紫癜　感染、输血后、脾功能亢进症、体外循环等均可造成血小板减少。

6. 血小板功能障碍性疾病　血小板结构或代谢异常均可能引起血小板功能障碍而导致出血，主要有遗传性和获得性两大类。

（1）遗传性血小板功能障碍性疾病

①血小板无力症：由于血小板膜糖蛋白Ⅱb（GPⅡb）或Ⅲa（GPⅢa）基因缺陷引起的血小板对多种诱聚剂（如ADP、凝血酶、胶原）的先天性或遗传性无聚集或反应减低，属常染色体隐性遗传。出血的严重程度不可预测，有的并无出血或轻微出血，有的早年出血致死，大多5岁前得以确诊。根据GPⅡb/Ⅲa含量和其他实验室检查将GT分为三型：Ⅰ型，GPⅡb/Ⅲa含量小于5%，血小板不聚，血块退缩试验不收缩，血小板结合纤维蛋白原缺如；Ⅱ型，GPⅡb/Ⅲa含量5%～25%，血小板聚集功能减低，血块退缩试验部分收缩，血小板结合纤维蛋白原减低；变异型，GPⅡb/Ⅲa含量40%～90%，血小板不聚集或减低，血块退缩试验正常或部分收缩，血小板结合纤维蛋白原缺如或减低。本病需和其他血小板功能障碍性疾病鉴别，后者很少引起血块退缩试验异常或血小板聚集和血块退缩同时出现明显异常。目前对该病无特异治疗，输注血小板是控制出血的主要措施。

②巨大血小板综合征（又称Bernard–Soulier syndrome，BSS）：由于血小板膜GPⅠb–Ⅸ复合物及GPV缺陷引起的血小板黏附不能而导致的出血，属常染色体不完全隐性遗传。杂合子可无临床症状，纯合子有中至重度出血不等，难以预测。外周血涂片血小板增大是BSS最突出特征之一，其他还有血小板减少，不能用血小板减少解释的出血时间延长，血小板黏附功能降低，vWF等诱聚剂不能诱导血小板聚集，血小板GPⅠb、Ⅸ及Ⅴ减少或缺乏，血块退缩试验正常。杂合子血小板计数及功能正常，但血小板体积明显增大。本病需与其他先天性血小板减少症及伴有巨大血小板的病鉴别，如灰色血小板综合征。后者表现为轻度血小板减少伴巨大血小板，但血小板膜GP正常。

③其他：血小板型血管性血友病、贮存池病、花生四烯酸代谢障碍性疾病、血小板凝血活酶缺陷性疾病等均属于遗传性血小板功能障碍性疾病，临床比较少见。

（2）获得性血小板功能障碍性疾病：多种原因，如慢性肝肾疾病、DIC、心肺旁路、慢性骨髓增殖性疾病、异常蛋白血症、某些药物等均可引起血小板功能障碍，为获得性血小板功能障碍疾病。发病率远高于先天性血小板功能缺陷，出血程度不可预测，往往在合并其他止血异常时才有出血。值得注意的是，临床很难评估这些疾病中个体出血的危险性，因为体外血小板聚集异常和出血时间延长并不能提示出血的发生和程度。

（三）凝血异常性出血

凝血因子异常性出血包括先天性和继发性（获得性）。先天性因子缺乏症与遗传有关，常染色体显性遗传见于血管性血友病、异常纤维蛋白原血症；常染色体隐性遗传见于因子Ⅱ、Ⅴ、Ⅷ、Ⅹ和Ⅺ缺乏；性联隐性遗传见于血友病。遗传性凝血因子缺乏所引起的出血病多自幼发病，表现为迟发性出血，以关节、肌肉及内脏出血为主；实验室检查PT、APTT、TT延长；应用一般止血药物无效，血浆或因子输入有效。获得性凝血因子缺乏症临床多有确切致病因，如严重肝病、DIC、应用某些抗凝药物等，具有原发病表现和体征，无家族史和染色体异常，发病多为成年人，去除病因后，凝血因子水平可恢复。获得性抗凝物质增多消耗凝血因子也是引起凝血异常性出血的原因之一。

1. 血友病　为典型的性染色体（X染色体）隐性遗传疾病，男性呈表现型，女性呈携带者，即男性患病，女性传递。缺乏凝血因子Ⅷ者为血友病A，缺乏凝血因子Ⅸ者为血友病B，临床表现相似，血友病A多见。

（1）临床特点：①病史上有一定的遗传方式或家族史；②发病具有性别性，发病年龄较早；③具有延迟、持续、缓慢的出血倾向，部位多见于活动的下肢关节和深部组织以及创伤处理后。关节肌肉的出血是血友病的特有症状之一，反复发生者可引起肢体功能障碍甚至残废。

（2）诊断要点：①自幼发生的出血倾向，创伤后出血不止；②关节肌肉出血和血肿，重者关节畸形和致残；③血友病A根据因子Ⅷ含量和出血程度分为亚临床型（25%～45%，严重创伤后出血）、轻型（5%～25%，一般无自发出血和关节肌肉出血，但创伤后可严重出血）、中型（1%～5%，可发生关节出血但程度轻，一般无致残）、重型（≤1%，反复发生出血，严重者致残）；④实验室检查：APTT 延长，TT 正常，延长的 APTT 可被少量血浆纠正；Ⅷ因子水平降低（血友病 A）和Ⅸ因子水平降低（血友病 B）；⑤出血时使用任何止血药无效，输入Ⅷ因子、Ⅸ因子或新鲜血浆、冷沉淀有效。

（3）鉴别诊断：①获得性因子Ⅷ缺乏症，由于存在Ⅷ因子抗体使Ⅷ因子减少，主要见于女性、老年人和免疫系统疾病；②血管性血友病，Ⅷ因子含量正常或降低，但同时有出血时间延长、血管内皮功能减低。

2. 维生素 K 缺乏症（维生素 K 依赖因子性出血）　因子Ⅱ、Ⅶ、Ⅸ、Ⅹ必须依赖维生素 K 在肝合成，他们的遗传性和获得性缺乏或结构异常均可影响凝血功能而导致出血。遗传性维生素 K 缺乏症包括凝血酶原缺乏症和遗传性异常凝血酶原血症、遗传性因子Ⅶ缺乏症和遗传性因子 Ⅹ 缺乏，均为常染色体隐性遗传，临床少见。特点为：①有影响维生素 K 吸收或拮抗其吸收的因素；②属于迟发性出血；③出血程度不一，部位多见于胃肠道、泌尿道，月经过多及手术后渗血；④实验室检查 PT 延长，可被正常血清纠正；Rlassel 蛇毒时间延长是确诊因子 Ⅹ 缺乏的主要方法；⑤应用维生素 K 治疗有效。

3. 其他凝血因子缺乏症

（1）遗传性纤维蛋白原缺乏症：属于常染色体隐性遗传性疾病，多于创伤或手术后出血，关节出血少见，CT、PT、APTT、TT 时间延长，血浆纤维蛋白原降低。

（2）遗传性因子 Ⅴ 缺乏：由因子 Ⅴ 缺乏引起的出血性疾病，也称为副血友病 G 属于常染色体不完全隐性遗传。儿童发病，皮肤、黏膜或于创伤后出血。APTT、PT 延长，PT 可被正常新鲜血浆或吸附血浆纠正，不能被贮存血浆纠正。

（3）遗传性因子Ⅻ缺乏：属于常染色体遗传性疾病，临床自幼出血不多见，少数见于手术时出血。可并发心肌梗死和血栓性静脉炎。CT、APTT 明显延长，用已知因子Ⅻ缺乏患者的血浆进行交叉试验不能相互纠正，可确诊本病。

（四）血管性血友病

血管性血友病（vWD）分遗传性血管性血友病（cvWD）和获得性血管性血友病（avWD）两类，临床表现相似。cvWD 为常染色体显性遗传性疾病，由于缺乏血管性血友病因子（von willebrand factor，vWF）使止凝血功能障碍而导致出血；avWD 是发生于某些疾病后的一种获得性出血性疾病。F Ⅷ是一复合物，由Ⅷ：C 和 vWF：Ag 组成，Ⅷ：C 为血友病因子，在凝血系统中起重要作用：而 vWF 作为 F Ⅷ 的载体，保持 F Ⅷ 在血浆中的稳定。另外，vWF 通过与血小板 GP Ⅰ b、GP Ⅱ b/ Ⅲ a 及胶原蛋白的结合，在血小板黏附聚集过程中起桥梁作用。因此，vWF 相关物质缺乏和质量异常其实是一种较为常见的出血性疾病，以往由于检测手段的限制，一些患者未被发现。

1. 临床表现　以皮肤紫癜、鼻出血、牙龈出血最常见，部分有自发性出血、创伤后出血不止、血肿等，出血可自行缓解。实验室检查示出血时间延长，APTT 延长，血小板数正常，但血小板黏附功能异常。F Ⅷ：C 减低，vWF：Ag 减少或缺如。输注新鲜血浆治疗有效。

2. 诊断　诊断要点：①cvWD 幼年开始有出血倾向，avWD 往往伴有某种疾病；②出血时间延长但血小板数正常，血小板黏附功能降低；③因子Ⅷ：C 和 vWF：Ag 减低。

3. 鉴别诊断　与血小板功能缺陷病相鉴别。

（五）弥散性血管内凝血（DIC）

该症是在严重疾病基础上或特殊条件下，由各种致病因素激活凝血系统和血小板，使体内形成弥散性微血栓，继而发生纤维蛋白溶解亢进。由于凝血过程消耗大量凝血因子与血小板，临床上表现为微循环障碍、血栓、出血和微血管性溶血，是一组综合征。

1. 临床表现　①一般有明确的致病因素或原发病；②临床有休克、多部位出血、微血栓以及溶血等多种表现；③血小板减少；④凝血因子消耗性减少（纤维蛋白原减少，PT、APTT 延长）；⑤纤溶亢进（纤维蛋白降解产物增多，3P 试验阳性）。

2. 诊断要点（国内诊断标准）

（1）临床表现：①存在易引起 DIC 的基础疾病；②有下列 2 项以上的临床表现：a. 多发性出血倾

向；b. 不易用原发病解释的微循环衰竭或休克；c. 多发性微血管栓塞的症状和体征，如皮肤、皮下、黏膜栓塞性坏死，早期出现肺、肾、脑等脏器功能不全；d. 抗凝治疗有效。

（2）实验室指标：同时有下列 3 项以上异常，可诊断 DIC。①血小板 $<100 \times 10^9/L$ 或呈进行性下降（肝病、白血病，血小板 $<50 \times 10^9/L$）；或有 2 项以上血浆血小板活化产物升高：β-TG，PF_4，TXB_2，GMP-140。②血浆纤维蛋白原含量 $<1.5g/L$ 或进行性下降或 $>4g/L$（白血病及其他恶性肿瘤 $<1.8g/L$，肝病 $<1.0g/L$）。③ 3P 试验阳性或血浆 FDP>20mg/L（肝病 FDP>60mg/L），或 D-二聚体水平升高（阳性）。④凝血酶原时间缩短或延长 3 秒以上或呈动态变化（肝病凝血酶原时间延长 5 秒以上）。⑤纤溶酶原含量及活性降低。⑥ AT-Ⅲ 含量及活性降低（不适用于肝病）。⑦血浆凝血因子Ⅷ：C 活性 < 50%（肝病必备）。

疑难病例应有下列 1 项以上异常：①因子Ⅷ：C 活性降低，vWF: Ag 升高，（Ⅷ：C）/（vWF: Ag）比值降低；②血浆 TAT 水平升高，或 F_{1+2} 水平升高；③血浆纤溶酶 – 纤溶酶抑制物复合物（PIC）浓度升高；④血（尿）纤维蛋白肽 A 水平升高。

3. 鉴别诊断

（1）重症病毒性肝炎：重症肝炎在临床与实验室检查上与 DIC 有许多相似之处，如出血倾向、肾损害、肝损害、神志意识改变、凝血因子水平低下及血小板减少等，且重症肝炎可并发 DIC，因此。两者的鉴别在治疗方案的制订及预后的评估上均有特别重要的意义。鉴别要点见（表l-6）。

表 1-6　弥散性血管内凝血与重症肝炎鉴别要点

项目	弥散性血管内凝血	重症肝炎
循环衰竭	早，多见	晚，少见
黄疸	轻，多见	重，极常见
肾功能损伤	早，多见	晚，少见
红细胞破坏	多见（50% ~ 90%）	罕见
因子Ⅷ：C	降低	正常或降低
血小板活化及代谢产物	增加	多数正常
FDP	明显增加	正常或轻度增加
D-二聚体	增加	正常或轻度增加

（2）血栓性血小板减少性紫癜（TTP）：本病临床及实验室检查与 DIC 有诸多相似之处，如出血倾向、肾损害、神志障碍、血栓形成、血小板减少及血小板活化、代谢产物增多等。鉴别要点是 DIC 有明显的凝血和纤溶系统的改变，而 TTP 尽管临床症状较重，一般不影响凝血和纤溶系统，或凝血纤溶系统改变较小。

（3）原发性纤溶亢进：本病罕见，表现为出血倾向、纤维蛋白原极度降低及多种纤溶实验指标异常。需与 DIC 所致之继发性纤溶亢进鉴别。其鉴别要点有：①微循环衰竭及栓塞表现甚少见；②除纤维蛋白原极度低下以外，其他凝血因子减少不明显；③血小板减少不明显，其活化及代谢产物不增加；④ D-二聚体多为阴性；⑤除 EPA 外，其他凝血因子激活分子标记物如 TAT、AT-Ⅲ等正常。

第二节　白细胞增多或减少

一、白细胞增多

白细胞增多是指外周血中白细胞总数或某一类型的白细胞绝对数超过正常值。白细胞南粒细胞、淋巴细胞、单核细胞等组成。主要功能是对外来的感染起防御作用。

【病因】

（一）中性粒细胞增多

中性粒细胞增多临床极多见。

1. 生理因素、物理因素或情绪影响 如月经期前、分娩、寒冷、酷热、剧烈运动、惊吓、忧虑、疼痛、恶心呕吐等，偶可致白细胞增多，主要为暂时的分布改变引起中性粒细胞增多。

2. 骨髓增殖性疾病 如慢性粒细胞白血病、原发性骨髓纤维化、真性红细胞增多症、原发性血小板增多症等。

3. 感染 细菌性及真菌性感染，常有中性粒细胞增多。病毒、螺旋体、立克次体及寄生虫感染，也偶可引起中性粒细胞增多。

4. 风湿性疾病及某些器官的炎症 如风湿热、胰腺炎、肝脓肿等常见中性粒细胞增多，胶原 - 血管性疾病也偶见增多。

5. 肿瘤 实体肿瘤（如肺、胃、胰腺、子宫、前列腺、乳腺）及淋巴瘤等，偶有中性粒细胞增多。脑瘤引起者少见。

6. 组织坏死 如心肌梗死、肺梗死、肝坏死、溶血及严重烧伤，常有中性粒细胞增多。

7. 代谢紊乱 如妊娠、痛风、代谢性酸中毒、严重缺氧、子痫、氮质血症、甲状腺危象等，常有中性粒细胞增高。

8. 药物及化学品 如肾上腺素、内毒素、皮质激素、洋地黄类、铅及蛇毒等，均常可引起中性粒细胞增多。

9. 其他 如脾切除术后、原发性及家族性中性粒细胞增多症等，均有中性粒细胞增多。

（二）嗜碱粒细胞增多

嗜碱粒细胞增多较少见。除嗜碱粒细胞白血病时显著增多并可见幼稚嗜碱粒细胞外，下列其他病因多仅轻、中度增多。

1. 血液病 嗜碱粒细胞白血病、慢性粒细胞白血病、慢性溶血性贫血、真性红细胞增多症等。

2. 感染 流行性感冒、水痘、结核病等。

3. 皮肤病 接触性皮炎、红皮病、荨麻疹、药物或食物过敏等。

4. 中毒 铅、铋、锌等中毒。

5. 其他 如支气管哮喘发作前、肝硬化、脾切除术后、某些恶性肿瘤、甲状腺功能减退症、糖尿病、放射病早期、强直性脊柱炎等。

（三）淋巴细胞增多

传染性单核细胞增多症、百日咳、急性传染性淋巴细胞增多症、急性及慢性淋巴细胞白血病均可致淋巴细胞显著增多，常超过 15×10^9/L。病毒感染、组织胞浆菌病、布氏菌病、结核、伤寒、梅毒等感染、霍奇金病、急性及慢性淋巴细胞白血病早期、骨髓纤维化、甲状腺功能亢进症、传染病恢复期、自身免疫病、肾移植排斥反应前期、变态反应等，均可引起淋巴细胞增多。

（四）单核细胞增多

1. 急性感染性疾病恢复期 此时白细胞总数及中性粒细胞下降后，单核细胞可以增多。

2. 细胞内细菌感染和慢性感染性疾病 如结核、布氏菌病、亚急性感染性心内膜炎、斑疹伤寒、伤寒等。

3. 寄生虫感染恢复期 如疟疾、黑热病等。

4. 恶性肿瘤性疾病 如单核细胞白血病、淋巴网状细胞瘤等。

【诊断】

（一）病史

伴有高热者，首先要考虑感染。根据起病的急缓、热度、热型及病程经过来区分急、慢性感染。结合年龄、职业、所处地区、发病季节和接触史等流行病学资料，来探索各类传染病的可能性。应重视具有定位意义的伴发局部症状，以便确定主要病变所在系统，如伴有神经症状甚至有意识障碍者，提示中枢神经系统受累，但要区分是否为流行性脑脊髓膜炎等颅内感染，抑或为感染中毒性脑病。当然也要与中暑、脑血管意外及蛛网膜下腔出血等鉴别。同理，根据有定位意义的局部症状还可以提示支气管、肺或胸膜疾病、泌尿系疾病、肝胆或其他腹部疾病，风湿热等结缔组织病等。长时间高热并反复出现寒战者，提示败血症等严重感染。伴有严重贫血或出血倾向，要疑及白血病或较晚期恶性肿瘤。症状不明显或缺乏特异性者，需要进一步询问病史和详细检查，如有无化学品或职业中毒等，以寻求诊断依据。

（二）体格检查

白细胞增多伴有某些体征，可以作为重要的诊断线索。如伴有体温升高首要考虑各种感染性疾病。伴有口唇单纯疱疹兼有发热，常见于某些急性传染病，如流行性脑脊髓膜炎、肺炎球菌性肺炎、疟疾或上呼吸道感染等。伴有皮疹兼有发热，要疑及出疹性传染病。必须注意与药物性皮疹、结缔组织—血管性疾病或变应性亚败血症区别。伴有肝脾或淋巴结肿大者，要警惕白血病、淋巴瘤等。恶病质伴有脏器肿大或肿块，提示恶性肿瘤。

（三）实验室检查

1. 血常规 外周血白细胞计数超过 $10 \times 10^9/L$ 即属增多。明确其中哪种白细胞增高更具有临床意义。此外，尚应观察白细胞形态改变，有无幼稚白细胞或其他血液学异常。如中性粒细胞增多，并于胞浆内出现中毒颗粒及空泡变性等中毒性改变，提示急性细菌性感染，也可见于急性中毒、组织损伤或肿瘤病例。如淋巴细胞增多伴有较多异常淋巴细胞，要考虑传染性单核细胞增多症、病毒性肝炎等病毒性感染。而以成熟淋巴细胞为主，在成人多为慢性淋巴细胞白血病，在小儿多考虑传染性淋巴细胞增多症。白细胞增多伴有一些幼稚粒细胞及幼稚红细胞，可见于急性溶血、骨髓增殖性疾病。若幼稚细胞明显增多同时伴有红细胞、血小板明显减少，则符合不同类型的白血病。

2. 细菌培养 在应用抗生素前，对疑为败血症、感染性心内膜炎、伤寒等沙门菌属感染者应做血培养，必要时可多次重复进行，或行骨髓培养。

3. 骨髓象检查 对诊断各类白血病、多发性骨髓瘤、淋巴肉瘤细胞白血病、骨转移癌、疟疾和黑热病等有重要价值。采髓过程中发现多次、多部位呈现"干抽"，提示骨髓纤维化，必要时可做骨髓活检证实。

4. 中性粒细胞碱性磷酸酶（NAP）活性测定 正常成熟粒细胞内含有碱性磷酸酶，用一定方法染色，部分细胞的胞浆内可出现不同数量的阳性颗粒，可得出 NAP 的阳性细胞比率。还可根据所计数的阳性细胞阳性程度不同而得出积分。急性化脓性感染等细菌性感染，NAP 的阳性率和积分均明显增高，而病毒性感染则不增高。在慢性粒细胞白血病，其 NAP 活性明显减低甚至可完全呈阴性反应。而类白血病反应时，NAP 可明显增高。

5. 血清学检查 诸如嗜异性凝集试验、抗链球菌溶血素"O"试验、沙门菌血清凝集反应及病毒抗体测定等，可根据病情需要检测。

6. 免疫学检查 抗核抗体和类风湿因子测定、抗人球蛋白试验、肝炎表面抗原及抗体检查等，可根据病情有针对性地选择。

7. 染色体检查 染色体检查有助于慢性粒细胞白血病早期病例的诊断。

8. 多聚酶链反应（PCR）检查 对明确某些疾病的病因诊断有重要价值。

9. 淋巴结活组织检查 对炎症、结核、肿瘤的鉴别有重要价值。

（四）器械检查

X 线透视、平片或造影、X 线计算机断层显像（CT）、超声检查等，对诊断肺部疾患、消化道肿瘤、骨关节疼痛和恶性淋巴瘤的诊断，以及多部位隐匿性感染灶的追寻均有重要价值。

【鉴别诊断】

（一）中性粒细胞增多

在某些生理因素或病理情况下，均可引起粒细胞动力学改变而致中性粒细胞增多。

1. 生理性增多 在剧烈运动、高度紧张、过度激动等生理情况下，神经内分泌因素促使白细胞重新分布，其中主要为神经递质单胺类的肾上腺素等分泌过多，促使边缘池的白细胞向循环池转移，粒细胞进入组织也减少，致使外周血中性粒细胞增多。生理因素所致中性粒细胞增多，有诱发因素可寻而缺乏感染等病理原因，并且往往是暂时的一过性增高，程度也较轻。

2. 药源性增多 某些药物，如抗感染类（青霉素类、呋喃类等）、抗寄生虫类（枸橼酸哌吡嗪等）、抗精神病药（氯氮平、碳酸锂等）、儿茶酚胺类（肾上腺素、去甲肾上腺素等）和肾上腺皮质激素等，均可能引起中性粒细胞及白细胞总数增多。其所以增多，或由于变态反应，或促进了粒细胞的成熟与释放。此类粒细胞增多，一般无细胞形态改变，停药后白细胞数可以恢复正常。

3. 感染性增多 感染性疾病时，白细胞增多主要是由于贮存池甚或成熟池内的中性粒细胞加快释放入血，以适应抗感染所需。除中性粒细胞和白细胞总数增多外，常伴有中性粒细胞的核左移，并可有中毒性颗粒、空泡变性改变。感染的病原体可以为细菌、病毒、真菌、钩端螺旋体、立克次体、衣原体、支原体和寄生虫。具体的感染病种，可以根据临床表现及其他辅助检查加以落实。

4. 非感染性疾病 此类中性粒细胞增多存在明确非感染诱因，一旦该因素去除，血象可恢复正常。

（1）严重组织损伤、出血、坏死和溶血：如大面积创伤、烧伤、急性心肌梗死、肺梗死、重症肝炎、出血坏死性胰腺炎、异位妊娠破裂、空腔脏器穿孔、消化道大出血、肝脾破裂、颅内出血、急性溶血等。

（2）各种中毒：如各类毒物或药物中毒，代谢产物体内蓄积中毒（如严重酸中毒、尿毒症、妊娠高血压和痛风等）。

（3）内环境紊乱：如严重脱水和低血糖反应等。单纯因此所致中性粒细胞增多，紊乱纠正后血象迅速恢复正常。

（4）自身免疫性疾病：风湿性及结缔组织病、变态反应性疾病、青霉素过敏、器官移植排斥反应等。

5. 白血病及其他恶性肿瘤 急、慢性粒细胞性白血病时的中性粒细胞增多常伴有形态异常和幼稚细胞出现。晚期肿瘤除继发感染外，尚可有组织坏死，中性粒细胞增多，核左移，中毒颗粒及空泡变化。骨髓转移癌可因造血组织占位病变致外周血出现幼稚细胞。白血病的中性粒细胞增多应与可由多种原因引起的类白血病反应相鉴别，见（表1-7）。

表1-7 类白血病反应与白血病的鉴别

项目	类白血病反应	白血病
病史	多有原发病表现 （感染、中度、肿瘤等）	无
贫血	多无或较轻	多有，晚期更明显
出血	常无	多有
白细胞数	一般轻、中度增高	常增高显著
外周血幼稚细胞	较少，多为较晚期幼稚细胞	多
粒细胞毒性改变	常有	多无
骨髓象	有核细胞增生，核左移，红系、巨核系无受抑	极度增生，原始和（或）幼稚细胞占优势
血小板	一般不减少	急、慢性者晚期均减少
NAP	明显增高	不增高或减低（急性粒细胞性白血病可以增高）
预后	多较好（因原发病而异）	差

6. 有中性粒细胞增多的其他疾病

（1）Sweet综合征（急性发热性中性粒细胞皮肤病）：颜面、颈部及四肢可见不对称的暗红色痛性红斑，隆起、质硬、有触痛，伴发热、乏力、关节酸痛。外周血白细胞增高 [（15～20）×10^9/L]，中性粒细胞可占0.80～0.90，应注意与急性粒细胞白血病鉴别。本病约有10%发展为白血病。

（2）良性特发性中性粒细胞增多症：可见于各年龄组，仅少数病例有乏力、头晕。外周血白细胞轻至中度增高，以中性粒细胞为主，无异常形态和毒性改变，骨髓可能见粒细胞系统增生。病程长但无明确原因可寻，也不转为白血病。应与有家族史的遗传性中性粒细胞增多症鉴别。

（二）嗜碱粒细胞增多

嗜碱粒细胞为骨髓粒系定向干细胞分化成熟而来，正常人血涂片中通常见不到，一般在外周血中占

白细胞总数的 0.01（0.1×10^9/L）以下。某些变态反应性疾病外周血嗜碱粒细胞可以轻度增高。明显增高主要见于慢性粒细胞白血病或嗜碱粒细胞白血病。慢性粒细胞白血病急性变时其增高较慢性期更为明显，外周血和骨髓中嗜碱粒细胞可占白细胞总数的 0.20。而很罕见的嗜碱粒细胞白血病的嗜碱粒细胞可占白细胞总数的 1/3 以上，甚至超过 0.60。且骨髓中可见原粒细胞与嗜碱早幼粒细胞。嗜碱粒细胞与早幼粒细胞白血病细胞的颗粒有时难以区分。前者用甲苯胺蓝或闪光蓝（Astiablue）染色呈强阳性反应，可资鉴别。

（三）淋巴细胞增多

成人外周血的淋巴细胞正常值为 0.20 ~ 0.40，绝对值（1.5 ~ 4.0）$\times 10^9$/L。其数目增多除见于正常儿童外，还见于急性和慢性感染（如病毒感染、结核病等）、变态反应、自身免疫性疾病、恶性肿瘤和肾上腺功能不足等病理情况。外周血淋巴细胞数量增多可以伴有形态异常或出现幼稚细胞，具有这种血液学异常的传染性单核细胞增多症、传染性淋巴细胞增多症、急性和慢性淋巴细胞白血病的鉴别要点，见（表1-8）淋巴肉瘤细胞白血病则发生于淋巴瘤的基础之上，结合活体组织检查不难诊断。

表1-8　几种淋巴细胞增多疾病的鉴别

项目	急性传染性单核细胞增多症	急性传染性淋巴细胞增多症	急性淋巴细胞白血病	慢性淋巴细胞白血病
年龄	婴幼儿及儿童多见	儿童及青年多见	儿童及青年多见	老年人多见
流行病史	有	常散发	无	无
发热	无或 3 ~ 4 日	常持续 1 ~ 3 周	常有	常无
其他症状	上呼吸道、消化道症状多见	咽峡炎、肺炎、黄疸多见	贫血、出血较明显	晚期贫血，出血明显
淋巴结肿大	无或轻度	全身性，颈后较明显	全身性，较明显	全身性，较明显
脾大	少见，轻度	半数有，轻度	轻或中度	常较明显
淋巴细胞	多为成熟小淋巴细胞	较多（＞0.20）异常淋巴细胞	以原始淋巴细胞为主多	为成熟淋巴细胞，伴有幼稚淋巴细胞
红细胞、血小板	正常	一般正常，可轻度减少	多减少	晚期减少
骨髓象	成熟淋巴细胞增多，红系、粒系、巨核系正常	可见少量异形淋巴细胞，其他大致正常	大量原淋巴细胞，其他系统受抑	成熟淋巴细胞显著增多，其他系统受抑
嗜异性凝集试验	阳性	阳性	阴性	阴性
预后	好	一般良好	差	差

（四）浆细胞增多

浆细胞是骨髓依赖性 B 淋巴细胞受抗原刺激后经增殖、成熟而形成的具有分泌免疫球蛋白能力的终末细胞，正常外周血中不能见到浆细胞。在正常骨髓穿刺标本中也仅平均占有核细胞的 0.013。但在受抗原刺激后，外周血中则可以见到不同数量的浆细胞。另外，浆细胞的恶性增生也可致外周血浆细胞或浆细胞样恶性细胞增多，主要为多发性骨髓瘤和浆细胞白血病。多发性骨髓瘤可有典型的多发性穿凿性骨缺损 X 线征象，尤以头颅、骨盆和肋骨最为常见。血浆球蛋白增高，白蛋白与球蛋白比值倒置，免疫球蛋白异常，可有红细胞假凝集，尿中本一周蛋白阳性等，骨髓象可见骨髓瘤细胞，结合临床表现可资与罕见的浆细胞白血病鉴别。

（五）单核细胞增多

正常人外周血单核细胞占白细胞的 0.03 ~ 0.08。慢性感染性疾病如结核、布氏菌病、亚急性感染性心内膜炎、伤寒及斑疹伤寒等细菌感染，疟疾、黑热病以及急性感染的恢复期，单核细胞常增多。有时活动性结核病单核细胞明显增多，且可有幼稚单核细胞出现，即伴有单核细胞型类白血病反应。与急性单核细胞白血病的不同之处在于后者常伴有明显贫血、出血，外周血及骨髓中原始单核细胞增高达 0.30 以上，红系、巨核系受抑，抗结核治疗无效。单核细胞白血病和淋巴网状细胞瘤时，单核细胞显著增多，且有形态异常或幼稚单核细胞出现。急性单核细胞白血病的原始、幼稚单核细胞在形态上与急性早幼粒细胞白血病的早幼粒细胞相似。其鉴别主要依据非特异性酯酶染色和氟化钠抑制试验，或做特异性酯酶（氯醋酸 AS-D 萘酚酯酶）染色。急性单核细胞白血病的单核细胞非特异性酯酶染色呈强阳性反应，酶活性能被氟化钠抑制。氯醋酸 AS-D 萘酚染色呈阴性反应。而急性早幼粒细胞白血病的粒细胞非特异性酯酶染色呈阳性或弱阳性反应，不被氟化钠抑制，氯醋酸 AS-D 萘酚染色呈强阳性反应。

二、白细胞减少

白细胞减少症（leucopenia）为常见血液病。凡外周血液中白细胞数持续低于 $4 \times 10^9/L$ 时，统称白细胞减少症；若白细胞总数明显减少，低于 $2 \times 10^9/L$，中性粒细胞绝对值低于 $0.5 \times 10^9/L$，甚至消失者，称为粒细胞缺乏症（agranulocytopenia）。前者临床主要表现以乏力、头晕为主，常伴有食欲减退、四肢酸软、失眠多梦、低热心悸、畏寒腰酸等症状；后者多以突然发病、畏寒高热、咽痛为主。本病于任何年龄、两性均可罹患。粒细胞缺乏症为白细胞减少症发展至严重阶段的表现，两者病因和发病机制基本相同。

白细胞减少临床分为原因不明性和继发性两种。前者多见，后者多为化学因素、物理因素、药物及某些疾病，或可见于各种实体肿瘤化疗后、多种血液病、严重感染及原因不明者等。在我国，白细胞减少症和粒细胞缺乏症的预后良好，粒细胞缺乏症如果治疗不及时，年龄较大或有其他脏器疾患的患者，死亡率仍然较高。

【病因】

（一）反应性白细胞减少

1. 粒细胞减少症

（1）感染：①传染病如伤寒、副伤寒、布氏菌病、黑热病、慢性疟疾等；②其他重症细菌感染如败血症、粟粒性结核、腹膜炎、肺炎等；③病毒感染如传染性肝炎早期。

（2）脾功能亢进：如肝硬化、脾静脉栓塞、门静脉栓塞等常有脾大的疾病，原发性脾原性粒细胞减少症。

（3）理化损伤：如苯中毒、放射线损伤、药物中毒、抗组胺类药物、抗肿瘤药物等。

（4）造血系统疾病：如恶性贫血、再生障碍性贫血、急性白血病、恶性肿瘤累及骨髓、骨髓增生异常综合征等。

（5）自身免疫性疾病：如系统性红斑狼疮、类风湿关节炎、慢性活动性肝炎、Felty 综合征、新生儿同种免疫性粒细胞减少症等。

（6）其他：如慢性特发性粒细胞减少症、变态反应性粒细胞减少症、恶病质等。

2. 淋巴细胞减少

（1）淋巴细胞生成减少：如放射和免疫抑制治疗、病毒感染、营养不良、再生障碍性贫血、淋巴瘤晚期、肾衰竭等。

（2）淋巴细胞破坏过多：如放疗及化疗、抗人胸腺或淋巴细胞球蛋白（AHLG）的应用，某些病毒感染、自身免疫性疾病。

（3）淋巴细胞丢失过多：如肠道淋巴管扩张症、胸导管损伤、肠道肿瘤压迫致淋巴液引流不畅、肠源性脂肪代谢障碍等。

（4）淋巴细胞转移：如急性细菌感染或某些病毒感染、应激状态、肾上腺皮质激素治疗及广泛性肉芽肿病变等。

（二）先天遗传性白细胞减少

1. 粒细胞减少　如婴儿遗传性粒细胞缺乏症、慢性特发性中性粒细胞减少症、先天性网状组织增生异常症、胰腺功能不全粒细胞减少症、周期性粒细胞减少症等。

2. 淋巴细胞减少　如湿疹、血小板减少、反复感染综合征、共济失调 – 毛细血管扩张症、胸腺发育不全伴异常免疫球蛋白合成综合征等。

【诊断】

（一）中性粒细胞减少

1. 病史　中性粒细胞减少，其本身的症状常无特异性，可有疲倦、乏力、头晕、食欲缺乏、恶心、失眠、低热等。应详细问用药及接触理化因子的情况，了解有无发热等感染中毒症状及其与粒细胞减

24

少的关系。如感染在前，要考虑是否为感染所致的粒细胞减少；如粒细胞减少在前，则提示有继发感染。急性重症常有畏寒高热、坏死性口腔炎、肛周脓肿甚至败血症等继发感染表现。对反复出现发热、乏力、口腔溃疡者，应疑及周期性粒细胞缺乏症。遗传性粒细胞减少，一般在幼年发病，多有家族史。

2. 体格检查　有贫血、出血及肝脾淋巴结大者，提示血液病或恶性肿瘤性疾病。有黄疸及肝脾大者提示有肝炎、肝硬化或溶血性贫血的可能。脾功能亢进症所致的粒细胞减少都有不同程度的脾大。无明显症状和体征者，要想到是否为假性粒细胞减少症或慢性特发性粒细胞减少症。

3. 实验室检查

（1）血液检查：本症的白细胞计数低于 4×10^9/L，中性粒细胞绝对值减少，中性粒细胞计数在（1 ~ 2）$\times 10^9$/L 为轻度粒细胞减少，低于 0.5×10^9/L 为重度粒细胞减少。本症的红细胞及血小板计数一般在正常范围。若同时有贫血及血小板减少，应考虑白血病、恶性组织细胞病、恶性淋巴瘤等血液病、骨髓转移癌或脾功能亢进。血涂片如见到幼稚细胞应警惕白血病。粒细胞如有巨幼样变及分叶过多，提示巨幼细胞贫血，有空泡形成、中毒性颗粒及核固缩现象，可见于严重感染、理化因子损伤或恶性肿瘤。

（2）骨髓象检查：如表现为单纯粒系增生明显减低，提示粒细胞生成障碍。若为再生障碍性贫血常同时伴有红系与巨核系增生减低。若粒细胞增生明显，但以早、中期粒细胞为主而无形态异常，提示粒细胞成熟障碍或无效造血。若粒细胞增生无异常，则应考虑系分布异常或破坏过多引起粒细胞减少。

（3）肾上腺素试验：肾上腺素可使微静脉收缩，促使附着于血管壁的粒细胞脱落而进入循环池。在先采血进行白细胞分类计数后，皮下注射 1：1000 肾上腺素 0.1 ~ 0.3ml，并于注射后的 15 ~ 30 分钟（一般在 20 分钟）时重做白细胞计数及分类。若白细胞计数较注射前增高 1 倍或中性粒细胞绝对值高于 2×10^9/L，即为阳性。对无明显脾大的患者，可以说明其粒细胞减少系边缘池粒细胞过多导致的假性粒细胞减少症。

（4）粒细胞贮存池功能测定：正常情况下骨髓的中性粒细胞贮备有足够数量。检查贮存池功能的常用方法是先采血查白细胞分类计数后，口服泼尼松 40mg 或静脉滴注氢化可的松 100mg，4 ~ 6 小时后再查白细胞。一般开始用药后 3 小时开始促进骨髓释放粒细胞，5 小时左右达到高峰。若中性粒细胞上升超过 2×10^9/L，表明骨髓粒细胞贮存池功能正常。

（5）免疫学检查：白细胞凝集试验、抗人球蛋白试验、抗中性粒细胞抗体测定、抗核抗体及类风湿因子测定等呈阳性反应时，提示可能为免疫性粒细胞减少。

（6）血清溶菌酶测定：粒细胞及单粒细胞的颗粒含溶酶体。细胞破坏可致颗粒及溶酶体外逸，引起溶菌酶活性增高。白细胞分类中，中性粒细胞数量占明显优势，测定血清溶菌酶浓度可以大致反映粒细胞的破坏情况。粒细胞减少时，若溶菌酶浓度减低提示粒细胞生成减少；浓度增高提示破坏过多；浓度正常则支持粒细胞分布异常。

（7）放射性核素检查：以磷酸氟二异丙酯标记中性粒细胞进行其寿命测定或以 3H- 胸腺嘧啶标记细胞的 DNA 做中性粒细胞动力学测定，可了解其生成、分化及破坏过程。

（8）血清叶酸、维生素 B_{12} 浓度测定：可用于疑及叶酸、维生素 B_{12} 缺乏所致中性粒细胞减少时。

（9）骨髓干细胞培养：观察粒系祖细胞形成的集落数及分化情况。如集落数少，提示造血干细胞缺陷或免疫因素抑制了干细胞增殖；而脾功能亢进时，骨髓内粒单祖细胞（GM-CFU）增多，DNA 合成能力增加，说明粒细胞虽然增殖但过早夭折，当然粒细胞在脾窦内扣留过久也易被吞噬破坏。细胞培养对粒细胞减少的诊断有一定帮助。

（二）淋巴细胞减少

1. 病史　应注意询问射线接触史、感染史、胸腹部创伤及手术史。了解化疗、肾上腺皮质激素及其他免疫抑制等用药史，以便发现与之相关的病因。注意有无脂肪泻、腹痛、体重减轻等肠道肿瘤及肠道淋巴管阻塞、淋巴液淤滞或溢出之可能。幼年有反复感染及发育异常者要注意先天性免疫缺陷症。

2. 体格检查　注意患者发育及营养状况，有无浅表淋巴结肿大、贫血、皮肤黏膜出血、发热、水肿、胸腹部创伤或手术瘢痕、腹水、腹部包块及压痛等，特别要注意局部或全身感染及肠道肿瘤等相关的体征。

3. 实验室检查

（1）血象：根据白细胞总数及淋巴细胞所占比值与绝对值，了解淋巴细胞减少的程度。可见异型淋巴细胞者多为病毒感染。伴有贫血及血小板减少者应疑及再生障碍性贫血、恶性肿瘤或其他原因导致的重度营养不良。

（2）骨髓象检查：注意淋巴细胞及红系、粒系与巨核细胞系列增生情况以及有异常细胞等，有助于了解淋巴细胞的发育、成熟情况和再生障碍性贫血的诊断与鉴别诊断。

（3）免疫学检查：淋巴细胞是重要的免疫细胞。一些免疫学检查有助于了解有无免疫功能缺陷并能协助推断病因。常以淋巴细胞转化试验及移动抑制试验测定 T 淋巴细胞功能，以血清免疫球蛋白测定来检查 B 淋巴细胞功能。以淋巴细胞单克隆抗体测定 T 淋巴细胞、B 淋巴细胞以及 T 细胞亚群等。

（4）其他：依据病情进行必要的病原学检查、血清蛋白与球蛋白测定。有胸、腹腔积液者，应检查是否属乳糜性液体。有淋巴结增大或其他表浅包块者应行活体组织检查等。

4. 器械检查　结合临床诊断的客观需要进行必要的 X 线、超声波或 CT 等影像学检查。

【鉴别诊断】

（一）中性粒细胞减少

1. 急性粒细胞缺乏症　本病系机体对变态反应原发生变态反应所致，故又称变态反应性粒细胞缺乏症。外周血中性粒细胞可重度减低，骨髓粒系增生明显减低甚至缺如，而其他系列一般正常。临床上可有急性发热，常见口咽部感染、溃疡及黏膜坏死等表现。若不伴有红细胞及血小板减少，诊断一般不难。应注意与急性再生障碍性贫血、急性造血停滞以及急性非淋巴细胞白血病鉴别。虽然这些疾病均可有粒细胞减少，但急性造血停滞多有病毒感染史，很少有口咽溃疡及严重感染，伴有不同程度贫血、网织红细胞减少及血小板减少。一般情况及预后均较好。急性再生障碍性贫血则有严重出血倾向，外周血红细胞及网织红细胞、中性粒细胞及血小板均明显减少。急性非淋巴细胞白血病临床表现与急性再生障碍性贫血可类似，但可以有胸骨压痛及不同程度肝脾淋巴结肿大。骨髓象检查有助于本病与这些疾病的鉴别。急性造血停滞时，红系极度减少或缺如，但常可找到巨型原始细胞。急性再生障碍性贫血显示有核细胞增生极度减低，非造血细胞增多。急性非淋巴细胞白血病骨髓象则有急性白血病的典型表现。

2. 脾性中性粒细胞减少症　本症的命名比较混乱，属于脾功能亢进或 Banti 综合征的范畴。其诊断依据：①脾大；②外周血中性粒细胞减少；③骨髓粒系增生良好，可有成熟障碍；④脾切除后外周血象可接近或恢复正常。本症原发性者临床少见，常为女性，有反复口腔溃疡或感染史。继发性者可见于多种表现有脾大的疾病，如肝硬化、疟疾、黑热病、血吸虫病、慢性肝炎、淋巴瘤、慢性白血病、某些溶血性贫血或自身免疫性疾病等。

3. 免疫性中性粒细胞减少症

（1）同种免疫性新生儿粒细胞减少症：本症为母亲与胎儿粒细胞配型不合，胎儿粒细胞抗原进入母体产生粒细胞抗体后，通过胎盘进入胎儿体内所致。患儿出生后即有粒细胞严重减少，部分病例单核细胞增多或轻度嗜酸粒细胞增多，骨髓增生可明显活跃，中性粒细胞可有核左移。常可并发感染。病程持续 6～12 周。本症若在并发感染后才查血常规，其与严重感染导致的中性粒细胞减少在临床上很难区分，中性粒细胞抗体测定有助鉴别。

（2）自身免疫性中性粒细胞减少症：患者血清中存在抗中性粒细胞抗体，多同时有红细胞及血小板减少。本症原发性者少见，多伴有红斑狼疮、类风湿关节炎等自身免疫性疾病，或在结核病、慢性多发性关节炎、病毒性传染病及造血系统恶性肿瘤的基础上发生。类风湿关节炎伴有脾大及中性粒细胞减少，称为 Felty 综合征，血清中也可测出中性粒细胞抗体，免疫复合物增多。

4. 遗传性粒细胞减少症

（1）婴儿遗传性粒细胞缺乏症：本症又称 Kostman 综合征，为常染色体隐性遗传。患儿因缺乏造血刺激因子或存在造血抑制因子，致使外周血中性粒细胞极低，常少于 0.5×10^9/L 或完全缺如。骨髓中性中幼粒细胞以下细胞甚少，且有中毒颗粒、空泡变性及核分叶异常等质的改变。临床表现反复严重感染，常在婴儿期死亡。

（2）胰腺功能不全的粒细胞减少症：本症又称 Shwach-man-Diamond 综合征，为常染色体隐性遗传。幼儿发病，中性粒细胞明显减少，常低于 $0.5 \times 10^9/L$。骨髓增生减低。尚未发现存在抑制造血因子。患儿除胰腺功能低下及脂肪泻外，常有中耳炎、肺炎等各种感染反复发生，有些则智力发育迟缓、骨骺发育不良、身材矮小、巨结肠症等其他发育异常表现。常有半乳糖尿、肝功能损害及免疫球蛋白异常等，可有脾大。

（3）先天性网状组织增生异常症：本病罕见。其外周血中性粒细胞及淋巴细胞完全缺乏。骨髓中粒系常缺如，但红系和巨核系正常。患儿有低免疫球蛋白血症及胸腺发育不全等。均于生后数日严重感染致死。

（4）周期性中性粒细胞减少症：本病又称复发性或间歇性中性粒细胞减少症。部分病例有家族遗传特点，属常染色体显性遗传。自幼发病，可迁延多年。常每隔约3周（12 ~ 35 日）出现中性粒细胞显著减少，经 3 ~ 10 日自行恢复。发作期多有发热、口咽炎、呼吸道及皮肤感染等。可有关节酸痛、轻度脾及淋巴结肿大。部分病例淋巴细胞及单核细胞或嗜酸粒细胞相对增多，有的则伴血小板减少。也有单核细胞、淋巴细胞、网织红细胞以及血小板呈周期性减少者。此点支持本症骨髓造血的周期性改变可能在多能干细胞水平上。

5. 慢性原因未明的中性粒细胞减少症

（1）慢性特发性中性粒细胞减少症：见于儿童及成人。外周血中性粒细胞减少而骨髓象大致正常。一般无明显临床症状。其与家族性或家族性良性及儿童慢性良性中性粒细胞减少症等为同一组疾病。对于所谓特发性中性粒细胞减少症的诊断应慎重，经认真检查与随访确无原因可寻者方可考虑。

（2）假性中性粒细胞减少症：常于无意中检查发现中性粒细胞减少，无临床表现及任何病因可寻，肾上腺素试验阳性有助诊断。

（二）淋巴细胞减少

1. 免疫损害所致的淋巴细胞减少

（1）Wiskott-Aldrich 综合征：为性联隐性遗传，生后即可发病。主要表现为湿疹、血小板减少、皮肤黏膜紫癜及反复感染。患者兼有细胞免疫及体液免疫功能异常，表现为全 T 细胞、T_4 细胞、T_8 细胞均减少。IgA、IgE 增高，IgG 正常或轻度减低，IgM 减低。患者多于青年时期因感染、出血致死。

（2）共济失调 - 毛细血管扩张症：为常染色体遗传，幼年发病。可表现为进行性共济失调，眼结膜及肢体毛细血管扩张，易发生鼻窦炎、肺炎，也可有卵巢或睾丸发育不全，肝功能异常和色素沉着。本症主要为体液免疫缺陷，多为 IgA、IgG 和 IgE 缺乏或减少，有小分子 IgM。细胞免疫也有一定减损，全 T 细胞及 T_4 细胞减少，T_8 细胞则正常或增高。

（3）Nezelof 综合征：幼年发病，常反复发生肺部、皮肤、泌尿道感染及败血症。病理所见为胸腺组织萎缩及结构异常，淋巴结副皮质区淋巴细胞减少。本症主要为细胞免疫减损，全 T 细胞及 T_4 细胞、T_8 细胞明显减少，但 T_4/T_8 比值仍正常。血清免疫球蛋白正常或增高。

（4）艾滋病：本病系人类免疫缺陷病毒（HIV）引起的获得性免疫缺陷综合征（AIDS）。临床上与 Nezelof 相似，艾滋病的 T_4 细胞明显减少，T_4/T_8 比值减低则与之有别。相应的抗体测定有助诊断。

2. 淋巴液丧失过多所致的淋巴细胞减少

（1）原发性肠道淋巴管扩张症：肠道淋巴管因发育不全而致阻塞、扩张乃至破裂。淋巴液进入肠道形成脂肪泻，产生低蛋白血症及水肿。多见于儿童或年轻人。

（2）肠道淋巴瘤：肠淋巴管因受压而至阻塞、扩张及破裂，患者常有发热、腹痛、脂肪泻及体重减轻。疑及本病时应行胃肠道影检查，发现异常应行手术探查，活组织检查有助确诊。

（3）Whipple 病：本病除脂肪泻外，尚有关节炎及眼球震颤、眼肌麻痹、颅神经病变及浅表淋巴结肿大等表现。小肠活检有助诊断。在肠黏膜及淋巴结有大量糖原染色阳性的巨噬细胞浸润。

【治疗】

（一）寻找并祛除病因

这是治疗白细胞减少症的关键。

（二）升白细胞药物

1. 维生素 B_4　为核酸的活性成分，可刺激白细胞生成。
2. 鲨肝醇　造血组织中含量较多，可能促进造血功能。
3. 利血生　内含半胱氨酸、苯乙酸。可促进造血功能。
4. 碳酸锂　每次 20～30mg，口服，3 次／日。
5. 小檗胺　每次 50～100mg，口服，3 次／日。

（三）糖皮质激素

对一般升白细胞药物治疗无效，白细胞持续减少，其原因可能为免疫因素时，可选用泼尼松每次10～20mg，口服，3 次／日，但长期应用要注意其不良反应。

第三节　头痛与头晕

一、头痛

头痛是指额、顶、颞及枕部的疼痛，在血液系统疾病
（简称血液病）中是常见症状。

【病因及临床表现】

（一）颅内浸润

见于白血病、多发性骨髓瘤、恶性淋巴瘤及恶性组织细胞病等，其中白血病所致的中枢神经系统白血病（central nervous system leukemia，CNSL）最多见。CNSL 可发生于各种类型的白血病，但以急性淋巴细胞白血病（ALL）最多见，急性髓系白血病（AML）则易发生于周围白细胞显著增多的患者。CNSL 可发生于白血病病程的任何时期，而以白血病的血液学缓解期多见，发病时间多起病后 9～1 2 个月，其临床表现为：①颅内出血。②脑膜及脑神经损害。③脑血栓形成。④脊髓白血病等。

一般来说，白血病细胞呈弥漫性浸润，不同于淋巴瘤、骨髓瘤等，很少形成肿块，但绿色瘤或粒细胞肉瘤可导致颅内占位性病变。

恶性血液病患者，如有不明原因头痛，应高度警惕 CNSL。腰穿脑脊液检查发现白血病细胞，即可确诊，如未找到白血病细胞而有脑脊液压力增高，白细胞数增高或蛋白阳性者，也应积极防治 CNSL。

（二）血管病变

血管病变有颅内出血、脑血栓形成及脑栓塞、血栓性血小板减少性紫癜等。

1. 颅内出血　常因原发或继发的出、凝血功能障碍引起。

可出现突然头痛，严重者常危及患者生命。临床上多见于：①血小板减少（<50×10^9/L）者，可引起自发性出血。血小板 <20×10^9/L 者可出现严重出血，易发生颅内出血。②白血病患者，外周血白细胞异常增高者，化疗时白血病细胞代谢产物释放，激活凝血系统，导致凝血功能异常。③弥散性血管内凝血（DIC）。④CNSL 颅内出血型。⑤其他：如溶栓治疗的出血并发症以及血友病患者，尤其是头部外伤后颅内血肿等。

2. 脑血栓形成及脑栓塞　可见于 CNSL 或外周血白血病细胞异常增高者。由于细胞淤滞和小动脉壁的白血病细胞侵犯可发生脑血栓形成或栓塞。亦可发生继发性出血，如白血病细胞栓塞性出血，常发生于大脑半球内，患者伴有瘫痪、昏迷，病情迅速发展而致死。

3. 血栓性血小板减少性紫癜　本病患者常有疼痛等神经、精神症状。

（三）腰穿、鞘内注射后

1. 腰穿后　脑脊液从穿刺孔外渗，其压力降低引起头痛。多发生在术后 24 小时内，一般为操作不

当所致。防治：术后去枕平卧 4 ~ 6 小时，如发生头痛，静脉滴注低渗液能减轻症状。

2. 鞘内注射后 鞘内注射药物刺激脑膜引起化学性蛛网膜炎。常于注射后 2 ~ 4 小时出现头痛，伴有呕吐、背痛、眩晕等，可持续数小时至 72 小时，严重者可瘫痪、进行性脑病，甚至死亡。一般鞘内注射常用药物为甲氨蝶呤（Methotrexate，MTX）10 ~ 15mg，单次剂量不超过 20mg；阿糖胞苷 25 ~ 50mg。其不良反应主要是剂量过大、注射速度太快所致。为了减轻其不良反应，常加用地塞米松 2.5 ~ 5mg。

（四）其他

贫血、真性红细胞增多症、继发性颅内感染等。

【治疗】

1. 去除病因、诱因、治疗原发病。

2. CNSL 的处理。

3. 严重血小板减少引起的颅内出血：立即输注新鲜血小板悬液。

二、头晕

头晕是指许多不同的感觉体验，包括旋转性感觉或非旋转性摇摆、无力、昏倒和头昏眼花等。一般分为：晕厥、眩晕、各种混杂的头部感染和步态障碍。各种混杂的头部感觉描述了一种既不是晕厥又不是眩晕的头晕，而步态障碍的人也常述头晕，其原因为神经、肌肉病变，不属于本节讨论范围。

（一）眩晕

眩晕是多个系统发生病变时所引起的主要感觉障碍，患者感到外界或自身旋转、摆动或头晕、头重脚轻感。与血液病有关的病因有以下几种：

1. 恶性血液病细胞侵犯或转移至小脑、内耳；或颅内压增高。

2. 小脑或内耳出血。

3. 感染中毒性眩晕。

4. 其他：中度、重度贫血及真性红细胞增多症。

（二）晕厥

晕厥是一种短暂的意识丧失状态，最常见于大脑突然供血、供氧不足所致的脑缺氧，在血液病中常见于重度贫血。

第四节 心悸

心悸是一种自觉心脏搏动的不适感觉或心慌感。心悸时心率可快可慢，也可有心律失常。

【病因】

1. 贫血 以急性失血时心悸最明显。

2. 发热 发热时基础代谢率增加。心率加快，心排血量增加也可引起心悸。

3. 白血病细胞侵犯 白血病细胞对心包、心肌的侵犯。

4. 化疗药物对心脏的毒性 三尖杉碱及蒽环类化疗药物，如柔红霉素、多柔比星等。

【治疗】

主要是去除病因。

1. 纠正贫血。

2. 降温。

3. 化疗：消除或减少白血病等恶性肿瘤细胞侵犯。

4. 保护心脏：防治化疗药物对心脏的损害。化疗时应密切观察心率、心律及心电图。

第五节 黄疸

黄疸是由于胆红素代谢障碍致血液中胆红素浓度增高，渗入组织，使巩膜、黏膜和皮肤染成黄色。黄疸按发生机制

分为溶血性、肝细胞性和阻塞性3种类型，其中溶血性黄疸主要见于溶血性贫血。

【病因及临床表现】

（一）肝细胞性黄疸

主要见于病毒性肝炎等引起的肝损害。在血液病中亦可发生于下列疾病。

1. 严重溶血、严重贫血时肝缺血、缺氧。

2. 白血病、淋巴瘤等恶性肿瘤细胞侵犯破坏肝。

3. 恶性血液病化疗时损伤肝细胞。

4. 肝细胞性黄疸的特点：①肝功能试验阳性；②血清直接与间接胆红素均增高；③尿胆红素阳性，尿胆原增高。

（二）阻塞性黄疸

在血液病中见于淋巴瘤等肿大淋巴结压迫胆管以及白血病细胞侵犯阻塞细小胆管。其特点：①血清直接胆红素增高。②粪中粪胆原减少或消失，致粪色变浅或呈灰白色。③尿胆红素阳性，尿胆原减少或消失；④常有皮肤瘙痒与心动过缓。

【治疗】

黄疸本身不需要特殊处理，治疗原发病。

第六节 血红蛋白尿

尿内含有游离血红蛋白称为血红蛋白尿。

【病因】

（一）常见于血管内溶血

1. 先天性 G-6-PD缺乏症等。

2. 获得性

（1）免疫性溶血：严重自身免疫性溶血性贫血（AIHA）、阵发性冷性血红蛋白尿（PCH）、冷凝集素病、血型不合的输血、新生儿溶血病等。

（2）非免疫性：药物或化学物质所致，感染（黑热病、伤寒），阵发性睡眠性血红蛋白尿（PNH），行军性血红蛋白尿，动、植物因素（毒蛇咬伤、毒蕈中毒），出现假性血红蛋白尿。

（二）少见病因

1. 尿路中发生溶血 血尿时如尿比重低于1.006，红细胞溶解，出现假性血红蛋白尿。

2. 肾梗死所致的血红蛋白尿 溶血发生于梗死形成的肾实质区域内，血红蛋白尿从此处排入尿中。

【鉴别诊断】

血红蛋白尿应与肌红蛋白尿鉴别。简单的鉴别方法：取抗凝血离心沉淀，血红蛋白尿患者的血浆呈棕红色，而肌红蛋白尿患者的血浆外观与正常人的抗凝血一样。因为肌红蛋白不与蛋白结合，可迅速从尿排泄，因而血浆颜色不会改变。

第七节　发热与淋巴结肿大

一、发热

发热是血液病常见症状，常伴贫血、出血、肝脾淋巴结肿大及骨关节疼痛和黄疸等临床表现。因发热的原因复杂，常造成诊断上的困难，对不明原因的发热患者，必须结合病史、临床表现及实验室检查全面分析、动态观察，尽早明确诊断。发热根据病程可分为急性发热和长期发热，前者病程在2周内，后者在2周以上。

【病因】

（一）急性发热

1. 急性白血病　白血病本身可有低热，较高发热常提示有继发感染，以发热为本病的早期表现者有半数以上。

2. 再生障碍性贫血　再生障碍性贫血本身无发热，由于白细胞减少，易感染，重型再生障碍性贫血起病急，就诊时常有严重感染，呈高热、超高热。

3. 急性溶血　突然发生畏寒、寒战、高热及腰背疼痛、血红蛋白尿。

4. 粒细胞缺乏　起病急骤，可突发寒战、高热，如不及时控制，病情会迅速恶化，常因败血症、脓毒血症而致死。

（二）长期发热

1. 急性白血病　急性白血病患者，外周血呈非白血病性经过，易误诊而得不到及时治疗。

2. 慢性白血病　呈慢性低热，急性变或合并感染者可呈高热。

3. 恶性淋巴瘤　一般以无痛性淋巴结肿大为最常见首发表现，但有一些霍奇金病（HD）以不明原因的持续或周期性发热为首发症状；非霍奇金淋巴瘤（NHL）大多为晚期发热，对于深部淋巴结肿大者，诊断较困难。

4. 恶性组织细胞病　发热常为首发及常见症状，一般为不规则高热。

5. 淋巴结病　如血管免疫母细胞性淋巴结病、坏死性淋巴结炎等。

【常见伴随症状】

（一）贫血

病程早晚均可出现，与出血不成比例，急性白血病、恶性组织细胞病患者早期可出现，随病情加重而加重。淋巴瘤患者则出现于晚期。

（二）出血

急性白血病、恶性组织细胞病患者以皮下、口腔、鼻腔出血常见，严重者出现颅内出血、消化道大出血及大咯血等。

（三）肝、脾、淋巴结肿大

单核－吞噬细胞系统为恶性血液病最常侵犯部位。急性白血病中淋巴结肿大者，以急性淋巴细胞白血病发生率最高。肝一般为轻到中度大，以急性单核细胞白血病多见，ALL次之。脾大也较常见，约半数患者可触及脾大，以急性淋巴细胞白血病最多见且肿大也较显著，其次为 AML-M_5 和 AML-M_1、AML-M_2，巨脾者主要见于 CML 急变、毛细胞白血病、幼淋细胞白血病等。恶性淋巴瘤常表现为浅表淋巴结肿大，以颈部最多。深部淋巴结肿大包括纵隔、腹膜后、肝门及脊柱旁等。非霍奇金淋巴瘤侵犯肝者多于霍奇金病1/4引起黄疸，而原发性脾淋巴瘤者少见。

（四）骨关节痛

骨痛一般为不明原因隐痛，肢体骨剧痛多见于 ALL。骨关节痛多见于儿童。可持续数小时至数天不等，如胸骨压痛、叩击痛为白血病的特征表现。淋巴瘤的骨痛则为淋巴瘤侵犯骨骼引起局限性痛。

（五）皮肤病变

白血病特异性皮肤改变为白血病细胞浸润所致，以急性单核细胞白血病多见，表现为红皮病、斑丘疹和结节、肿块、剥脱性皮炎；非特异性皮损有荨麻疹、带状疱疹、多形性红斑等。霍奇金病有 15% ~ 40% 出现荨麻疹、色素沉着、出血斑、剥脱性皮炎、红皮病等，常有发痒。恶性组织细胞病可出现皮下结节等。

（六）黄疸

急性溶血性贫血患者有溶血性黄疸，黄疸亦可见于恶性血液病细胞侵犯破坏肝，或压迫肝内外胆管。

【鉴别诊断】

（一）白血病

以发热为首见或主要症状者，伴贫血、出血、肝脾淋巴结大、骨痛等任何一种症状时，应考虑急性白血病。进一步检查，如骨穿检查即可用明确诊断。有的患者早期主要表现为原因不明的发热，而贫血、肝脾淋巴结大不明显，白细胞减少，血象呈非白血病经过，难以与再生障碍性贫血鉴别。但再生障碍性贫血无肝脾淋巴结大，骨髓穿刺示非造血组织增多，原始及幼稚细胞不增加。外周血白细胞增多者需与发热性疾病引起的类白血病反应鉴别。类白血病反应去除病因后血象可恢复正常，外周血白细胞数一般 $< 50 \times 10^9/L$，主要以杆状核和晚幼粒细胞为主。而 CML 患者中性粒细胞碱性磷酸酶积分明显降低，Ph 染色体阳性更有助于鉴别。

（二）淋巴瘤

持续或周期性发热伴有浅表淋巴结大者，淋巴结活检不难诊断。但以发热为首发症状或深部淋巴结大者，诊断困难。以腹腔淋巴瘤为例，主要表现长期发热、腹泻、腹痛、白细胞减少、贫血等症状，病变累及腹膜后淋巴结易误诊为伤寒、结核、其他肿瘤等。最终明确诊断往往需要剖腹探查。

（三）恶性组织细胞病

本病以发热、衰竭、消瘦、贫血、肝脾大与出血倾向为特征。骨髓中发现异常组织细胞对诊断有重要帮助，但一次或连续多次部位检查未发现异常组织细胞，不能完全排除其可能性，临床表现亦可为多样性，发热常为首发症状，可急可缓。反应性组织细胞增多症由许多病因引起，误诊为恶性组织细胞病者为数不少，在与恶性组织细胞病（恶组）鉴别时，除骨髓及外周血组织细胞形态外，以下几点对恶组诊断有帮助：

1. 肝脾淋巴结呈进行性肿大，肿大明显。

2. 病原学、血清学检查为阴性。

3. 无感染征象。

4. 抗感染治疗无效。

淋巴结病包括血管免疫母细胞淋巴结病、组织细胞性坏死性淋巴结炎等。其共同特点为淋巴结肿大和发热。诊断及鉴别诊断主要依赖淋巴结病理检查和临床表现。

二、淋巴结肿大

正常情况下可触摸到成年人腹股沟淋巴结，大小为 0.5 ~ 2.0cm，质地光滑，无压痛，能活动。淋巴结肿大的原因有：①以对抗原反应时，良性的淋巴细胞和巨噬细胞数量增多。②在累及淋巴结的感染时，炎性细胞的浸润（淋巴结炎）。③恶性淋巴细胞和巨噬细胞的原发增生。④转移性恶性肿瘤细胞对淋巴结的浸润。⑤在脂质贮积病，充满代谢产物的巨噬细胞对淋巴结的浸润。

【病因学分类】

（一）感染性疾病

1. 局部感染　局部炎症引起引流区域淋巴结肿大，如扁桃体炎、猫爪病等。

2. 全身性感染

（1）病毒感染：传染性单核细胞增多症（EB 病毒相关者最常见）、传染性病毒肝炎、巨细胞病毒、艾滋病（AIDS，颈部、腋窝及枕部淋巴结最常受累）、风疹、流行性感冒等。

（2）细菌感染：链球菌、葡萄球菌、沙门菌、布氏菌等。

（3）真菌感染：球孢子菌病、组织胞浆菌病（引起肺门淋巴结肿大）。

（4）分枝杆菌感染：结核、麻风。

（5）衣原体感染：性病性淋巴肉芽肿、沙眼。

（6）寄生虫感染：锥虫病、微丝蚴病、弓形虫病。

（7）螺旋体病：梅毒、钩端螺旋体病。

（二）免疫性疾病

类风湿关节炎、系统性红斑狼疮、皮肤炎、血清病、苯妥英钠所致药物反应。

（三）血液疾病

淋巴瘤、急性和慢性淋巴细胞白血病、急性非淋巴细胞白血病、恶性组织细胞病。

（四）肿瘤的淋巴结转移

黑色素瘤，Kaposi 肉瘤，神经母细胞瘤，精原细胞瘤，肺、乳腺、前列腺、胃肠道、肾等肿瘤的转移。

（五）内分泌病

甲状腺功能亢进症。

（六）脂质贮积病

戈谢（Gaucher）病及尼曼 - 皮克病。

（七）反应性淋巴结病

巨滤泡性淋巴结增生症（Castleman 病）、窦组织细胞增生症、组织细胞性坏死性淋巴结炎（Kikuchi 病）。

（八）其他疾病

结节病、皮肤病性淋巴结炎、淀粉样变（约 30% 伴淋巴结受累）、皮肤黏膜淋巴结综合征（Kawasaki 病）、淋巴瘤样肉芽肿、多灶朗格汉斯（Langerhans）细胞（嗜酸）肉芽肿。

【诊断要点】

（一）病史与体检

是否伴全身症状，如发热、皮疹、盗汗、消瘦、出血、贫血等是否伴肝脾大。

肿大淋巴结的部位、性质。局限性淋巴结肿大主要见于局部炎症，淋巴瘤、结核或肿瘤转移。全身淋巴结肿大见于反应性淋巴结病、全身性感染、白血病或淋巴瘤。双侧纵隔淋巴结肿大常见于淋巴瘤，尤其是霍奇金（Hodgkin）病的结节硬化型。单侧肺门淋巴结肿大很可能为肺癌转移，而双侧肺门淋巴结肿大常为良性，如结节病、结核、全身性真菌感染。

结核性肺淋巴结肿大质地中等，有粘连。淋巴瘤者淋巴结质地较坚实，有象皮感觉，能活动，有时发生融合。癌肿转移之淋巴结质地坚硬，边缘不规则，不活动。

（二）实验室检查

1. 血常规观察：血涂片有无原始、幼稚细胞，传染性单核细胞增多症可见到异型淋巴细胞。

2. 血沉、血清免疫球蛋白测定。

3. 血清嗜异性凝集试验：滴定效价在 1：64 或以上有助于传染性单核细胞增多症的诊断。

4. 血清学：EB 病毒、巨细胞病毒、弓形虫病感染的特异性抗体检查如病毒衣壳抗原（VCA）抗体（IgM-VCA 抗体）及 EB 核抗原（EBNA）抗体阳性对初次 EBV 感染有诊断意义，提示传染性单核细胞增多症。

5. 结核菌纯化蛋白衍生物（PPD）试验。

6. 淋巴结穿刺：提示是否为淋巴结反应性增生、淋巴瘤、结核、白血病、转移瘤。

7. 淋巴结活组织检查：50% ~ 60% 的淋巴结活检能提供诊断的资料，约 25% 的患者当时活检未能诊断，1 年内发展为淋巴瘤。因此，淋巴持续肿大者应毫不犹豫地重复活检。对组织学诊断较困难的疑难病例进行细胞表面标志物（即免疫表型）检查，如淋巴瘤表现出白细胞共同抗原（CD45R）和 CD45 阳性。里施 [Reed-sternberg（RS）] 细胞具有 CD25、转铁蛋白受体（CD17）、Ia 抗原、Ki-1（CD30）抗原。CD2 和 CD7 是多数 T 淋巴细胞表达的抗原，而 B 淋巴细胞的共同抗原有 Ia、CD19、CD20。

8. 骨髓象检查：对白血病可确诊骨髓活检多部位检查有助于淋巴瘤和恶性组织细胞病的诊断。

9. B超：了解有无肝、脾大及占位性病变，肝门、脾门及腹膜后淋巴结肿大，回盲部肿块。

10. 胸部X线检查：用于排除纵隔、肺门淋巴结病变，排除胸腔积液、肺实质浸润。

11. 胃肠道造影检查或内镜检查：了解患者是否有该部位病变，如淋巴瘤或肿瘤。

12. 下肢淋巴管造影、扫描：是检查腹腔内淋巴瘤较准确的手段，尤其是有助于发现主动脉旁淋巴结病变，常不能显示第2腰椎以上淋巴结。

13. CT、MRI检查：胸部CT可以精确地描出病变范围。腹部CT可对淋巴瘤进行准确分期，判断腹膜后淋巴结、肠系膜淋巴结有无肿大。

14. 单光子ECT扫描（SPECT）：分化不良和分化中度的淋巴瘤全身扫描常为阳性，分化良好者则阴性。该检查对淋巴瘤浸润、监测疗效、鉴别坏死或纤维化也有价值。

【鉴别诊断】

常见需要鉴别的淋巴结肿大的疾病有淋巴瘤、白血病、反应淋巴结病等临床特点，详见本书各有关章节。结核病、传染性单核细胞增多症、转移癌根据病史、体检和有关检查，一般诊断不难。结节病较少见，淋巴结肿大常呈对称，散在，无压痛，易侵犯纵隔与肺门淋巴结，伴发热、消瘦、乏力等全身症状，常有肝脾大，亦可伴肺、眼、皮肤、心、肾、肌肉、关节、神经系统受累等症状和体征。有轻度贫血，白细胞减少，嗜酸粒细胞增多，血沉增快，皮肤及淋巴结活检可发现有类上皮结节样改变。

微信扫码
◆临床科研
◆医学前沿
◆临床资讯
◆临床笔记

第二章　红细胞疾病

第一节　缺铁性贫血

当机体对铁的需求与供给失衡，导致体内储存铁耗尽，继之红细胞内铁缺乏，不能满足正常红细胞生成的需要，最终引起缺铁性贫血（IDA）。缺铁性贫血是铁缺乏症的最终阶段，表现为小细胞低色素性贫血。膳食中铁不足是婴儿及儿童铁缺乏症最常见的病因；月经失血或妊娠是青年妇女最常见的病因；高龄人群主要由慢性失血引起。铁缺乏症与缺铁性贫血在全球是最常见的营养性和血液性疾病，全世界受累人群约20亿。在育龄妇女有婴幼儿中的发病率很高。在多数发展中国家，约有2/3的儿童和育龄期妇女缺铁，其中1/3患有缺铁性贫血。发达国家中亦有约20%的育龄妇女和40%,的孕妇患缺铁性贫血。

【病因和发病机制】

铁的吸收和排泄保持动态平衡，如出现负铁平衡的情况则可导致缺铁。缺铁是一个渐进的过程。缺铁早期称为铁耗减阶段。此期的特点是铁储备降低而血清铁正常。如缺铁继续发展则进入隐性缺铁期，其特点为铁储备耗竭，但血红蛋白仍在正常范围。缺铁性贫血是缺铁进展的最终表现（表2-1）。

表 2-1　铁缺乏的原因

储存铁缺乏	缺铁性红细胞生成	缺铁性贫血
饮食不当	经量过多	慢性失血
快速生长发育	妊娠	痔
婴幼儿	急性失血	消化道溃疡疾病
青少年	吸收异常	结肠肿瘤
正常月经失血	胃切除	憩室炎
储存铁缺乏	缺铁性红细胞生成	缺铁性贫血
定期献血者	克罗恩病	静、动脉畸形
	炎症	血管内溶血
	急性感染	钩虫感染
	慢性感染	
	放血治疗的真红	

（一）铁摄入不足和需求增加

饮食中的含铁量大致与其所含热量相关。以混合饮食为例，维持铁平衡，成年男性应含 5 ~ 10mg 铁，女性应含 7 ~ 20mg 铁。如无吸收障碍或需求增加，饮食因素并非缺铁主因。育龄妇女因月经丢失、妊娠及哺乳铁需求量增加，每次月经丢失 20 ~ 40mg 的铁，胎儿体重每增加 1000g 需母体供给 80mg 的铁，哺乳期每日丢失 0.5 ~ 1.0mg 的铁，如饮食供给不足，则易造成缺铁性贫血。婴幼儿生长迅速而铁储备量较少，作为主食的各种乳类（包括）乳汁均又含铁甚少，如喂养不合理也易发生缺铁性贫血。

（二）铁吸收障碍

饮食中铁的生物利用度变化颇大。除血红素铁外，其他铁形式均需转变为亚铁形式才能被吸收。铁的转变和吸收受诸多因素（如肠道环境、饮食内容和还原物质）的影响。胃酸有助于二价铁和食物铁的吸收。胃酸缺乏、胃切除术后、慢性萎缩性胃炎及其他胃肠道疾病可造成铁吸收障碍，从而引起缺铁性贫血。

（三）铁丢失过多

慢性失血是缺铁性贫血最常见的病因。失血 1ml 丢失铁 0.5mg。慢性失血的原因众多，包括消化道出血、反复鼻出血、月经过多、频繁献血、出血性疾病等。消化道是慢性失血的好发部位，如消化性溃疡、胃肠道恶性肿瘤、胃肠道憩室、痔、肠息肉、溃疡性结肠炎及钩虫病等。消化道慢性失血有时表现隐匿或部位难以确定，应尽力查找。慢性或反复的血管内溶血，如阵发性睡眠性血红蛋白尿症、人造心脏瓣膜和疟疾时，铁随血红蛋白尿排出，从而造成缺铁。缺铁性贫血除血红蛋白合成减少外，铁依赖性酶类的活性亦降低。其他微量元素如铜有助于铁的吸收，故铜缺乏可加重缺铁。

【病理生理】

1. 铁为人体必需的微量元素 3 人体内铁总量 3 ~ 5 g（男性约为 50mg/kg，女性为 40mg/kg），其中 62.1% 为血红蛋白铁，31.0% 为储存铁，4% 为肌红蛋白铁。

2. 人体内铁主要来自食物，在十二指肠和空肠上段黏膜吸收。食物中的铁只有 10% 被吸收，成人每天应在食物中摄取 1 ~ 2mg。

3. 黏膜吸收的铁进入血液与转铁蛋白结合，随血液进入骨髓及全身组织以用于细胞活动。

4. 多余的铁以铁蛋白和含铁血黄素形式储存于骨髓、肝和脾的单核 – 巨噬细胞中以备用。

5. 正常人每日自胃肠道、泌尿道及皮肤上皮细胞丢失的铁约 1mg，育龄妇女每日排出铁 1.5 ~ 2mg，妊娠期全程约丢失铁 2mg/d。每 100g Hb 约含铁 340mg。

6. 成人男性每日铁的需要量约 1mg；育龄妇女及发育期青少年铁的需要较多，为 1.5 ~ 2mg/d；哺乳期需增加铁 0.5 ~ 1mg/d；月经周期及量正常的妇女，约需铁 1.5mg/d。

7. 每日摄入铁和消耗铁达到平衡。此平衡丧失可引起缺铁，继之红细胞内铁减少，最终出现 IDA。

【诊断】

（一）临床表现

1. 病史与体征　缺铁性贫血的初始症状很隐匿，病程进展缓慢，患者可以很好地适应这种状态，而可能使治疗延误。

（1）贫血的表现：头晕、头痛、面色苍白、乏力、易倦、心悸、活动后气短、眼花及耳鸣等。其中疲劳最常见，即使是潜在的铁缺乏（缺铁但不贫血）也可导致疲劳。

（2）组织缺铁的表现：发育迟缓、体力下降、智力低下、容易兴奋、注意力不集中、烦躁、易怒或淡漠、异食癖和缺铁性吞咽困难（Plummer–Vinson 综合征）。

（3）对生长的影响：铁缺乏可以影响婴儿的生长，缺乏纠正后可以恢复。

（4）对神经、肌肉系统的损害：即使是轻度的缺铁性贫血，也可以影响肌肉的性能。运动最大负荷量、心率、血浆乳酸水平都和贫血的程度成反比。在铁缺乏时，机体抵御寒冷的能力会下降。偶尔有些患者有神经痛、麻木感。

（5）对上皮组织的影响：长时间的铁缺乏可以造成上皮组织结构或功能的特征性缺陷，特别是指甲、舌咽、口腔、胃肠。在缺铁的患者中，指甲会变脆、易碎或出现纵脊，这些表现不特异，更具特征性的表现是指甲变扁、变平，最终产生凹面，形成"匙状甲"。口腔改变以舌乳头萎缩最常见，表现为舌灼痛，可自发或者在进食时发生，占舌 2/3 的丝状乳头最先萎缩并完全消失，严重者菌状乳头也可受累，使舌面完全光滑呈白色蜡状。这些通常在给予铁剂治疗 1 ~ 2 周后得到逆转；还可出现口角炎，表现为口角溃疡或皲裂，但在缺铁时不太特异，也可发生在维生素 B_2 和维生素 B_6 缺乏时。

（6）免疫和感染：铁缺乏和感染的关系很复杂。铁缺乏至少可以导致免疫应答的两个异常：淋巴细胞介导的免疫缺陷和巨噬细胞吞噬细菌的能力下降。细胞免疫缺陷的证据包括 T 细胞数量下降多达

35%，辅助性 T 细胞和抑制性 T 细胞都受到影响。

（7）异食癖：是铁缺乏的重要症状。

（8）生殖、泌尿系统：月经过多是铁缺乏的常见原因。

（9）骨骼系统：在长期缺铁性贫血的儿童中可以发现颅骨类似于珠蛋白生成障碍性贫血或慢性溶血性贫血的改变，板障变厚，外板变薄。另外，长骨的改变值得注意，尤其是掌骨和趾骨，髓质扩张，皮质变薄。这种改变可能是由于骨发育时红髓扩张导致。

（10）体征：皮肤、黏膜苍白，毛发干燥，指甲扁平、失去光泽、易碎裂，反甲或脾大。

2. 实验室检查　确诊铁缺乏需依靠多项实验室检查（表2-2）。其中测定血清铁、铁蛋白和总铁结合力最重要，其他检查包括测定骨髓铁、红细胞游离原卟啉和血清转铁蛋白受体。

表 2-2　铁缺乏的实验室检查

项目	贮存铁缺乏	缺铁性红细胞生成	缺铁性贫血
血红蛋白	正常	轻度降低	显著降低（红细胞呈小细胞低色素性）
贮存铁	＜100mg（0～+）	0	0
SI（μg/dl）	正常	<60	<40
TIBC（μg/dl）	360～390	>390	>410
PST（%）	20～30	<15	<10
SF（μg/dl）	<20	<12	<12
铁粒幼红细胞（%）	40～60	<10	<10
FEP（μg/dl）	30	>100	>200

SI. 血清铁；TIBC. 总铁结合力；PST. 转铁蛋白饱和度；SF. 血清铁蛋白；FEP. 红细胞游离原卟啉

（1）血常规：①小细胞低色素性贫血（MCV<80fl，MCHC<32%）。②血涂片示红细胞染色浅淡，中心淡染区扩大并和贫血程度成正比，重则为环形，网织红细胞正常；红细胞大小不等，这是铁缺乏的重要早期信号。铁剂治疗效果通过网织红细胞、血红蛋白含量的变化在 4 日内就可以看出来，比血液学的其他指标都要早。网织红细胞正常或轻度增多，网织红细胞的血红蛋白含量是铁缺乏的一个早期敏感指标。③白细胞数量一般正常，但患病时间长者可轻度减少。新近的大出血患者中性粒细胞可轻度增高，偶尔可以在外周血中发现中幼粒细胞。④血小板计数正常，亦可增加至正常水平的 2 倍，铁剂治疗后恢复正常。

（2）骨髓象：有核细胞增生明显活跃；幼红细胞增多，早幼红和中幼红比例增高，染色质颗粒致密，胞浆少；成熟红细胞中心浅染区扩大；粒系、巨核系多正常。铁染色：铁粒幼细胞极少或消失，细胞外铁缺少。

（3）血清铁（SI）和总铁结合力（TIBC）测定：血清铁降低，<8.95μmol/L（50μg/dl），总铁结合力增高，>64.44μmol/L（360μg/dl），故转铁蛋白饱和度降低，<15%。

（4）血清铁蛋白（SF）测定：血清铁蛋白降低，<12μg/L。尽管血清铁蛋白并不总是和铁的储备呈线性关系，但血清铁蛋白水平是反应储存铁的单个的最好指标，是在无并发症时低于 12μg/L。在感染或炎症性疾病如类风湿关节炎，血清铁蛋白通常较高，但通常低于（50～60）μg/L。所有铁缺乏的血清检验中，血清铁蛋白测定最重要，低血清铁蛋白可以肯定铁缺乏。但此检验灵敏度较低，测出的值在正常范围内并不能排除铁缺乏。

（5）红细胞游离原卟啉（FEP）测定：红细胞游离原卟啉（FEP）增高，>4.5μg/gHb，表示血红素的合成有障碍，见于缺铁或铁利用障碍（如慢性疾病）。

（6）转铁蛋白受体（sTfR）：根据铁需要量调节，与缺铁的程度呈正相关，在储存铁耗竭时迅速降低，不受年龄、性别、妊娠、炎症、感染、肝病等的影响，是储存铁耗竭的最敏感指标。在鉴别缺铁性贫血和由慢性疾病引起的贫血很有用。特别是转达铁蛋白受体片段和血清铁蛋白的比值大小为1.5，说明当前铁缺乏，<1.5 极有可能是因为慢性炎症性贫血所致。

（二）诊断标准

1. 国内诊断标准　缺铁可分为三个阶段：储铁缺乏（ID）、缺铁性红细胞生成（IDE）及缺铁性贫血（IDA），三者总称为铁缺乏症。1988 年，洛阳全国小儿血液病学术会议通过了小儿缺铁性贫血的诊断标准，而国内成人尚缺乏公认的诊断标准，张之南在《血液病诊断及疗效标准》（第 3 版）中综合国内文献制订缺铁性贫血的诊断标准如下。

（1）小细胞低色素贫血男性 Hb<120g/L，女性 Hb<110g/L，孕妇 <100g/L;MCV<80fl,MCH<27pg,MCHC<0.32;红细胞形态可有明显低色素表现。

（2）有明确的缺铁病因和临床表现。

（3）血清（血浆）铁 <8.95μmol/L（50μg/dl），总铁结合力 > 64.44μmol/L。国内诊断缺铁的血清铁标准也有采用血清铁 <10.7μmol/L，总铁结合力 >62.7μmol/L。

（4）运铁蛋白饱和度 <0.15。

（5）骨髓铁染色显示骨髓小粒可染铁消失，铁粒幼红细胞 <15%。

（6）红细胞游离原卟啉（FEP）>0.9μmol/L，或血液锌原卟啉（ZPP）>0.96μmol/L，或 FEP/Hb>4.5μg/gHb。

（7）血清铁蛋白（SF）<12μg/L。国内诊断缺铁的血清铁蛋白标准也有采用 < 14μg/L，或 <16μg/L。但一般都主张将 SF<12μg/L 作为储铁耗尽，<20μg/L 表示储铁减少。

（8）血清可溶性运铁蛋白受体（sTfR）浓度 >26.5nmol/L。

（9）铁剂治疗有效。

符合第 1 条和第 2 ~ 9 条之中任何两条以上者，可诊断为缺铁性贫血。

2. 国外诊断标准　国外诊断标准都是按照 WHO 制订的标准。

（1）血清铁 <8.95μmol/L（50μg/dl）。

（2）运铁蛋白饱和度 <0.15。

（3）血清铁蛋白（SF）<12μg/L。

（4）红细胞原卟啉 >1.26μmol/L（70μg/dl）。

（三）鉴别诊断

1. 珠蛋白生成障碍性贫血（珠蛋白生成障碍性贫血）常有家族史；有溶血性贫血表现（黄疸、网织红细胞计数增高）；血涂片示靶形红细胞增多；血清铁、转铁蛋白饱和度增高；骨髓可染色铁增多；血红蛋白电泳常有异常。

2. 慢性病贫血　常伴有肿瘤或感染疾病，血清铁蛋白增多，骨髓铁粒幼细胞数量减少，含铁血黄素颗粒增加（表 2-3）。

表 2-3　慢性病贫血与缺铁性贫血的鉴别

病名	血清铁 （μmol/L）	总铁结合力 （μmol/L）	转铁蛋白 饱和度	转铁蛋 白受体	骨髓
缺铁性贫血	<8.95	>64.44	<15%	↑	↓ 或消失
慢性病贫血	低于正常	正常或降低	正常或降低	↓	↑

3. 铁粒幼细胞贫血　好发于老年人，常为小细胞正色素性贫血，血清铁增高，总铁结合力正常，转铁蛋白饱和、铁蛋白及骨髓中铁粒幼细胞或环开铁粒幼细胞增多。

【治疗】

（一）病因治疗

查明病因治疗原发病极为重要。如妇女月经过多，应调理月经；寄生虫感染者应驱虫治疗；消化性溃疡者应抑酸治疗。

（二）补充铁剂

治疗性铁剂有无机铁和有机铁两类。无机铁以硫酸亚铁为代表，有机铁包括右旋糖酐铁、葡萄糖酸亚铁、富马酸亚铁、山梨醇铁和琥珀酸亚铁等。有机铁的不良反应较无机铁轻。

1. 口服铁剂：口服铁剂方便、安全，是治疗本病首选的方法。成人治疗剂量以每日 150 ～ 200mg 元素铁为宜。铁剂种类很多，常用的铁剂如下：硫酸亚铁 0.3 ～ 0.6g，3 次 / 日，右旋糖酐铁 50mg，2 ～ 3 次 / 日；富马酸亚铁 0.2 ～ 0.4g，3 次日；琥珀酸亚铁每日 200 ～ 400mg；多糖铁复合物（每胶囊含铁 150mg）1 ～ 2 次 / 日。对于铁缺乏的儿童，理想剂量为每千克体重 1.5 ～ 2.0mg 元素铁、口服铁剂在空腹时更容易吸收，但对胃肠道刺激较大，所以一般嘱患者在餐后立即服用。橘子汁、肉、禽、鱼类可以帮助吸收，谷类、茶、牛奶减缓吸收。服铁剂治疗有效的表现是外周血网织红细胞增多，高峰出现在 5 ～ 10 日，2 周后血红蛋白浓度上升，一般贫血在治疗 2 个月左右恢复正常。铁剂治疗应在血蛋白浓度恢复正常后至少持续 4 ～ 6 个月，待铁蛋白正常后停药。如治疗 3 周后无反应，应检查诊断是否正确，有无活动性出血，是否按医嘱服药，有无干扰铁吸收和利用的因素存在（如存在慢性炎症等）。

2. 注射铁剂：有胃肠道疾病口服铁剂不能耐受或口服铁剂后加重原发病者可选用。常用右旋糖酐铁，系氢氧化高铁与右旋糖酐的高分子复合物。国外有制剂可肌内或静脉注射，每毫升含铁 50mg。目前临床上常用蔗糖铁，每次 200mg 静脉滴注，每周 1 次。需补铁量（mg）=[需要达到的血红蛋白浓度（g/L）– 患者血红蛋白浓度]× 体重（kg）×0.33。

【病情观察】

1. 诊断明确者，在查明缺铁原因的基础上，可予门诊铁剂治疗，并严密观察病情变化、治疗疗效。治疗有效的最早现象是骨髓中铁粒幼红细胞和外周血中网织红细胞比例增高，网织红细胞比例上升的高峰在治疗后的 7 ～ 10 天，2 周后血红蛋白浓度上升，1 ～ 2 个月后血红蛋白可达正常。

2. 诊断不明确者，门诊就诊时，应告知患者或其亲属有关缺铁性贫血常用的诊断方法，建议其行相关检查，以尽快明确诊断。

3. 本病的诊断依据患者提供的相关病史，结合血常规、骨髓检查以及血清铁蛋白测定等，一般不是很难。诊断后，即应补充铁剂治疗，不能口服者，可给予深部肌内注射；注意观察疗效。缺铁性贫血的根本原因在于体内贮存铁减少，因此为避免复发，铁剂治疗应在血红蛋白恢复正常后，至少还需继续治疗 4 ～ 6 个月，甚至 1 年。

【病历记录】

1. 门急诊病历　记录患者就诊时间，详细记录患者就诊的主要症状，以往有无类似发作史，有无鼻出血、黑便及痔出血等慢性失血史，记录平素饮食和生活习惯，体检记录其阳性体征及必要的阴性体征，辅助检查记录血常规和网织红细胞、骨髓及细胞内外铁、大便常规和潜血，有胃肠道症状者应争取做全消化道钡透和胃镜检查，并记录其检查结果。

2. 住院病历　除其他疾病合并缺铁性贫血和贫血十分严重者外，缺铁性贫血一般无须住院治疗。

【注意事项】

1. 医患沟通　如诊断明确，应告知患者或其亲属缺铁性贫血的特点、发生原因、常规治疗药物与疗程、疗效，鼓励患者口服补充铁剂及如何减轻铁剂对胃的刺激，告知患者服用铁剂后出现黑便是正常反应。同时，应嘱咐患者定期来院复诊，以了解治疗效果。

2. 经验指导

（1）缺铁性贫血的预防重点应放在婴幼儿、孕妇、青少年、经常献血者、月经过多的妇女以及长期接受大剂量阿司匹林治疗的患者。仍然母乳喂养的 6 个月的婴儿应给予铁剂 1mg/（kg·d），不用母乳喂养的铁的摄入应增加，直到满 1 岁。对青少年，应纠正偏食，检查寄生虫感染；对孕妇可补充铁剂；对月经过多的妇女应积极防治月经过多。

（2）预后主要取决于原发病是否能治疗彻底。治疗原发病或纠正饮食的偏食习惯及制止出血后，补充铁剂可使血红蛋白较快地恢复正常。

（3）红细胞分布宽度（RDW）在缺铁性贫血患者中常明显增高；在难以开展骨髓细胞内外铁与铁蛋白检测的基层单位，依据红细胞分布宽度 > 15%、结合红细胞平均体积（MCV）<80fl，也可初步诊断为

缺铁性贫血。同时，在铁剂治疗有效后的初期，红细胞分布宽度也可升高，因此，红细胞分布宽度也能间接反映治疗是否有效。

（4）老年男性或绝经期妇女出现缺铁性贫血时，应警惕其为胃肠道肿瘤的首发表现，临床上一般不应匆忙给予铁剂治疗，而应进行必要的胃肠道检查。

（5）在铁剂的补充上，口服方式安全而高效，应列为首选。铁剂种类繁多，对既往有严重消化道不适的患者，应尽量选用对消化道刺激反应较轻的剂型，如中药制剂健脾生血颗粒、生血宁。同时应注意，铁剂应与维生素 C 同服而有利于铁的吸收；饮茶影响铁的吸收，应避免同服。

（6）为提高疗效，应鼓励患者在铁剂治疗的同时，多摄入含铁量丰富的食物，含铁量较高的食物包括香菇、紫菜、木耳、海带、动物肝脏和血。

第二节　巨幼细胞贫血

巨幼细胞贫血（megaioblastic anemia，MA）是指由于叶酸和（或）维生素 B_{12} 缺乏或其他原因引起的细胞核脱氧核糖核酸（DNA）合成障碍所致的贫血。其特点是骨髓呈现典型的巨幼变。在我国，因叶酸缺乏所致的巨幼细胞贫血较为多见，以山西、陕西、河南及山东等地多发，以叶酸缺乏最为常见，维生素 B_{12} 缺乏少见，恶性贫血更为少见；而在欧美，维生素 B_{12} 缺乏及体内产生内因子抗体所致的恶性贫血较多见。

【病因与发病机制】

（一）病因

主要是叶酸和维生素 B_{12} 缺乏所致。

1. 叶酸缺乏的病因：①摄入量不足；②需要量增加；③药物影响，如甲氨蝶呤、乙胺嘧啶、苯妥英钠、苯巴比妥及柳氮磺吡啶均可影响叶酸吸收。

2. 维生素 B_{12} 缺乏的病因：多与胃肠道疾病或功能紊乱有关。①摄入减少，绝对素食者和老年人、萎缩性胃炎容易有维生素 B_{12} 摄入减少；②内因子缺乏，主要见于恶性贫血患者和全胃切除术后；③回肠疾病或细菌、寄生虫感染、外科手术后的盲袢综合征等均可影响维生素 B_{12} 的吸收；④其他，如先天性转钴蛋白 II 缺乏可影响维生素 B_{12} 的血浆转运和利用。

（二）发病机制

叶酸和维生素 B_{12} 都是 DNA 合成过程中的重要辅酶，如果缺乏，细胞核中的 DNA 合成速度减慢，胞浆内的 RNA 仍继续成熟，RNA 和 DNA 的比例失调，造成细胞核浆发育不平衡，细胞体积大而核发育较幼稚。这种巨幼变也可发生在粒细胞和巨核细胞。巨幼变的细胞大部分在骨髓内未成熟就被破坏，被称为无效性造血。

1. 叶酸的代谢

（1）叶酸又称蝶酰谷氨酸，属水溶性 B 族维生素。性质不稳定，易被光、热分解，在空肠近端吸收。叶酸以单谷氨酸形式的 5- 甲基四氢叶酸存在于血浆中，半衰期 3 分钟，以多谷氨酸盐在肝细胞中储存。

（2）人体自身基本上不能合成叶酸，必须通过食物摄入。

（3）人体内叶酸总量 5 ~ 20mg，仅能供 4 个月之用，因此容易发生叶酸缺乏。

（4）正常人需叶酸（50 ~ 100）μg/d，妊娠及哺乳期需（300 ~ 500）μg/d。

（5）叶酸主要经过肾排泄。胆汁排出的叶酸大部分于空肠再吸收，是为肠 - 胆循环。

2. 维生素 B_{12} 的代谢

（1）维生素 B_{12} 又称氰钴胺，亦属水溶性 B 族维生素。

（2）人体主要从动物食品中获得维生素 B_{12}。

（3）食物中维生素 B_{12} 需与胃壁细胞分泌的内因子结合成复合物，才能在回肠末端吸收，与转钴蛋白 II 结合进入门静脉，再随血进入各组织。50% 存在于肝细胞。

（4）人体维生素 B_{12} 贮存量为 2 ~ 5mg，每日需要量 1 ~ 2μg，生长发育或妊娠期需（2 ~ 5）μg/d。

（5）每日从粪便中排出维生素 $B_{12}0.5 \sim 1\mu g$，尿中排出 $0 \sim 0.25\mu g$，每日从食物中摄取维生素 $B_{12}1\mu g$ 即可维持体内平衡。正常人要耗尽储存的维生素 B_{12} 需 $3 \sim 4$ 年，不易发生维生素 B_{12} 缺乏。

【诊断】

（一）临床表现

1. 贫血　起病大多缓慢，主要有乏力、疲倦、心悸、气促、头晕、眼花、耳鸣等一般性贫血的症状。部分患者可有轻度黄疸。

2. 胃肠道症状　常有食欲缺乏、腹胀、便秘或腹泻。舌面光滑（镜面舌）、舌质绛红如瘦牛肉样（牛肉舌）等。

3. 神经系统症状　如足与手指感觉异常，表现为麻刺感、麻木以及深感觉障碍、共济失调、部分腱反射消失及锥体束征阳性、嗜睡、精神异常等。

（二）实验室检查

诊断巨幼细胞贫血的实验室方法见（表2-4）。血清叶酸和维生素 B_{12} 水平测定是最敏感的方法。对于疑难病例，测定血浆转钴胺蛋白水平及转钴胺饱和度、血清甲基丙二酸水平及红细胞内叶酸水平有助于诊断。测定抗壁细胞抗体、抗内因子抗体和维生素 B_{12} 吸收试验（Schilling 试验）则有助于病因诊断。

表2-4　诊断巨幼细胞贫血的实验室方法

筛选试验
1.血常规检查和网织红细胞计数
2.骨髓象检查
3.铁指标血清铁、铁蛋白和总铁结合力
4.多叶白细胞计数
5.血清和尿甲基丙二酸及高半胱氨酸水平维生素 B_{12} 缺乏
（1）血清维生素 B_{12} 水平
（2）转钴胺蛋白水平
（3）血清抗壁细胞抗体和抗内因子抗体
（4）Schilling 试验
（5）脱氧尿苷抑制试验叶酸缺乏血清和红细胞内叶酸水平

1. 血常规　属大细胞贫血，MCV 常大于100fl。重症病例白细胞和血小板减少，可见巨大血小板。血涂片示红细胞大小不一，大卵圆形红细胞增多。中性粒细胞分叶过多，可有6叶或更多分叶，当血中5叶以上的中性粒细胞超过5%或找到6叶以上的中性粒细胞，或计算100个中性粒细胞的核叶平均数超过3.5，或5叶以上和4叶以下中性粒细胞的比例超过0.17，均具有诊断价值。网织红细胞计数正常或轻度增多。

2. 骨髓象　骨髓红系增生活跃，各系细胞均可见巨幼变。巨幼红细胞增多，巨幼红细胞占骨髓细胞总数的30% ~ 50%，其中巨原红细胞及巨早幼红细胞可达半数以上。可见巨大杆状核粒细胞和晚幼粒细胞。巨核细胞体积增大，分叶过多。叶酸缺乏可有环状铁粒幼细胞增多（<15%）。

3. 生化检查　血清胆红素可稍增高，血清叶酸及维生素 B_{12} 水平均可下降。正常血清叶酸浓度为 $13.6 \sim 47.6$ nmol/L（$6 \sim 21$ ng/ml），缺乏者常低于6.81nmoL/L（3ng/ml），正常红细胞叶酸浓度为 $362.6 \sim 1450.2$ nmol/L（$160 \sim 640$ ng/ml），低于227nmol/L（100ng/ml）表示缺乏。维生素 B_{12} 正常参考值为 $148 \sim 664$ pmol/L（$200 \sim 900$ pg/ml），低于74pmol/L（100ng/ml）即为缺乏。如果怀疑恶性贫血，还应进行内因子抗体测定，如内因子抗体为阳性，还应做维生素 B_{12} 吸收试验（Schilling 试验）。

4. 维生素 B_{12} 吸收试验（Schilling 试验）　空腹口服 ^{57}Co（钴）标记的维生素 B_{12} $0.5\mu g$，2小时后肌内注射未标记的维生素 B_{12} 吸收不良，恶性贫血常在4%以下。如吸收不良，间隔5日重复上述试验，且同时口服60mg内因子，如排泄转为正常，则证实为内因子缺乏，否则为肠道吸收不良。如患者服用抗生素后吸收有所改善，提示肠菌过度繁殖与宿主竞争维生素 B_{12} 所致。

（三）诊断要点

根据病史及临床表现，血象呈现大细胞贫血，中性粒细胞分叶过多（5叶者占5%以上或有6叶者）就可考虑有巨幼细胞贫血，骨髓细胞呈现典型的"巨幼变"就可肯定诊断。根据血清叶酸浓度 <6.81nmol/L（3ng/ml），红细胞叶酸浓度 <227nmol/L（100ng/ml）应考虑为叶酸缺乏，血清维生素 B_{12}<74pmol/L（100mg/ml）应考虑维生素 B_{12} 缺乏。另外，血清甲基丙二酸（正常值 70 ~ 270 μmol/L）升高仅在维生素 B_{12} 缺乏时。

（四）鉴别诊断

本病应与引起全血细胞减少、大细胞贫血及骨髓有巨幼样改变的疾病相鉴别，特别是骨髓增生异常综合征中的难治性贫血、急性非淋巴细胞白血病中的红血病和红白血病、甲状腺功能减退症、肿瘤化疗后及先天性红细胞生成异常性贫血等。

1. 溶血性贫血　网织红细胞明显增高时 MCV 可增高，但巨幼细胞贫血网织细胞计数一般不超过 3%，且生化检查叶酸降低。

2. 骨髓增生异常综合征　原始及早幼粒细胞比例增加，骨髓中幼红细胞有类巨幼样改变，可见病态造血，如异常小巨核细胞，且骨髓活检发现幼稚前体细胞异常定位（ALIP），可与巨幼细胞贫血相鉴别。

【治疗】

（一）病因治疗

治疗基础疾病，去除病因。注意改善饮食，增加新鲜蔬菜、水果的摄入。

（二）补充叶酸和维生素 B_{12}

1. 叶酸的补充：口服叶酸 5 ~ 10mg，3 次/日。对肠道吸收不良者也可肌内注射亚叶酸钙 5 ~ 10mg，1 次/日，直到血红蛋白恢复正常。妊娠妇女至少应给予叶酸每日 400 μg。如伴随有维生素 B_{12} 的缺乏，单独给予叶酸会加重神经系统的表现，应同时联用维生素 B_{12}。如需紧急治疗，可在检测叶酸和维生素 B_{12} 后立即同时给予两种药物。

2. 维生素 B_{12} 的补充：维生素 B_{12} 100 μg 肌内注射，1 次/日，直到血红蛋白恢复正常。对恶性贫血或全胃切除的患者需终生使用维生素 B_{12} 维持治疗（每月注射 1 次）。

（三）其他辅助治疗

合并铁缺乏者及时补充铁剂，同时补充氯化钾。

【病情观察】

1. 诊断明确者，在查明诱发巨幼细胞贫血的原因基础上，予以药物治疗，并严密观察病情变化，重点观察治疗后的症状有无改善。治疗有效的最早现象是外周血中网织红细胞比例的增高，一般发生于治疗后 4 ~ 6 天，网织红细胞比例上升的高峰在治疗后 10 天左右，同时伴有骨髓细胞巨幼变的恢复和血红蛋白浓度上升，一般情况下 1 ~ 2 个月后血象可达正常。

2. 诊断不明确者，门诊就诊时应告知患者或其亲属有关巨幼细胞贫血常用的诊断方法，建议行相关检查以尽快明确诊断。

【病历记录】

（一）门急诊病历

记录患者就诊时间，详细记录患者就诊的主要症状，以往有无类似发作史，记录平素饮食和生活习惯，体检记录其阳性体征及必要的阴性体征，辅助检查记录其血象和网织红细胞、骨髓象、血清叶酸和维生素 B_{12} 浓度等，有胃肠道症状者应做全消化道钡透和胃镜并记录其检查结果。

（二）住院病历

除其他疾病合并巨幼细胞贫血或贫血十分严重者外，巨幼细胞贫血一般无须住院治疗。对住院治疗的，应重点记录患者治疗后的病情变化、治疗疗效等。

【注意事项】

（一）医患沟通

1. 如诊断明确，应告知患者或其亲属巨幼细胞贫血的特点、发生原因、常规治疗药物与疗程及疗效，鼓励患者坚持治疗。指导患者进食富含叶酸及维生素 B_{12} 的食物，纠正偏食及不正确的烹调习惯。同时，应嘱咐患者定期来院复诊。

2. 加强营养知识的宣教，提高群众卫生保健意识，有助于营养性巨幼细胞贫血的预防。易发人群如婴幼儿和孕妇应注意合理饮食，必要时补充叶酸。营养性巨幼细胞贫血预后良好。补充治疗及改善营养后，均能恢复。恶性贫血患者无法根治，需终生维持治疗。维生素 B_{12} 缺乏合并神经系统症状者常不能完全恢复正常。

（二）经验指导

1. 诊断明确者，在查明诱发巨幼细胞贫血的原因基础上，予以药物治疗，并严密观察病情变化，重点观察治疗后的症状有无改善。治疗有效的最早现象是外周血中网织红细胞比例的增高，一般发生于治疗后 4 ~ 6 天，网织红细胞比例上升的高峰在治疗后 10 天左右，同时伴有骨髓细胞巨幼变的恢复和血红蛋白浓度上升，一般情况下 1 ~ 2 个月后血象可达正常。

2. 诊断不明确者，门诊就诊时应告知患者或其亲属有关巨幼细胞贫血常用的诊断方法，建议行相关检查以尽快明确诊断。

3. 根据患者的相关病史、体征，结合相关的检查，尤其是骨髓检查，可明确诊断。诊断明确后，即可根据引起本病的原因，予以积极的治疗，治疗应有针对性；叶酸缺乏引起者，可补充叶酸直至血象正常；恶性贫血者，应联合补充叶酸和维生素 B_{12}，且维生素 B_{12} 需终身维持治疗。贫血由胃肠手术引起者，维生素 B_{12} 的补充，一般也需终身维持并定期随访。

第三节 再生障碍性贫血

再生障碍性贫血（AA）是多种病因引起的骨髓造血功能衰竭症，简称再障，是以全血细胞减少和骨髓造血功能低下为特点，主要表现为贫血、出血及感染，免疫抑制治疗有效。

再障在我国发病不多，每年 0.74/10 万人口，占血液病中 13%，其中每年有 0.14/10 万人口为重型再障。发病率在年龄分布上呈两个峰，15 ~ 25 岁和 60 岁以上，发病率无性别上的差别。

【病因与发病机制】

约半数以上的患者找不到明确的病因。

（一）化学因素

包括各类可以引起骨髓抑制的药物和工业化学物品苯，还有一些抗生素、磺胺药及杀虫剂等。后者与剂量关系不大，而与个体敏感性有关。

（二）物理因素

X 线、镭、放射性核素等可因阻扰 DNA 的复制面抑制细胞的有丝分裂，从而使造血干细胞数量减少，干扰骨髓细胞的生成。

（三）生物因素

包括病毒性肝炎及各种严重感染也能影响骨髓造血。

关于再障的发病机制，目前未有明确、全面的阐明，可能的机制如下：①造血干（祖）细胞数量和功能缺陷；②异常免疫反应损伤造血干（祖）细胞，一般认为 T 细胞功能异常亢进通过细胞毒性 T 细胞直接杀伤，和（或）淋巴因子介导的造血干细胞过度凋亡引起的骨髓衰竭是再障的主要发病机制；③骨髓造血微环境支持功能缺陷；④遗传易感性。

【病理生理】

造血组织包括骨髓、淋巴结和脾。再障的基本病变为骨髓中的红髓容量明显减少，并呈向心性萎缩过程，淋巴结和脾亦明显萎缩，致使机体免疫功能低下，骨髓造血功能衰竭，外周血全血细胞减少，临床主要表现为贫血、出血和感染。

（一）造血功能异常表现

1. 骨髓增生减低，粒、红、巨核三系造血细胞减少，非造血细胞增多。

2. 骨髓活检增生减低，脂肪细胞和非造血细胞 >50%。

3. 造血祖细胞培养，如 CFU–GM、BFU–E、CFU–E、CFU–M、CFU–F 均减少。

4. 核素骨髓扫描显示正常造血部位明显减少。

5. EPO、G–CSF 及 GM–CSF 代偿性增高，而环核苷酸（cAMP）减少。

6. 骨髓超微结构观察到幼稚红细胞呈菊花样改变，异形红细胞明显增多。

7. 红细胞膜蛋白组分异常，与红细胞免疫功能有关的带 3 蛋白减少，与膜完整性有关的带 7 蛋白增加。

8. HbF 代偿性增高，粪卟啉及粪胆素原增高，提示有"无效性红细胞生成"，^{51}Cr 标记测定红细胞寿命多缩短。

9. 铁摄入（输血等）增加，铁利用减少，红细胞游离原卟啉增加，而铁排出无增加，致血清铁、血清铁蛋白、骨髓细胞内外铁、肝脾等脏器贮存铁明显增加。

（二）免疫功能异常表现

1. 皮肤迟发超敏试验，如链激酶 – 链道酶（SK–SD）、结核菌素（OT）试验反应均显著减低，中性粒细胞减少，提示患者免疫功能低下。

2. 急性再障 T 淋巴细胞及 B 淋巴细胞都严重受累，提示全能造血干细胞受损。慢性再障主要是 B 淋巴细胞受累，说明损害主要在髓系祖细胞阶段。

3. T 淋巴细胞中 CD8$^+$ 细胞、Tac$^+$ 细胞、HLA–DR$^+$ 细胞及 δ TCS$_1^+$ 细胞均增高，对造血起抑制作用。

4. 干扰素 – γ（IFN–γ）、肿瘤坏死因子 – α（TNF–α）、白介素 –2（IL–2）、巨噬细胞炎症蛋白（MIP–α）及转化生长因子（TGF–β）等造血负调控因子增高，也对造血功能起抑制作用。

【诊断】

（一）分型

根据患者的病情、血象、骨髓象及预后，分为重型和非重型。

从病因上可分为先天性（遗传性）和后天性（获得性）。先天性再障包括 Fanconi 贫血、家族性增生低下性贫血及胰腺功能不全性再障。获得性再障根据是否有明确诱因分为原发性和继发性两型，前者原因不明，可能为免疫介导的，占大多数病例。临床上分为重型再生障碍性贫血（SAA）和慢性再生障碍性贫血（CAA）两种类型，两者的发病机制、免疫功能、临床表现、实验室检查及治疗原则均有不同。

（二）临床表现

1. 病史和症状

（1）重型再障：起病急，进展快，病情重；少数可由非重型进展而成，贫血多呈进行性加重，常因严重出血和感染就诊。本型乏力、头晕、心悸和气短等症状明显，感染不易控制，以呼吸道感染最常见，常有高热。多部位出血表现为皮肤出血点、大片瘀斑、口腔黏膜血疱等，深部脏器出血可见呕血、咯血、便血、血尿、阴道出血、眼底出血和颅内出血，常危及患者生命。

（2）慢性再障：多是和贫血相关的非特异性症状，大多数患者在发病初期临床症状轻微，起病和进展较缓慢，病情较重型轻。本型贫血呈慢性过程，常见苍白、乏力、头晕、心悸、活动后气短等，感染相对易控制，上呼吸道感染常见，而肺炎、败血症等重症感染少见。出血倾向较轻，以皮肤、黏膜出血为主，内脏出血少见，女性患者可出现阴道出血。小儿可表现为营养不良、对玩耍缺乏兴趣、嗜睡。

2. 体征　皮肤黏膜苍白，可见瘀点、瘀斑。浅表淋巴和肝脾一般不肿大。脾大偶见于多次输血后、疾病的晚期、严重感染或肝炎后再障。

（三）实验室检查

1. 血象　全血细胞减少，网织红细胞百分数多 <0.005，且绝对值 < 15 × 10^9/L。白细胞总数减低，淋巴细胞比例增高，血小板减低。

2. 骨髓象　骨髓增生重度减低，骨髓穿刺物中骨髓小粒很少，脂肪滴明显增多，粒系、红系、巨核细胞明显减少且形态大致正常。淋巴细胞比例增多，非造血细胞如浆细胞、组织细胞和组织嗜碱细胞增多。

3. 骨髓活检　造血组织显著减少，骨髓增生重度减低。

4. 其他检查　CD4$^+$：CD8$^+$ 细胞比值减低，Th1：Th2 比值增高；骨髓细胞染色体核型正常，骨髓铁染色示储铁增多，中性粒细胞碱性磷酸酶染色强阳性；溶血检查均阴性。

（四）诊断标准

1. 国内诊断标准　国内诊断标准如下：①全血细胞减少，网织红细胞绝对值减少，淋巴细胞相对增多；②骨髓至少1个部位增生减低或重度减低（如增生活跃，须有巨核细胞明显减少及淋巴细胞相对增多），骨髓小粒非造血细胞增多（骨髓活检示造血组织减少，脂肪组织增多）；③可除外引起全血细胞减少的其他疾病，如阵发性睡眠性血红蛋白尿、骨髓增生异常综合征、自身抗体介导的全血细胞减少、急性造血功能停滞、骨髓纤维化、急性白血病、恶性组织细胞病等。

根据以上标准诊断为再障后，再进一步分为急性再障和慢性再障。

（1）急性再障诊断标准

①临床表现：发病急，贫血呈进行性加重，常伴严重感染、内脏出血。

②血象：除血红蛋白下降较快外，须具备下列诸项中的两项：a.网织红细胞 <1%，绝对 <15×10^9/L;b.白细胞明显减少，中性粒细胞绝对值 <0.5×10^9/L;c. 血小板 <20×10^9/L。

③骨髓象：a.多部位增生减低，三系造血细胞明显减少，非造血细胞相对增多，如增生活跃，有淋巴细胞增多；b.骨髓小粒中非造血细胞及脂肪细胞相对增多。

（2）慢性再障诊断标准

①临床表现：发病缓慢，以贫血表现为主，感染、出血相对较轻。

②血象：血红蛋白下降速度较慢，网织红细胞、白细胞、中性粒细胞及血小板减低，但达不到急性再障的程度。

③骨髓象：a.三系或两系造血细胞减少，至少有1个部位增生不良，如增生活跃，则淋巴细胞相对增多，巨核细胞明显减少；b.骨髓小粒中非造血细胞及脂肪细胞增加。

2. 国外诊断标准　国外采用 Camitta 1979 年所提出的标准，将再障分为重型与轻型。

（1）重型再障诊断标准

①骨髓细胞增生程度 < 正常的 25%；如 < 正常的 50%，则造血细胞应 <30%。

②血象须具备下列三项中的两项：粒细胞 <0.5×10^9/L;网织红细胞 <1%；血小板 <20×10^9/L。若中性粒细胞 <0.2×10^9/L 为极重型再障。

（2）轻型再障诊断标准

①骨髓增生减低。

②全血细胞减少。

（五）鉴别诊断

1. 骨髓增生异常综合征（MDS）　临床以贫血为主，或同时有出血及反复感染体征，周围血可以呈全细胞减少，骨髓象呈增生明显活跃，三系造血细胞有病态造血现象。

2. 阵发性睡眠性血红蛋白尿（PNH）　临床上常有反复发作的血红蛋白尿（酱油色尿）及黄疸、脾大、酸溶血试验、糖水试验及尿含铁血黄素试验均为阳性。

3. 恶性组织细胞病　多有高热，出血严重，晚期可有肝大、黄疸。骨髓中有异常的组织细胞。

4. 脾功能亢进　脾大，网织红细胞增加，骨髓增生活跃，中性粒细胞减少可能伴有轻度核左移。

5. 骨髓增生异常综合征（MDS）中的难治性贫血（RA）可有全血细胞减少（或一系或二系细胞减少）。但骨髓增生活跃，呈现典型的病态造血及染色体改变，巨核细胞不减少。

【治疗】

（一）一般治疗

去除任何可疑病因，注意个人卫生，预防感染。重型再障者隔离护理，住层流洁净病房。成分输血，但如考虑造血干细胞移植，应避免输血。血小板减低且有危及生命的出血时，应输注采自单个供血者的血小板悬液。

（二）造血干细胞移植

是目前重型再障主要的、疗效最好的治疗方法，对于年龄 <45 岁，尤其是 <25 岁的年轻急性再障患者，如有 HLA 匹配的相关供髓者，应积极争取进行干细胞移植。

（三）免疫抑制剂

1. 抗淋巴细胞球蛋白（ALC）或抗胸腺细胞球蛋白（ATC）：目前是一些不适合做造血干细胞移植治疗的重型再障患者的主要治疗措施。

2. 环孢素（CsA）：一般剂量为 2～5mg/（kg·d），分 2～3 次口服，6 个月后减量维持。环孢素是一种有效的免疫抑制剂，现已成功用于治疗多种自身免疫性疾病，口服环孢素一般每日 2 次，剂量维持在血清水平 100～250ng/ml（放射免疫法测定）。血液学反应需要几周至几个月的时间，一般推荐初步试验 3～6 个月。定期测量血环孢素的水平，以确保充足的免疫抑制，并避免毒性反应。环孢素的不良反应包括高血压、氮质血症、多毛、牙龈肥大。长期使用可导致慢性的、不可逆的肾毒性的发生。环孢素可导致暂时性的免疫缺陷和机会感染的易感性，特别是结合其他的药物使用。

3. 大剂量丙种球蛋白：0.2～0.4g/（kg·d），静脉滴注，连用 5 日。以后 1 次 / 日，共 4 次。

4. 造血细胞生长因子：粒 – 单系集落刺激因子（GM–CSF）或粒系集落刺激因子（C–CSF），150～300μg，皮下注射，1 次 / 日或 2～3 次 / 周。促红细胞生成素（EPO），3000U，皮下注射，每日 1 次或每周 3 次。

5. 雄激素：在再生障碍性贫血的治疗中不起主要作用，可在免疫治疗失败后考虑应用。对慢性再障有一定效果。司坦唑醇 2～4mg，3 次 / 日；或十一酸睾酮 40～80mg，3 次 / 日；或丙酸睾酮 50～100mg/d，肌内注射。雄激素的治疗有多种不良反应，如男性化、多毛、痤疮、液体潴留和精神改变。肝功能异常一般可在停用雄激素后逆转。儿童可耐受高剂量的雄激量超过 1 年，并且对生长发育无明显的影响。

【病情观察】

1. 慢性再障由于病程长、病情轻，一般门诊治疗即可。门诊治疗时，应定期观察临床症状如头晕乏力、皮肤紫斑、月经淋漓不尽等是否有所缓解，网织红细胞和全血细胞是否有所升高，白细胞分类中观察淋巴细胞百分比是否下降。如慢性再障病情加重或急性再障，应及时将患者收住入院治疗，重点观察症状体征与血常规是否改善，观察出血现象是否得到控制，观察对输血的依赖程度，是否存在继发感染。

2. 诊断不明确者，门诊就诊时应告知患者或其亲属有关再生障碍性贫血常用的诊断方法，建议行骨穿复查、骨髓活检和染色体核型分析等相关检查以尽快明确诊断。

3. 根据患者的症状、体征，结合骨髓检查结果，一般诊断不难。进而依据患者的起病急慢、血象与骨髓象、病情发展严重程度，判定为重型再障或轻型再障。对于慢性再障，治疗需至少观察 3～6 个月才能判断有无疗效，血象正常后仍需继续治疗 1 年以减少或预防复发。应用司坦唑醇等雄性激素治疗者应定期复查肝功能，肝功能受损者可考虑停用并加用保肝治疗；长期使用环孢素治疗的患者，有条件应定期检查环孢素血药浓度，根据血药浓度调整环孢素用量。

【病历记录】

（一）门急诊病历

记录患者就诊时间，详细记录患者就诊的主要症状，以往有无类似发作史，有无鼻出血、黑便及痔出血等慢性失血史，记录平素饮食和生活习惯，体检记录其阳性体征及必要的阴性体征，辅助检查记录其血象和网织红细胞、骨髓检查等结果。

（二）住院病历

详细记录患者入院治疗的主要症状，以往有无类似发作史，有无特殊服药史，有无输血史，病程记录应反映患者入院治疗后的病情变化、治疗疗效。如需调整治疗药物，或需行特殊检查或治疗，如骨髓移植等，应由患者或其直系亲属签署知情同意书。如病情有变化，尤其是病情恶化，可有危及患者生命的，必须记录与家属的谈话过程。

【注意事项】

（一）医患沟通

如诊断明确，应告知患者或其亲属再障碍的特点、发生原因、常规治疗药物与疗程及疗效，正确认识疾病，鼓励患者坚持长期治疗，不必恐慌，不要轻易放弃。同时，应嘱咐患者定期来院复诊。要规则服药，避免使用保泰松等解热镇痛药。如为重型再障，则可能出现因发生颅内出血等危及患者生命的情况，治疗效果亦不理想，必须与患者家属讲明。需行骨髓移植治疗的，应由患者或其直系亲属签署知情同意书。嘱患者不要接触苯及含苯化合物，不要接触农药，注意劳动防护，避免接触放射线。

（二）经验指导

1. 对病程多年、疗效不佳的再障患者，应注意检查其溶血筛选、免疫全套和狼疮全套、染色体核型分析，必要时甚至应做骨髓活检，以排除再障是否为继发性，是否为再障 - 阵发性睡眠性血红蛋白综合征，是否将骨髓增生异常综合征误诊为本病。

2. 临床上，经治医师与患者及家属应清楚，再障的治疗以长疗程、综合治疗为原则。

3. 告知患者应做好个人的护理，以配合治疗。具体措施包括：①清洁皮肤，避免感染；②饭后刷牙，4%苏打水（碳酸氢钠水溶液）及 0.1% 雷夫奴尔漱口；③保持大便通畅，必要时应用缓泻药；④粒细胞 $<0.5 \times 10^9/L$ 者，应于空气层流室隔离护理。

4. 应掌握好输血指征：①血红蛋白 $<60g/L$ 或有心功能代偿不全时输全血或红细胞：②血小板 $<20 \times 10^9/L$ 或有出血者输血小板。

5. 再障的预后根据分型、骨髓衰竭的程度、患者的年龄及治疗的早晚而定。重型再障近年来已有多种治疗方法，但总的效果不够满意，1/3 ~ 1/2 的患者于数月至 1 年内死亡。死亡原因为脑出血和重症感染。慢性再障治疗后约 80% 的患者病情缓解，但仍有不少患者病情迁延不愈，少数患者能完全恢复。

6. 再障中有些病例是可以预防的。如在有关化学和放射性物质的工业、农业生产中，加强防护措施，严格规范操作流程。对某些损害造血系统的药物认识其严重性，慎用或不用。防止有害物质污染环境，防御化学战争及核爆炸等。

第四节　自身免疫性溶血性贫血

自身免疫性溶血性贫血（AIHA）是一组 B 淋巴细胞功能异常亢进，产生抗自身红细胞抗体，使红细胞破坏增加而引起的贫血。有时红细胞的破坏能被骨髓红细胞生成所代偿，临床上不发生贫血，即仅有自身免疫性溶血（AIH）。也有部分患者仅可测及抗自身红细胞抗体（AI），而无明显溶血迹象。当机体既产生抗自身红细胞抗体，又产生抗自身血小板抗体（甚至白细胞抗体），进而同时出现贫血和血小板减少（或全细胞减少）时，称为 Evans。国外报道本病约占溶血性疾病总数的 1/3；国内 AIHA 的发病率仅次于阵发性睡眠性血红蛋白尿症（PNH），占获得性溶血性贫血疾患的第二位。女性多于男性，以青壮年为多。

【发病机制】

自身免疫性贫血的发病机制尚未明了，可能与下列因素有关。

（一）病毒感染

可激活多克隆 B 细胞或化学物质与红细胞膜相结合而改变其抗原性等，均可导致自身抗体的产生。

（二）淋巴组织感染或肿瘤

胸腺疾病及免疫缺陷等因素，使机体失去免疫监视，不能识别身处细胞而利于自身抗体的产生。

（三）T 细胞平衡失调

检查发现，自身免疫性溶血性贫血的患者有抑制性 T 细胞的减少和功能障碍，也有辅助性 T 细胞特定亚群的活化，使相应的 B 细胞反应过剩而发生自身免疫性溶血性贫血。此类患者 T 细胞亚群 CD4$^+$ 显著降低，CD8$^+$ 升高，CD4$^+$/CD8$^+$ 比值降低。

【病理生理特点】

无论何种因素导致发生 AIHA 的异常自身抗体,可有完全抗体和不完全抗体两种。

1. 完全抗体:属 IgM,其可在血循环中直接结合到红细胞膜上,主要通过激活补体导致溶血。单个 IgM 分子或两个紧密相连的 IgM 分子,可促进补体 C1q 与红细胞结合,继之产生 C3b 碎片,与单核 – 吞噬细胞的 C3b 受体结合,致敏红细胞被吞噬而发生血管外溶血反应。此外补体通过经典途径活化终末复合物 C5 ~ C9 可直接损伤红细胞膜,发生离子渗透,最后致红细胞肿胀、溶破,为血管内溶血反应。常见于冷抗体型 AIHA 中的特发性冷性血红蛋白尿,偶见于冷凝集素综合征。

2. 不完全抗体:常为 IgG,其吸附在红细胞膜上,从而改变了红细胞的性能,使红细胞形态改变为球形。变形的红细胞在单核 – 吞噬系统内被巨噬细胞大量吞噬而破坏。此种红细胞的破坏形式为血管外溶血,主要见于温抗体型 AIHA。单核 – 巨噬细胞系统包括脾内游离及固定的巨噬细胞、肺泡巨噬细胞、肝内 Kupffer 细胞等。这些细胞的膜表面具有 IgG 的 Fc 受体,能与 IgG 致敏红细胞膜上的 IgG_1 和 IgG_3 的 Fc 片段结合。每个巨噬细胞上 IgG 的 Fc 受体数量约有 1×10^6,受体数目可随巨噬细胞的活跃程度而增减。致敏红细胞被巨噬细胞吞噬而告终,但红细胞破坏的速度除与红细胞膜表面吸附的 IgG 的数量有关外,还与红细胞膜上 IgG 的亚型有关。IgG_3 致敏的红细胞发生溶血的程度比 IgG_1 致敏的红细胞明显严重。IgG 激活补体的作用并不强,但红细胞表面的 C3 活化后,即使只有少数补体结合,也可被致敏。在红细胞被吞噬过程中 IgG 与 C3 有协同作用,但在吞噬过程不同阶段所起的作用是互不相同的。吞噬过程包括"识别""附着""摄入"三个阶段。其中"识别"由 IgG-Fc 受体及 C3b 受体共同介导;"附着"主要依赖 C3b 受体;而"摄入"则主要依赖 IgG-Fc 受体。C3 的"附着"作用加上 IgG 的促进"摄入",产生巨噬细胞效应,加强巨噬细胞对致敏红细胞的滞留作用,加速红细胞在脾内破坏,而致严重溶血反应。

3. 在红细胞单纯被补体致敏时,常仅"附着"于巨噬细胞表面不被"摄入",可能不被吞噬。同时血清中存在 C3 灭活剂,可使红细胞膜上的 C3b 分解为 C3c 和 C3d 而与巨噬细胞分离,从而仅发生轻微的溶血或者不发生溶血反应。

4. 脾在正常情况时既是产生抗体的场所之一,也是破坏衰老红细胞的场所之一,它对正常的红细胞不会构成威胁。血液流经脾白髓淋巴组织边缘带时,边缘带中的淋巴细胞虽然不是巨噬细胞,但它可对严重损伤衰老的红细胞具有机械性过滤效应。红细胞离开边缘带进入红髓的狭窄管系,最后穿过血窦内皮细胞间直径仅有 $3 \mu m$ 的小孔时,对红细胞的变形能力是一种考验,具有轻微损伤的红细胞均被捕获,使之破坏而发生溶血。所以脾在 AIHA 的溶血反应中具有重要的地位。

5. 发生溶血反应时,红细胞破坏的速率与以下因素有关。①红细胞膜上抗体数目:与红细胞破坏的速率密切相关,可推测自身溶血程度和疗效;②红细胞膜上抗体亚型:IgG_3 致敏的红细胞其破坏速率明显大于 IgG_1 致敏的红细胞;③红细胞膜上抗体的存在时间:不同病例同样数量的致敏的红细胞,其生存时间各不相同;④红细胞膜上抗体的种类:红细胞膜同时被 IgG 和 C3 致敏,可加速脾对红细胞的清除率,其破坏速度明显大于单纯 IgG 或者 C3 致敏的红细胞;⑤巨噬细胞的活动度:巨噬细胞膜上的 IgG-Fc 受体的数目可随巨噬细胞的活跃程度而增减。

【诊断】

（一）临床表现

AIHA 临床表现呈多样化,发病的速度、溶血的程度、病程的变异性都很大。可有溶血的征象,如乏力、贫血、黄疸、尿色改变、脾大等。发生溶血危象时出现,腰背痛、寒战、高热、晕厥、血红蛋白尿等。部分患者可呈长期隐匿状态,遇诱因时发作。症状和体征视溶血发生的程度和缓急而异。

1. 温抗体型 AIHA　可继发于多种疾病,见于任何年龄,以中青年为主。大约 1/4 患者除具有 AIHA 的临床溶血表现外,还具有原发性疾病的征象。

2. 冷凝集素综合征　此型与寒冷的环境有着密切的关系。在寒冷的冬季病情常常加重,表现为末梢肢体的发绀、雷诺现象,肢体加温或天气转暖后缓解。部分病例可有溶血危象。

3. 阵发性冷性血红蛋白尿症　与寒冷接触后数分钟或数小时突然发病。表现为急性溶血和血红蛋白尿,是以血管内溶血为特征的少见疾病。持续时间可数小时,或者数日缓解。由梅毒引起者可伴有雷诺现象。

(二)实验室检查

1. 直接抗人球蛋白试验(Coombs 试验) 此试验是直接检测患者血清中红细胞表面的抗体和(或)补体成分的存在,是明确 AIHA 的最有效的重要实验室指标。少数 AIHA 有典型的临床表现并对激素治疗有效,但直接 Coombs 试验阴性。可能是红细胞膜上吸附抗体过少,不足以引起直接 Coombs 试验阳性。

2. 间接抗人球蛋白试验 是以正常人 Rh 基因的 O 型红细胞标准试剂,分别与患者血清孵育,然后将吸附过的"O"型红细胞作直接抗人球蛋白试验。阳性结果说明患者血清中存在有游离抗体或补体。仅有少数 AIHA 为阳性。

3. 酶处理红细胞凝集素试验 是用酶处理红细胞的方法以检测血清中游离抗体的有效方法。

4. 冷凝集素滴度试验 此试验在 0℃时检查患者血浆对正常 ABO 相容的含有 I 抗原的红细胞的凝集作用。冷凝集素滴度是抗体在受冷时仍能凝集正常红细胞的最高稀释度,绝大多数继发于冷凝集素病的免疫性溶血患者的冷凝集素滴度大于 1:10000

(三)诊断要点

1. 有溶血性贫血的临床及实验室检查的特点,并可有原发病的表现。

2. 末梢血涂片见较多球形红细胞。

3. 直接 Coombs 试验阳性,自身抗体类型为 IgG 和(或)C3。

4. 糖皮质激素治疗或脾切除治疗有效。

5. 除外其他溶血性贫血疾病。

(四)鉴别诊断

1. 阵发性睡眠性血红蛋白尿(PNH) 为慢性持续性血管内溶血,可出现血红蛋白尿发作,常在睡眠时加重;酸溶血试验和糖水试验阳性;尿含铁血黄素试验阳性,而 Coombs 试验阴性。CD35 和 CD59 表达增高。

2. 遗传性球形细胞增多症 多为自发幼发病,自身红细胞溶血试验阳性,加入葡萄糖后可明显纠正;Coombs 试验阴性。

3. 血栓性血小板减少性紫癜(TTP) 有不同程度的出血表现和神经、精神系统的异常表现;血涂片可见较多破碎红细胞和畸形红细胞;Coombs 试验阴性。血清 ADAMTS 13 活性明显减少。

【治疗】

(一)一般治疗

除非存在溶血危象或重度贫血或情况紧急方可输血外,应尽量避免输血。如需输血,应输洗涤红细胞,输血速度应缓慢,并密切观察,防止溶血反应。积极治疗原发病。

(二)药物治疗

1. 糖皮质激素 为首选治疗,可用泼尼松每天 1 ~ 2mg/kg,分 2 次口服,待血红蛋白正常并稳定后,在血红蛋白及网织红细胞监测下,每周逐渐减量,至 15 ~ 20mg/d 后,改为每 2 ~ 3 周减药 1 次,至 10mg/d 并维持 2 ~ 3 个月,再缓慢减量至停药:病情急重者可用氢化可的松静脉滴注。

2. 免疫抑制剂 对糖皮质激素及脾切除无效、脾切除有禁忌、泼尼松维持量超过 10mg/d 者,可给硫唑嘌呤 50mg,2 次 / 日,口服,有效者可予硫唑嘌呤 25mg,隔日 1 次 / 周或 2 次 / 周,维持半年,用药 4 周无效者停用。也可用环磷酰胺 100mg/d 或环孢素每天 4mg/kg,分次次口服。免疫球蛋白 0.4g/kg 加入 5% 葡萄糖氯化钠注射液 500ml 中静脉滴注,1 次 / 日,连续 5 天,可有暂时效果。

3. 达那唑 每次 0.2g,2 ~ 3 次 / 日,口服,可单独使用或与糖皮质激素合用。

(三)手术治疗

应用足量糖皮质激素 3 周仍无效,或所需泼尼松维持量超过 10mg/d 者,应考虑脾切除。

【病情观察】

1. 确诊为本病者,予以糖皮质激素治疗时,应重点观察治疗后溶血是否控制,黄疸是否消退,血红蛋白是否逐渐恢复正常，评估治疗疗效。一般 AIHA 经治疗后有效者可见溶血逐渐控制，黄疸逐渐消退，贫血改善，尿色转清，血红蛋白浓度上升直至恢复正常。网织红细胞比例下降，血清胆红素浓度和血乳酸脱氢酶转为正常。激素治疗过程中，应及时检测患者血糖和血压变化，出现类固醇性糖尿病高病血压者，应及时加用降血糖药物和抗高血压药物并降低激素用量。

2. 根据患者的临床特点、体征，结合实验室检查，尤其是直接抗人球蛋白试验（Coombs 试验）阳性，诊断即可明确。多数患者经足量糖皮质激素治疗后，临床症状好转，1 周左右血红蛋白即开始上升，每周升高 20 ~ 30g/L，以后表现为红细胞数恢复正常。如糖皮质激素治疗无效或有明显不良反应，可换用免疫抑制剂，注意检测血象，以便调整治疗用药。上述治疗无效的，可考虑行脾切除治疗。治疗后如溶血控制，黄疸基本消退，血红蛋白基本恢复正常，患者可出院，门诊随访。

【病历记录】

（一）门急诊病历

记录患者就诊时间，详细记录患者就诊的主要症状特点，如有无头晕、乏力、皮肤黄染等，以往有无类似发作史，有无特殊服药史，有无输血史，体检记录其阳性体征及必要的阴性体征，辅助检查记录其血象和网织红细胞、骨髓及生化全套和溶血检查等结果。

（二）住院病历

记录患者门诊及外院的诊治经过。重点记录与本病诊断相关辅助检查的结果，主要记录患者入院治疗后的病情变化、治疗效果等。需换用免疫抑制剂或行脾切除治疗的，均应记录与患者及家属的谈话过程，并以签字同意为据。

【注意事项】

（一）医患沟通

如诊断明确，应告知患者或亲属 AIHA 的特点、发生原因、治疗药物、疗程及疗效，告知患者激素治疗为首选治疗措施以及激素治疗有效后应该缓慢减量等治疗要点，以免有些女患者因害怕或误信激素会有依赖性而影响疗效。同时应嘱咐患者定期来院复诊，定期复查血常规，并根据检查结果调整激素用量。需调整治疗药物如换用免疫抑制剂或需脾切除的，均须注意与患者及家属沟通，并以其签字同意为据。

（二）经验指导

1. 诊断 AIHA 时，尽管 Coombs 试验阳性是一特异指标，但 Coombs 试验阴性者也不能完全排除 AIHA 的诊断，医师必须依据患者的临床资料及相关实验室检查结果综合分析。

2. 激素治疗有效、血象恢复正常后可逐渐减少激素用量，但减量速度不宜过快，以免病情反跳。一般每周减量 5 ~ 10mg，待激素用量减至 15mg/d 时，应使用该剂量维持 3 ~ 6 个月。糖皮质激素治疗禁忌或无效的患者可考虑切脾治疗，但需严格掌握适应证。

3. AIHA 患者治疗过程中出现极度贫血危及重命时，方可输注洗涤红细胞。对长期反复发作的 AIHA 患者，应尽可能寻找病因，如恶性肿瘤、结缔组织病等，如能发现明确的病因，则治疗针对病因方能取得好的疗效。

第五节　阵发性睡眠性血红蛋白尿症

阵发性睡眠性血红蛋白尿症（paroxysmal nocturnal hemoglobinuria，PNH）是一种获得性克隆性造血干细胞疾病，是由于红细胞（RBC）膜获得性缺陷、对激活的补体异常敏感引起的慢性血管内溶血。由于异常克隆起源于造血干细胞，异常克隆与正常造血干细胞并存且两者比例不同、异常克隆缺陷程度不同，致 PNH RBC 并非为性质均一的细胞群体，所以临床表现变化多端。以与睡眠有关的、间歇发作性血红蛋白尿为特征，可伴有全细胞减少和反复血栓形成。

本病发病男性多于女性，发病高峰年龄为 20 ~ 40 岁，发生率占溶血性贫血的 1/4 ~ 1/2，并不少见。

【病因与发病机制】

近年来已阐明 PNH 的发病分子基础，是因为细胞表面缺乏一组膜蛋白称为糖基化磷脂酰肌醇

（GPI）锚连蛋白。由于 PIG-A 基因突变导致 GPI 锚连蛋白合成途径受阻，致使主要的补体调节蛋白 C3 转化酶衰变加速因子（DCF，CD55）和反应性溶血膜抑制物（MIRL，CD59）缺乏，对补体溶血敏感，发生溶血性贫血和全血细胞减少。

【病理生理特点】

PNH 患者各种异常血细胞缺乏 GPI 锚连蛋白是其产生多种临床症状的基础，现分述如下。红细胞的变化：红细胞表面缺乏两种重要的补体调节蛋白是其对补体敏感性异常增高的最主要的原因。C3 转化酶衰变加速，可与 C3b 或 C4b 结合，防止补体的继续激活和放大；膜攻击复合物抑制因子（membrane attack complex inhibitor factor，MACIF）或称反应性溶血膜抑制物，可防止 C9 的聚合和膜攻击复合物 C5b–9 的形成。PNH 红细胞缺乏这些蛋白，因而对补体异常敏感而导致溶血。白细胞的变化：PNH 患者的中性粒细胞也缺乏 CD55、CD59，因而对补体敏感而导致溶血。异常中性粒细胞还缺乏其他 GPI 锚连蛋白，碱性磷酸酶和Ⅲ型 Fcγ 受体（FcRγⅢb，CD16b），前者对细胞功能的影响还不清楚，后者有清除血循环中免疫复合物的作用。单核细胞表面的 CD14（内毒素结合蛋白受体）在 PNH 也缺乏，内毒素或脂多糖通过 CD14 激活单核细胞产生肿瘤坏死因子，PNH 细胞此功能受损。淋巴细胞的 5'– 核苷酸酶也是 GPI 连接蛋白，PNH 患者中一部分 B 淋巴细胞和 T 淋巴细胞也可受累。总之，PNH 患者容易遭受感染，总体抗感染能力可能降低。血小板的变化：PNH 患者的血小板也缺乏 CD59，因此有更多的含 C9 聚合物的复合体附着在膜上，引起囊泡化，使较多的原在内层的酸性磷脂暴露在外表面，增加了因子 Va、Xa 的作用面，遂有较多凝血酶原变为凝血酶，这是 PNH 患者容易发生栓塞的一个原因。另外，PNH 患者单核细胞缺乏尿激酶型纤溶酶原激活剂受体（uPAR，也是一种 GPI 锚连蛋白），使局部产生的纤溶酶不足，血凝块稳同，增加栓塞倾向。总之，PNH 患者的多种临床表现，大都可用细胞膜缺少多种 GPI 锚连蛋白分别解释。

【诊断】

（一）诊断分型

我国目前制订的 PNH 诊断标准及再障 –PNH 综合征的诊断标准如下：

1. PNH 诊断标准

（1）临床表现符合 PNH。

（2）实验室检查：Ham 试验、糖水试验、蛇毒因子溶血试验、尿潜血（或尿含铁血黄素）等 4 项试验中，凡符合下列任何一种情况，即可诊断：①两项以上阳性；②一项阳性，但须具备下列条件：2 次以上阳性，或 1 次阳性，但操作正规，有阴性对照，结果可靠，即时重复仍阳性者；有溶血的其他直接或间接证据，有肯定的血红蛋白尿出现；能除外其他溶血，特别是遗传性球形红细胞增多症、自身免疫性溶血性贫血、G–6–PD 缺乏症和阵发性冷性血红蛋白尿症等。

2. 再障 –PNH 综合征诊断标准 凡再障转化为 PNH，或 PNH 转化为再障，或兼有两病特征者，均属再障 –PNH 综合征。为表明两病发生先后，或兼有两病特征，临床表现以何者为主，可将本综合征再分为以下 4 种情况，能分辨者应予标明。

（1）再障 –PNH：指原有肯定的再障（而非未能诊断的 PNH 早期表现），转为可确定的 PNH，再障的表现已不明显。

（2）PNH– 再障：指原有肯定的 PNH（而非下述的第四类），转为明确的再障，PNH 的表现已不明显。

（3）PNH 伴有再障特征：指临床及实验室检查所见均说明病情仍以 PNH 为主，但伴有一个或一个以上部位骨髓增生低下，巨核细胞、网织红细胞不增高等再障表现者。

（4）再障伴有 PNH 特征：只临床及实验室检查所见均说明病情仍以再障为主，但伴有 PNH 的有关化验结果阳性者。

（二）临床表现

发病隐匿，病程迁延，病情轻重不一。

1. 血红蛋白尿 多数患者在病程不同时期可发生肉眼血红蛋白尿，尿液外观为酱油色、红葡萄酒样、浓茶色或啤酒色，伴乏力、胸骨后及腰腹疼痛、发热等，腹痛为痉挛性，持续 1～2 日。血红蛋尿一般早晨较重，下午较轻，常与睡眠有关，可因上呼吸道感染、输血、劳累、情绪激动、手术、酸性药物，甚至服用铁剂可诱发。

2. 贫血、感染及出血　几乎所有患者都有不同程度的贫血，表现为无力、头晕、面色萎黄、心悸、气短。感染较常见，如支气管、肺、泌尿生殖道等感染，与中性粒细胞减少及功能缺陷有关。可因血小板减少而出现出血倾向。

3. 血栓形成　可见于下肢静脉、肝静脉、门静脉和心脏处。可出现肝大、黄疸、腹水等。

4. 其他　肾功能受损、长期溶血并发胆石症等。

（三）实验室检查

1. 血象：可有不同程度的贫血，网织红细胞增高。因血红蛋白尿使铁丢失过多，表现为小细胞低色素性贫血。白细胞及血小板可减少，呈全血细胞减少。合并血管内血栓形成时，血片中可见红细胞碎片。

2. 骨髓象：多数患者骨髓象增生活跃，尤以幼红细胞为甚。再障危象时增生低下或再生障碍。

3. 尿含铁血黄素检查（Rous 试验）：阳性，血红蛋白尿发作时尿潜血试验强阳性。

4. 酸溶血试验（Ham 试验）：阳性。

5. 糖水试验（蔗糖溶血试验）：本病多呈阳性。其他血液病亦可出现假阳性，但红细胞溶血不超过 5%。

6. 热溶血试验阳性。

7. 蛇毒因子溶血试验：阳性。

8. 红（白）细胞：CD55、CD59 阴性细胞 >5%。

9. Coombs 试验阴性。

10. 冷凝集素试验阴性。

（四）鉴别诊断

1. 自身免疫性溶血性贫血　尤其是阵发性冷性血红蛋白尿或冷凝集素综合征。可有血红蛋白尿，Coombs 试验阳性，CD55、CD59 正常。

2. 缺铁性贫血　为小细胞低色素贫血，但无血红蛋白尿发作，骨髓穿刺可鉴别。

3. 再生障碍性贫血　全血细胞减少，骨髓增生低下，肝脾、淋巴结不大，网织红细胞减少。但两者之间可相互转化。

4. 行军性血红蛋白尿症　亦有血红蛋白尿，但本病有剧烈运动或长途行军史；一般无贫血，酱油色尿持续数小时，休息后可缓解；PNH 相关的实验室检查均阴性。

【治疗】

常规治疗仍以肾上腺皮质激素、雄激素、免疫抑制剂及支持治疗为主。

（一）输血

可提高血红蛋白水平，维持组织需氧，抑制红细胞生成，间接减少补体敏感的红细胞。但需严格掌握输血指征，主张输注洗涤红细胞。

（二）糖皮质激素

可减少溶血发作。一般泼尼松 30 ~ 60mg/d，溶血缓解后减量，维持量不少于 3 个月。

（三）雄激素

丙酸睾酮，100mg 肌内注射，1 次 / 日或司坦唑醇 2mg，口服，3 次 / 日，疗程 2 ~ 3 个月。

（四）铁剂

因反复溶血发作，可并发缺铁，故应补充铁剂。但少数患者铁剂的应用可诱发血红蛋白尿，可能因为应用铁剂使补体敏感红细胞生成增加并破坏所致。

（五）右旋糖酐

6% 低分子右旋糖酐静脉滴注，能使溶血暂时减轻，血红蛋白尿停止，但疗效短暂。

（六）免疫抑制剂

可减少 T 细胞对正常细胞凋亡的促进作用，使正常干细胞再生。可应用环孢素、环磷酰胺、ATG

（抗胸腺细胞球蛋白）治疗。

（七）化疗

由于 PNH 是克隆性疾病，通过化疗杀灭 PNH 克隆，使正常克隆逐步取代 PNH 克隆，达到治疗目的。

（八）细胞因子

单系集落刺激因子（G-CSF）或粒 - 单系集落刺激因子（GM-CSF）可促进三系血细胞的增生。高剂量 EPO 可使 PNH 患者溶血减轻。

（九）骨髓移植

适用于难治性、耐肾上腺皮质激素或有激素禁忌证者。

【病情观察】

1. 诊断不明确者，应根据患者的临床症状，行相关的检查明确诊断；诊断明确者，可予以上述治疗。治疗过程中，注意观察患者的症状是否控制，评估治疗疗效，如溶血是否控制，贫血是否改善，血红蛋白是否恢复至正常。同时，需注意观察有无治疗药物本身（如糖皮质激素）的严重不良反应，以便调整或换用免疫抑制剂治疗。

2. 根据患者的诊断要点，结合病史、实验室检查明确诊断。可给予上述治疗。采用糖皮质激素治疗者，可根据患者症状是否控制来考虑逐渐减量。治疗效果不佳者，可换用免疫抑制剂治疗，并根据患者白细胞数的变化，调整治疗用药的剂量；如治疗有效，症状基本控制，贫血减轻，则可嘱患者带药出院，门诊随访。

【病历记录】

（一）门急诊病历

记录患者的就诊时间及主要症状特点，如有无乏力、头晕、苍白等慢性溶血的特点，有无睡眠后出现血红蛋白尿，以往有无类似发作史，有无特殊服药史，有无输血史，体检记录有无上述的体征特点，辅助检查记录血常规和网织红细胞、骨髓及生化全套和溶血检查等结果。

（二）住院病历

详尽记录患者门急诊及外院的诊治经过。如入院治疗的，则应重点记录入院后病情变化、治疗效果等。

【注意事项】

（一）医患沟通

如诊断明确，应告知患者或其亲属 PNH 的特点、病因、常规治疗药物、疗程及疗效，告知患者诱发溶血的各种因素以尽量避免接触。因病程长，无特效治疗，所以维持性治疗药物不宜中途随意停药，以免造成病情反复。

（二）经验指导

1. 诊断本病的关键在于血红蛋白尿的存在以及酸溶血试验（Ham 试验）和 Rous 试验阳性。但应将 PNH 和 PNH- 再障综合征区别开来，因两者的治疗方法、预后和病情转归不尽相同。

2. PNH 诊疗的要点在于早期诊断与及时处理，从而减少急性发作和并发症的产生，使患者能够长期生存。定期门诊随访（发作时住院治疗）是必需的，随诊主要了解有无溶血发作，贫血有无改善，有无临床不适主诉以及异常体征。一般情况下要求患者每 1 ~ 2 周检查血常规 1 次，每 1 ~ 2 个月门诊随诊 1 次。

3. PNH 治疗有效者可见尿色转清，游离血红蛋白逐渐降至正常，结合珠蛋白增高，溶血逐渐控制，贫血改善，血红蛋白浓度上升直至恢复正常。网织红细胞比例下降，血清胆红素浓度和血乳酸脱氢酶转为正常。

4. 目前 PNH 尚无特殊的有效治疗方法，主要是支持、对症治疗及预防感染、血栓形成等并发症，严重贫血者可输血，但应严格掌握适应证并输注洗涤红细胞，以免输入补体成分后加重溶血。

5. 疾病控制期应尽量杜绝诱发溶血的因素，应禁服铁剂、阿司匹林、碘胺药及酸性药物维生素 C，预防感冒和继发感染，戒烟酒。此外，情绪波动、疲劳和月经来潮也是诱发血红蛋白尿的重要因素，临床上应注意。

6. 脾切除对大部分患者无效，手术也是诱发溶血的因素之一，故一般情况下不予采用，但如果脾巨大并发生全血细胞减少且骨髓增生活跃，则脾切除也许对病情有所帮助。

7. 本病是慢性病，若能防止严重并发症，可存活多年。中数存活期约 10 年。预后取决于：①对补体敏感的细胞数量；②骨髓增生不良程度；③血栓形成的程度和频度。死亡原因有脑血管意外、肾衰竭，也可因转变成急性白血病或再生障碍性贫血而死亡。少数患者可转化为骨髓纤维化或疾病随着时间而减轻，达到不同程度的缓解。

第六节　纯红细胞再生障碍性贫血

纯红细胞再生障碍性贫血（pure red cell aplasia，PRCA）简称纯红再障，是骨髓红细胞系列选择性再生障碍所致的一组少见综合征。发病机制多数与自身免疫有关。我国在 20 世纪 80 年代之前报道的 PRCA 共 95 例，其中先天性 23 例，合并胸腺瘤 6 例，继发性 29 例，原发性 37 例。其主要特征为骨髓红系祖细胞增生减低，网织红细胞显著减少或缺如。

【病因与发病机制】

1. 胸腺瘤及其他实体瘤。

2. 病毒感染：微小病毒 B_{19}、肝炎病毒、EB 病毒、巨细胞病毒、艾滋病病毒等。

3. 淋巴增殖性疾病。

4. 药物影响：苯妥英钠、硫唑嘌呤、抗感染药、普鲁卡因胺、异烟肼等。

5. 自身免疫性疾病：系统性红斑狼疮等。

6. 发病与免疫有关：有红细胞生成抑制因子和（或）红细胞生成素抑制因子，或 T 细胞功能异常抑制红系祖细胞。

【诊断】

（一）分型

纯红细胞再生障碍性贫血通常分为先天性和获得性两大类。

1. 先天性纯红细胞再生障碍性贫血（diamond-blackfan 综合征）多发生在 1 岁半以下小儿，可合并轻度畸形。

2. 获得性纯红细胞再生障碍性贫血

（1）继发性纯红细胞再生障碍性贫血：常因服用药物，如氯霉素、氯磺丙脲和硫唑嘌呤等所致。也有因输血后肝炎或妊娠后继发者。又有所谓急性纯红细胞再生障碍性贫血（急性红系造血停滞），继发于细菌或病毒感染，如 B_{19} 微小病毒，常为自限性。继发于胸腺瘤的百分率各家报道不等。近年发现用红细胞生成素患者，可因产生红细胞生成素中和抗体继发本病。

（2）原发性纯红细胞再生障碍性贫血：多与异常免疫有关。自身抗体作用在定向干细胞或红细胞生成素受体上，或原发产生红细胞生成素的自身抗体。贫血症状对免疫抑制剂治疗有反应，实验室检查发现淋巴细胞比例及免疫球蛋白异常。

（二）临床表现

1. 先天性纯红再障

（1）新生儿到 2 岁内发生贫血，并进行性加重，不伴出血症状和黄疸。患儿生长发育迟缓，少数有先天性指（趾）畸形，部分有肝脾大。

（2）化验检查：患者骨髓红系祖细胞不但数量减少，而且质量异常；网织红细胞明显减少。血清、尿中红细胞生长素水平不降低。

2. 急性获得性纯红再障　与感染、药物或营养因素有关，在慢性溶血性贫血的病程中遇到病毒感染，特别是微小病毒 B_{19} 感染，可选择性抑制红系祖细胞，称为溶血性贫血的再障危象。慢性溶血性贫血患者出现疲乏无力和苍白突然加重应警惕再障危象的发生。

3. 慢性获得性纯红再障　多发生于成人，但很多与儿童红系再生障碍有联系，可继发于胸腺瘤、自身免疫性疾病、恶性淋巴瘤等。皮肤黏膜苍白是最初检查时的唯一体征。一些患者可有胸腺瘤。

（三）实验室检查

常伴多种免疫学异常，如免疫球蛋白增高或降低、单株免疫球蛋白及血清多种抗体阳性、Coombs 试验阳性等，胸部 X 线或 CT 可见部分患者有胸腺瘤。

（四）诊断标准

张之南在《血液病诊断及疗效标准（第 3 版）》一书中根据报道及经验制订标准如下：

1. 临床表现

（1）有贫血症状和体征，如心悸、气短、苍白等。

（2）无出血、无发热。

（3）无肝、脾大。

2. 实验室检查

（1）血常规：血红蛋白低于正常值；网织红细胞 <1%，绝对值减少；白细胞计数及血小板计数均在正常范围内（少数患者可有轻度白细胞或血小板减少）；白细胞分类正常；红细胞及血小板形态正常。

（2）血细胞比容较正常减少。

（3）MCV、MCH、MCHC 在正常范围内。

（4）骨髓象：骨髓红细胞系统各阶段显著低于正常值。幼稚红系应 < 5%，粒细胞系及巨核细胞系的各阶段在正常范围内。红系严重减少时，粒系的百分比相对增加，但各阶段比例正常。个别患者的巨核细胞可以增多。三系细胞无病态造血，且罕有遗传学异常，本病无髓外造血。

（5）Ham 试验及 Coombs 试验阴性，尿 Rous 试验阴性（频繁输血者 Rous 试验可阳性）。血清铁、总铁结合力及铁蛋白可增加。有些患者 IgG 增高。

3. 其他

（1）部分患者有胸腺瘤。有些继发性患者发病前有氯霉素或苯等接触史，有的患者合并恶性肿瘤或自身免疫性疾病（如系统性红斑狼疮）或其他血液病（如慢性淋巴细胞白血病）。

（2）先天性患者发病早，可伴先天畸形，父母常为近亲结婚。

（3）个别 MDS 以纯红再障形式为最初表现，染色体核型异常。儿童患者应注意与急性淋巴细胞白血病前期鉴别。

纯红再障的诊断要点是血常规及骨髓象红系统明显减少。其他各项检查是为与其他贫血相鉴别。

（五）鉴别诊断

1. 幼儿时期的其他贫血　血网织红细胞缺乏与骨髓红系再生障碍是纯红再障的特征，可与幼儿时期其他贫血相鉴别。腺苷脱氨酶活性升高有助于先天性纯红再障的肯定诊断。

2. 其他严重贫血　患者网织红细胞严重减少而白细胞总数和血小板计数正常；骨髓红系前体细胞缺乏但粒细胞和巨核细胞形态正常；骨髓细胞的细胞遗传学研究正常。这些表现可将纯红再障与其他贫血相鉴别。

【治疗】

（一）一般治疗

停用可疑的药物，控制存在的感染。维生素 B_{12} 或叶酸缺乏者应给予相应治疗。药物或感染相关的纯红细胞再生障碍性贫血，在停用药物或控制感染 1 ~ 3 周后出现缓解。输注红细胞是改善症状的主要措施，伴有免疫性溶血性贫血时，输注洗涤红细胞。重组人红细胞生成素可能有效，常附带另外的药物以提高其作用效果。最初应给予大剂量。成年患者可试用雄激素。

（二）手术治疗

伴有胸腺瘤者，应尽可能行胸腺切除术，但切除不伴有胸腺瘤的正常大小的胸腺对治疗纯红再障毫无帮助。胸腺瘤的患者在术后 4 ~ 8 周造血恢复正常。胸腺瘤的切除可能增加免疫抑制治疗的效果。绝大部分患者脾切除术治疗无效。

（三）免疫抑制疗法

对于原发性纯红细胞再生障碍性贫血，以及继发性纯红细胞障碍性贫血对原发病治疗后仍反应不佳的患者，应主要应用免疫抑制剂，直到得到缓解。

1. 糖皮质激素：糖皮质激素和输血是先天性纯红再障的标准治疗手段。泼尼松起始剂量每日 1mg/kg，口服，如无效可应用甲泼尼龙冲击治疗。约 40% 患者在 4 周后出现缓解。治疗效果可通过每周进行网织红细胞计数和测定血红蛋白水平来监测。一旦血细胞比容达到 0.35，泼尼松的剂量即可逐渐减少，直到最终停用药物。如果患者对泼尼松治疗 2 ～ 3 个月无效者应快速减量至每日 20 ～ 30mg。对泼尼松治疗无效者，可选用其他免疫抑制剂，如环孢素、环磷酰胺、抗胸腺细胞球蛋白、CD20 单抗等。

2. 环磷酰胺：可单独应用，也可配合小剂量泼尼松。开始可每日口服 50mg，如果白细胞和血小板计数允许，可每周或每 2 周增加 50mg，最多每日 150mg 直到出现缓解或产生骨髓抑制。治疗产生反应的平均时间为 11 ～ 12 周。

3. 环孢素：诱导病情缓解的时间性可能较细胞毒药物短，每日 5 ～ 8mg/kg，可同时给予泼尼松每日 20 ～ 30mg。经常在 2 ～ 4 周出现病情缓解，缓解后环孢素和泼尼松逐渐减量。如果治疗 3 ～ 4 个月后无缓解，应停用该药，选用其他免疫抑制剂。

4. ALG（抗淋巴细胞球蛋白）/ATC：对其他免疫抑制无效者可给予 ATG 静脉输注，20mg/kg，共 7 日。最好同时联用泼尼松每日 20 ～ 30mg。

（四）免疫球蛋白

大剂量丙种球蛋白 0.4g/kg 体重，静脉滴注，连续 5 日。活动性或近期的 B19 病毒感染，应给予含特异性抗体的 IgG 治疗，可清除病毒感染和恢复造血。

（五）血浆置换术

可除去血浆中的致病抗体，应联合泼尼松或环孢素。

（六）造血干细胞移植

只限于其他疗法难以控制，并有 HLA 相合供者的患者。

【病情观察】

1. 纯红再障由于病程长、病情轻，一般门诊治疗即可。门诊治疗时，应定期观察临床症状如头晕乏力、面色苍白等是否有所缓解，网织红细胞是否有所升高。如纯红再障病情加重，应及时将患者收住入院治疗，重点观察患者症状体征与血常规的变化，观察对输血的依赖程度，是否存在继发感染。

2. 依据患者的上述特点，可以诊断本病并予以相应的治疗，如用糖皮质激素等。治疗有效者 1 ～ 8 周后可有网织细胞的升高。长期使用环孢素治疗的患者，应定期检测环孢素血药浓度，通过调整环孢素用量以保持血药浓度在 $200\mu g/ml$ 以上。

【病历记录】

1. 门急诊病历　详细记录患者就诊时间及主要症状。以往有无类似发作史；有无鼻出血、黑便及痔出血等慢性失血史；记录平素饮食和生活习惯；体检记录其阳性体征及必要的阴性体征，辅助检查记录其血常规和网织红细胞、骨髓检查等检查结果。

2. 住院病历　记录患者门急诊的诊治经过。有无特殊服药史，有无输血史；体检记录其阳性体征及必要的阴性体征；记录重要检查的结果分析，如骨髓检查、腹部 B 超和 CT、免疫检查及狼疮检查等；病程记录应反映患者治疗后的病情变化、治疗效果。

【注意事项】

（一）医患沟通

如诊断明确，应告知患者或其亲属纯红再障的特点、发生原因、常规治疗药物与疗程及疗效，正确认知疾病，鼓励患者坚持长期治疗，不必恐慌，不要轻易放弃。同时，应嘱咐患者规则服药，定期复诊。要避免使用对骨髓造血功能有抑制的药物，不要接触含苯化合物及农药，避免接触放射线。

（二）经验指导

1. 纯红再障的诊断依据主要是血象和骨髓象，红系系统明显减少，而上述的其他各项检查是为了帮助了解本病是否为继发性及体内是否存在免疫机制异常而设的。

2. 纯红再障不是常见的，应注意的是，纯红再障在病程中有时会有变化；尽管当时诊断无误，但经过一段时间之后，少数病例可演变成骨髓增生异常综合征。

3. 纯红再障需注意与一般再障相鉴别，更重要的是要努力寻找可能存在的病因或原发病，区别原发与继发。

4. 纯红再障的治疗一般疗程较长，应告知患者以配合治疗。

5. 贫血严重、症状明显者可输注浓缩红细胞悬液进行支持，但应严格掌握好输血指征。

6. 对激素治疗无效的难治性纯红再障患者，可联用促红细胞生成素，或换用其他免疫抑制剂治疗。

第七节　真性红细胞增多症

真性红细胞增多症（PV）是由于多能造血干细胞克隆性异常，导致红系细胞异常增殖为主的一种慢性骨髓增生性疾病。其特点为起病缓慢、病程冗长、皮肤黏膜暗红、脾大，红细胞及全血容量绝对增多，伴白细胞、血小板增多，血黏度增高，常出现神经系统及血液循环功能障碍及出血和血栓形成等并发症。发病高峰年龄集中在 50 ~ 60 岁，因此是一种中老年性病症，男性患者稍多于女性。

【病因与发病机制】

PV 是一种以克隆性红细胞增多为主的骨髓增生性疾病，90% ~ 95% 患者都可发现 JAK2V617F 基因突变。JAK2V617F 突变的发现是研究 BCR/ABL 阴性的 cMPDs 发病机制的重大突破。JAK2V617F 是一种组成性激活的酪氨酸激酶，能导致相应信号传导途径的激活，并且能在小鼠诱导出相应的疾病表型。JAK2V617F 的发现已经对 cMPDs 的诊断、分子学发病机制和分子靶向治疗的研究产生重大影响。但其具体作用机制尚有待进一步研究。

【诊断】

（一）临床表现

1. 起病　常隐匿起病，部分病例因体检血常规测定偶被发现。至少 30% 的患者有症状，按发生频率的高低，依次为头痛、虚弱、瘙痒、头晕和出汗。

2. 多血质表现　占 60%，表现为皮肤、黏膜呈显著暗红色，以鼻尖、面颊、唇、舌、耳、肢端（指、趾及大、小鱼际）为著，眼结膜充血、血管曲张等。

3. 神经系统　占 71.4%，由于血容量增多，血液黏滞度增高，导致全身各脏器血流缓慢、组织缺氧，出现头痛、头晕、眩晕、耳鸣、四肢麻木和胀痛、感觉障碍、瘫痪、舞蹈病，严重者发生意识障碍，甚至发生痴呆。视觉障碍表现为视物模糊、复视、一过性失明等。幻觉、健忘、失眠、抑郁等精神症状也可出现，上述症状除与血黏度升高相关外，与血小板增多及腔隙性脑梗死也有一定的关联。

4. 栓塞和血栓形成　约有 1/3 的患者可发生血栓，常见部位包括四肢、脑、肠系膜和冠状动脉。其中以脑受累最多见，表现为一过性脑缺血发作或脑梗死；其次为心脏冠状动脉、下肢深静脉和脾脏累，少数可出现四肢动脉血栓形成。此外，还可出现肺、肝静脉和下腔静脉血栓形成，肝静脉或下腔静脉血栓可出现 Budd-Chiari 综合征，真性红细胞增多症是此综合征的重要病因之一。如果同时合并血小板显著增多，可出现红斑性肢痛症，严重时发生肢端发绀，甚至坏疽。

5. 出血倾向　占 40%，由于血管充血、内膜损伤以及血小板第Ⅲ因子减少、血块回缩不良等原因，可有出血倾向。齿龈出血多见，也可出现鼻出血、皮肤出血点和瘀斑及消化道出血，有时可见创伤或手术后出血不止，少数患者可并发脑出血。不适当使用消炎镇痛药可致血小板功能受抑，更易诱发出血。

6. 消化性溃疡和皮肤瘙痒　消化性溃疡的发病率是普通人群的 4 ~ 5 倍。本病嗜碱粒细胞也增多，嗜碱粒细胞含有组胺，大量释放后可刺激胃壁细胞，导致消化性溃疡发生，也可能是刺激皮肤引起瘙痒的原因。

7. 肝脾大　患者可有肝大，大多为轻度。后期可导致肝硬化，称为 Masse 综合征。多有脾大，通常为轻至中度大，晚期伴骨髓纤维化时脾大可达盆腔。患者常伴两腿不适或胀痛。也可发生脾梗死，引起脾周围炎。

8. 高尿酸血症　本病由于骨髓细胞呈现高代谢状态，蛋白分解加速，高尿酸血症常见，部分病例可出现继发性痛风、肾结石及肾功能损害。

9. 高血压 占78.3%，大多为轻至中度。Caisbock综合征指本病合并高血压而脾不大。

（二）实验室检查

1. 血象红细胞计数为（6～10）×10^{12}/L，血红蛋白可高达170～240g/L，血细胞比容≥0.50。约3/4患者白细胞增多，常达（10～30）×10^9/L，有核左移，常有1%～2%的中晚幼粒细胞。嗜碱粒细胞增多，晚期合并骨髓纤维化时，幼稚粒细胞进一步增多，甚至出现少数原始和早幼粒细胞。约有70%出现中性粒细胞碱性磷酸酶活性增高。2/5的病例有血小板增多（300～1000）×10^9/L，血涂片中可见巨大和畸形血小板。部分患者血小板功能异常，如黏附性和聚集性降低。晚期合并骨髓纤维化时，血小板可以逐渐下降，甚至出现血小板减少。

2. 骨髓增生活跃或明显活跃，红系增生尤著。同时伴有粒及巨核细胞系增生，粒红比例下降，脂肪组织减少。铁染色示细胞内、外铁均减少，甚至消失。晚期活检有骨髓纤维化。

3. 红细胞容量明显升高。此项检查是确诊红细胞增多的重要指标。在合并门静脉高压症时，由于血容量的增加，可以出现红细胞计数、血红蛋白含量和血细胞比容正常的假象。在缺铁的时候，也可以出现类似现象。此时，进行红细胞容量检测，则可确诊。

4. 血及尿中红细胞生成素水平正常或降低，明显低于继发性红细胞增多症患者。

5. 血清溶菌酶水平在某些患者轻度增高。多数患者的血尿酸增加，约2/3患者有高组胺血和高组胺尿症。由于细胞代谢增加，血清维生素B_{12}水平及维生素B_{12}结合力常增加。

6. 血浆容量一般正常或稍低。总血容量增多及红细胞容量明显增多。血液黏滞度增高。

7. 绝大多数患者动脉血氧饱和度正常，此可与因缺氧所致的继发性红细胞增多症鉴别。

（三）诊断

1. 国内诊断标准

（1）临床表现：①多血质表现（皮肤、黏膜呈绛红色，尤以两颊、口唇、眼结膜、手掌等处为著）；②脾大；③高血压或病程中有过血栓形成。

（2）实验室检查：①多次血红蛋白≥180g/L（男）或≥170g/L（女），红细胞数≥6.5×10^{12}/L（男）或≥6×10^{12}/L（女）；②红细胞容量>39ml/kg（男）或>27ml/kg（女）；③血细胞比容增高≥0.54（男）或≥0.5（女）；④无感染及其他原因引起白细胞多次>11×10^9/L；⑤血小板多次>300×10^9/L；⑥外周血中性粒细胞碱性磷酸酶染色（NAP）积分>100；⑦骨髓增生明显活跃或增生活跃，粒、红与巨核细胞三系均增生，尤以红系为主。

（3）能除外继发性或相对性红细胞增多症。

具有上述（1）中任何两项，加（2）中①和②两项，再加（3）可诊断为真性红细胞增多症。如无检查红细胞容量条件时，具有上述（1）中①和②两项，加（2）中①（标准改为男性多次血红蛋白≥200g/L，女性≥190g/L）及有③～⑥中任何四项，再加（3）方可诊断真性红细胞增多症。

2. 2001年WHO制订的诊断标准

（1）A类

A1：红细胞容量增高，大于正常预期值25%以上或血红蛋白男性>185 g/L、女性>165g/L。

A2：无引起继发性红细胞增多原因，如无家庭性红细胞增多症、无低氧血症（动脉PaO_2≤92%）、无高氧亲和力血红蛋白、无截短的促红素（EPO）受体和无肿瘤分泌EPO所致EPO升高。

A3：脾大。

A4：骨髓细胞无Ph染色体/BCR/ABL融合基因，但可有其他克隆性遗传学异常。

A5：体外培养有内源性红系集落形成。

（2）B类

B1：血小板增多>400×10^9/L。

B2：白细胞>12×10^9/L。

B3：骨髓活检示全髓系增生，以红系和巨核系增生明显。

B4：血清 EPO 减低。

凡符合上述 A 类 A₁ + A₂ 合并其他 A 类任何一项时，或 A₁ + A₂ 并有 B 类中任何 2 项均可诊为 PV。

（四）鉴别诊断

真性红细胞增多症应与继发性及相对性红细胞增多症鉴别。

1. 与相对性红细胞增多症的区别　在于 PV 无引起血容量减少血液浓缩的病因。

2. 与其他红细胞绝对增多疾病的区别　在于 PV 无缺氧、白细胞和血小板可增高，脾大，骨髓三系增生，NAP 积分增高，内源性红系集落形成。

3. 与其他慢性骨髓增殖性疾病的区别　在于：① PV 无 Ph 染色体 /BCR/ABL 融合基因，有别于慢性粒细胞白血病；② PV 红系增多，血小板虽可增多，但 <1000×10⁹/L，有别于特发性血小板增多症。

4. 特发性红细胞增多症有以下特点，可与 PV 鉴别　①红细胞增多，HCT 增高；②白细胞和血小板数正常；③脾大；④可有血栓形成，较 PV 少；⑤ PaO₂ 正常；⑥无其他引起绝对红细胞量增多的病因，又不符合 PV 诊断条件。

【治疗】

目前，本病尚无根治手段，大多采用综合治疗，其目的在于抑制骨髓造血功能，使血容量及红细胞容量尽快接近正常，以期病情缓解，减少并发症的发生。

（一）静脉放血

2 ~ 3 次 / 周，每次 200 ~ 400ml 静脉放血，直至红细胞数在 $6×10^{12}$/L 以下，血细胞比容在 0.5 以下。此方法可以使红细胞容量降低、缓解症状，但不能降低白细胞和血小板，也不能缓解顽固性皮肤瘙痒及痛风发作。放血后有引起红细胞及血小板反跳性增高及诱发血栓形成的可能。较年轻的患者（<50 岁）无血栓病史，较适合放血疗法；对老年患者、有心脑血管病及血栓病史者，放血可能引起血栓并发症，应慎重，一次不宜超过 200 ~ 300ml，间隔期可稍延长。放血后应静脉输注低分子右旋糖酐或血浆，并保障充分的大量的，一次放血 250ml，其中铁含量为 125mg，反复放血可造成缺铁，应适量补充，但补铁应慎重，因可促使红细胞短期内迅速增加而加重病情。使用血细胞分离机大量单采红细胞时应以同样速率补充与单采红细胞等容积的同型血浆或代血浆。为了降低血液黏滞性，应补充血容量，以防止放血后血栓形成的危险。

（二）化学治疗

1. 羟基脲：羟基脲是治疗真性红细胞增多症最常使用的骨髓抑制剂，因其对骨髓抑制的作用持续时间短，所以需连续使用。每日剂量 15 ~ 20mg/kg，白细胞维持在（3.5 ~ 5）×10⁹/L，用药期间需监测白细胞和血小板。羟基脲作用时间短，当发生明显骨髓抑制时，停药数日或数周血细胞计数便可回升，故相对安全性较好。羟基脲发生骨髓纤维化及病死率与静脉放血者相似，而血栓栓塞并发症则明显降低，仅 6%，故羟基脲常和静脉放血结合使用。

2. 烷化剂：烷化剂可引起白血病，但较放射性核素小。开始剂量：环磷酰胺为 100 ~ 150mg/d，白消安、美法仑、苯丁酸氮芥为 4 ~ 6mg/d；缓解后停用 4 周，然后可给予维持量，环磷酰胺每日 50mg，或白消安等每日或隔日 2mg。期间应密切监测血象，不宜长期应用。长期应用有致癌作用，促进继发性白血病、淋巴瘤及其他恶性肿瘤的发生。

3. 三尖杉碱：20 世纪 80 年代应用于真性红细胞增多症后发现有较好的疗效。此类药物包括三尖杉碱和高三尖杉碱，剂量均为 2mg/d，静脉滴注或肌内注射，10 ~ 14 日为 1 个疗程，一般在停药后 1 ~ 2 个月血象降至正常，疗效大多维持 3 ~ 6 个月，少数可维持 1 年以上。复发后再次用药通常仍有效。达到缓解的平均时间为 60 日，中数缓解期超过 18 个月。上述治疗过程中应密切监测血象，注意心脏毒性。

4. α-IFN：α-IFN 有抑制细胞增殖作用。有研究显示，α-IFN 在体外对 PV 患者骨髓非 EPO 依赖性 BFU-E 集落生长有抑制作用。剂量为 300 万 U/ 次，3 次 / 周，皮下注射，疗程至少 6 ~ 12 个月。IFN 可缓解顽固性皮肤瘙痒。α-IFN 可作为真性红细胞增多症有效的缓解和支持治疗。

（三）对症治疗

应用骨髓抑制剂或静脉放血可以使真性红细胞增多症的许多症状得到缓解，但对瘙痒症状的控制有时并不理想。通过抑制骨髓可使病情得到控制，瘙痒可减轻或消失，但有些患者瘙痒仍是难以控制的，常因沐浴或淋雨加重，故建议沐浴不要太频繁；应用补骨脂素和紫外光的光化学治疗对控制病情也有帮助；抗组胺药的疗效并不确切，也有人建议用阿司匹林或赛庚啶；α–干扰素对某些患者有效。

【病情观察】

1. 诊断明确者：门诊随访时应观察病情有无进展，有无并发症出现；接受治疗者症状是否缓解，有无不良反应；反复放血者有无缺铁表现；接受 ^{32}P 或骨髓抑制药物治疗者应定期检测血常规，及时调整药物剂量。

2. 诊断不明确者：对于疑似本病但不够诊断标准者不应急于进行治疗，而应详细询问病史并进行相关检查排除相对性红细胞增多症及继发性红细胞增多症。对症状较明显者可予对症处理，并嘱患者定期复查，动态观察血常规变化情况及脾大的进展。

3. 红细胞：增多症门诊观察治疗者，可有目的地选择相关检查，明确诊断。根据患者具体情况决定治疗方案，初始治疗一般 1 周检测血常规，病情稳定后改为 2 周，并相应调整药物剂量。每月评估治疗疗效，症状是否缓解，肿大的脾是否缩小。治疗无效或症状加重，则复查骨髓涂片及活检，并考虑更改治疗方案。

【病历记录】

（一）门急诊病历

详细记录患者就诊的主要症状，如皮肤黏膜红紫、头痛、眩晕、耳鸣眼花、皮肤瘙痒等，注意记录病程长短、既往诊疗经过、检查结果、用药情况及效果，是否维持治疗（如有，则应记录用何药物、剂量）。体检记录血压状况、皮肤黏膜色泽、红紫部位、有无肝脾大等。辅助检查记录血常规、动脉血氧饱和度、中性粒细胞碱性磷酸酶（NAP）积分、骨髓检查及红细胞容量绝对值测定等检查结果。

（二）住院病历

入院病历应详尽记录患者主诉、发病过程、门急诊或外院的诊疗经过、检查结果、所用药物及效果如何；首次病程记录应提出相应诊断、与相对性及继发性红细胞增多症的鉴别诊断要点；病程记录应记录入院治疗后的病情变化、治疗效果。如需行放血治疗，应记录与患者及家属的谈话过程，并以其签字同意为据。

【注意事项】

（一）医患沟通

明确诊断者，应告知患者及其亲属本病的特点、目前所处阶段、治疗方案、疗程、复诊时间及监测指标。同时明确告知患者亲属本病的预后。对诊断不明确者，应告知患者或其亲属动态观察、明确诊断后针对性治疗的重要性，以取得患者的配合。治疗时一般应在上级医师的指导下，确定个体化的治疗方案。有关治疗的效果，并发症的出现，调整治疗方案的决定等，应及时告知患者或家属。

（二）经验指导

1. 红细胞增多有相对及绝对之分，绝对增加又可根据有无原因分为原发性及继发性，因此单纯根据血红蛋白测定、红细胞计数及血细胞比容或单纯根据红细胞容量测定来诊断真性红细胞增多症都是不够的，需要综合分析。

2. 目前国际上对真性红细胞增多症的诊断标准仍沿用 30 年前由 PVS 制定的标准。一方面是由于此标准比较简便易行，另一方面经近年来验证（包括红细胞容量测定、动脉血氧饱和度测定、碳氧血红蛋白测定、静脉肾盂造影等），该诊断标准的假阳性率不到 0.5%，因此认为比较可靠。但符合该标准需行红细胞容量测定，而该方法较复杂昂贵，若操作无经验，结果也不准确。目前国内尚不能普遍开展红细胞容量测定，因此，若无条件测红细胞容量，可将诊断条件中血红蛋白标准提高到 200g/L。

3. 临床上应注意，有些病例以血栓形成和出血症状为首发表现就诊。对血常规检查发现男性 Hb ≥ 180g/L、女性 Hb ≥ 170g/L 者，首先应排除相对性红细胞增多症，即由于全身血容量减少及进入毛细血管床的血液增加所导致的全身红细胞容量正常，但周围血细胞比容增高的情况，如脱水、烫伤等。

4. 本病病程发展缓慢，如无并发症，一般生存可达 10 ~ 20 年。本症治疗目的是使红细胞量及全血容量接近或恢复正常，缓解症状，减少并发症，延长生存期。

5. 骨髓抑制药物及放射性核素均有致肿瘤作用，因此，治疗不必过于积极，对早期症状较轻者，可先予观察或单纯放血治疗。对需频繁放血者，可加用骨髓抑制药物或放射性核素。目前通常选用骨髓抑制药物羟基脲口服，方便易行，疗效较好且不良反应少。治疗中需定期检测血常规，相应调整药物剂量。

6. 阿司匹林和双嘧达莫并不能减少血栓形成的机会而胃肠道出血机会反而增多，所以本病不主张使用。

第八节　遗传性球形红细胞增多症

遗传性球形红细胞增多症（HS）为常染色体遗传性疾病。是一组以红细胞丧失其薄的双凹圆盘形状，而变厚趋于球形改变为特征的疾病。由于红细胞膜先天性缺陷伴有球形红细胞明显增多和红细胞渗透脆性增多而被正常脾破坏，是一较常见的溶血性贫血。目前认为，遗传性球形红细胞增多症有两种遗传方式。一是常染色体显性遗传：常见，切脾治疗有效；二是常染色体隐性遗传：是近年发现的一种少见类型，切脾只部分有效，国内各地均有这种病例发现。

【诊断要点】

（一）临床表现

1. 病史　半数以上病例有阳性家族史，一般幼年患病，到青中年时期症状加重时才引起重视。

2. 症状与体征

（1）贫血：多为轻、中度贫血。

（2）黄疸：可随溶血的程度而波动。因感染、劳累等因素加重。胆石症为最常见并发症，可出现阻塞性黄疸。

（3）肝脾大：脾大的程度不一，大多数为中度大，脾大多数伴肝大，其程度比脾轻。

（4）再生障碍危象（aplastic crisis）：大多为感染诱发，其特征为：突然发热，腹痛、呕吐，血压下降，甚至休克；贫血迅速加重，同时白细胞和血小板也显著减少，网织红细胞计数下降，骨髓造血功能受到抑制。

（5）溶血危象：一般与病毒性疾病相关，典型者见于儿童期。一般是轻度的，其特征为黄疸、脾大、血细胞比容下降、网织红细胞增多。

（6）巨幼细胞贫血危象：发生于叶酸需求量增高的 HS 患者，如妊娠的患者、成长中的儿童和再障危象恢复期的患者。

（7）骨骼畸形（如头颅畸形、多指症等）与性发育不全者少见。

（二）实验室检查

1. 血红蛋白检测　轻至中度降低，白细胞与血小板均正常。网织红细胞增高，一般 5% ~ 20%，但再障危象时降低。平均红细胞血红蛋白浓度（MCHC）增高 35% ~ 38%。

2. 外周血片　可见胞体小、染色深、中心淡染区消失的小球形红细胞 20% ~ 30%，有时可见有核红细胞。

3. 骨髓检查　骨髓象呈增生性贫血的表现，以晚幼红细胞为主。

4. 红细胞渗透脆性试验　为最有价值的检查方法，HS 患者在 0.5% ~ 0.75% 盐水浓度时开始溶血（正常对照为 0.45%）；0.4% 时完全溶血（正常对照组为 0.3%）。

5. 自体溶血试验　在 37℃ 条件下，患者血清与红细胞共同孵育 48 小时，正常人溶血 < 2%，HS 患者可达 20% ~ 30%，加葡萄糖或 ATP 可以纠正。自体溶血试验有助于发现轻型患者。

6. 酸化甘油溶解试验（AGLT50）　灵敏度高，阳性率可达 100%，可作为 HS 的初筛试验。正常人的 AGLT50 为 30 分钟，HS 患者常 <150 秒。但应排除假阳性。

（三）诊断标准

1. 临床表现

（1）贫血轻重不等，于再障危象或溶血时加重，多表现为正细胞高色素性贫血。

（2）黄疸或轻或重。

（3）脾呈轻至中度大，多同时有肝大，常有胆囊结石。

（4）半数以上病例有阳性家庭史，多呈常染色体显性遗传。

2. 实验室检查

（1）具备溶血性贫血的实验室检查特点。

（2）外周血可见胞体小、染色深、中心淡染区消失的小球形红细胞，数量可从 1% ～ 2% 到 60% ～ 70%，大多在 10% 以上（正常人 <5 %）。

（3）红细胞渗透脆性试验（OF）：如开始溶血在 0.5% 以下，但高于对照管 0.08% 以上亦有诊断意义。如常温下试验结果正常，经 24 小时温育后渗透脆性增加，开始溶血浓度较正常人对照高出 0.08% 以上，亦可认为有诊断意义。

（4）自体溶血试验（孵育 48 小时）：溶血 >5%，温育前先加入葡萄糖或 ATP 可明显减少溶血。

（5）酸化甘油溶解试验（AGLT50）：阳性（1 50 秒以内）。

（6）SDS 聚丙烯酰胺凝胶电泳进行红细胞膜蛋白分析：部分病例可见收缩蛋白等膜骨架蛋白缺少。

【治疗】

轻型患者一般不需要治疗，积极防治感染。

（一）脾切除

可以治愈或缓解大多数 HS 患者的贫血。鉴于婴幼儿期脾切除后发生败血症的风险高，尽可能推迟到 5 ～ 9 岁行脾切除。无证据表明进一步延迟脾切除手术是有益的。

（二）成分输血

发生再障危象时。

（三）其他

补充叶酸，以防叶酸缺乏。

【病情观察】

（一）诊断明确者

门诊随访时应观察病情有无进展，有无并发症出现；接受治疗者症状是否缓解，有无不良反应。

（二）诊断不明确者

对于疑似本病但不够诊断标准者不应急于进行治疗，而应详细询问病史并进行相关检查，并嘱咐患者定期复查，动态观察血常规变化情况及脾大的进展。

（三）疗效观察

1. 临床缓解：贫血及溶血症状消失，血红蛋白男性 ≥ 120g/L、女性 ≥ 100g/L，网织红细胞降至 3% 以下，随访 1 年以上无复发者。

2. 明显进步：溶血及贫血较前显著改善，血红蛋白保持 70g/L 以上，网织红细胞降至 8% 以下，不再输血，随访 1 年以上病情稳定者。

3. 无效：临床症状及血象未能达到明显进步标准者。

4. 复发：指脾切除后有效，以后血象又恶化者。

【病历记录】

（一）门急诊病历

详细记录患者就诊的主要症状，注意记录病程长短、既往诊疗经过、检查结果、用药情况、效果如何，是否维持治疗，详细记录患者辅助检查结果。

（二）住院病历

入院病历应详尽记录患者主诉、发病过程、门急诊或外院的诊疗经过、检查结果、所用药物及效果如何；首次病程记录应提出相应诊断。病程记录应记录入院治疗后的病情变化、治疗效果。如需行放血治疗，应记录与患者及家属的谈话过程，并以其签字同意为据。

【注意事项】

（一）医患沟通

明确诊断者，应告知患者及其亲属本病的特点、目前所处阶段、治疗方案、疗程、复诊时间及监测指标。同时明确告知患者亲属本病的预后。对诊断不明确者，应告知患者或其亲属动态观察、明确诊断后针对性治疗的重要性，以取得患者的配合。治疗时一般应在上级医师的指导下，确定个体化的治疗方案。有关治疗的效果，并发症的出现，调整治疗方案的决定等，应及时告知患者或家属。

（二）经验指导

1. 患者诊断为 HS 后，应检查其家庭成员是否有 HS。如果可能，应对患者的父母、子女和兄弟姐妹采集病史、体格检查（检查脾大）、进行全血细胞计数、血涂片检查球形红细胞、网织红细胞计数等。

2. 外周血小球形红细胞增多，红细胞渗透脆性增加，家庭史阳性者诊断可成立。外周血小球形红细胞增多，红细胞渗透脆性增加，家庭史阴性者，需排除其他原因产生的球形红细胞增多，方可确定诊断。外周血小球形红细胞不够多，家庭史阴性者，需多项试验检查，包括红细胞膜蛋白组分分析、基因分析等，并需除外先天性非球形红细胞溶血性贫血等方可确诊。

微信扫码
◆临床科研
◆医学前沿
◆临床资讯
◆临床笔记

第三章　白细胞疾病

第一节　白细胞减少症

白细胞减少症（leukopenia）是指外周血白细胞计数 $<4 \times 10^9$/L。白细胞减少都是由于中性粒细胞减少所造成。外周血中粒细胞绝对值低于 1.5×10^9/L 称为粒细胞减少症，常使患者对细菌和真菌感染的易感性增加。

【病因】

（一）感染

细菌感染、病毒感染、立克次体及原虫感染等。

（二）理化因素

物理因素如电离辐射，化学因素如苯、二甲苯、其他化学溶剂和药物等。

（三）血液病

如白血病、再障、恶性组织细胞增多症、骨髓增生异常综合征等。

（四）结缔组织病

系统性红斑狼疮。

（五）内在缺陷引起

遗传性粒细胞及周期性粒细胞减少症。

（六）过敏性疾病

异性蛋白或抗生素引起的过敏性休克。

（七）原因不明

慢性获得性白细胞减少。

（八）其他

脾大、门静脉高压症、Felty 综合征、晚期骨髓纤维化、脾功能亢进等。

【发病机制】

（一）生成减少

1. 造血组织减少：再生障碍性贫血。

2. 骨髓被肿瘤细胞浸润，同时可伴纤维组织增生。

3. 放疗和化疗抑制骨髓粒细胞生成。

4. 粒细胞无效造血：巨幼细胞贫血、骨髓增生异常综合征。

5. 病毒感染抑制骨髓造血。

（二）破坏过多

1. 免疫性：系统性红斑狼疮、新生儿同种免疫性粒细胞减少症、药物性免疫性粒细胞减少等。
2. 非免疫性：恶性组织细胞增生症、脾功能亢进、严重败血症等。
3. 分布异常：假性白细胞减少，见于异体蛋白反应及内毒素血症。
4. 释放障碍：罕见，见于惰性白细胞综合征。

【诊断】

（一）临床表现

起病较缓慢，少数患者可无症状，检查血象时才发现。多数患者可有头晕、乏力疲困、食欲减退及低热等表现。有的患者可反复感染，如口腔炎、上呼吸道感染、支气管炎、肺炎等。有的患者无反复感染表现。同期性粒细胞减少症表现为每隔 3 周左右发生一次粒细胞减少，每次 3 ~ 5 日，发作时有粒细胞减少症的症状。

（二）实验室检查

1. 血象　红细胞和血小板计数视原发病而定。白细胞计数 $<4 \times 10^9/L$，可伴不同程度的粒细胞减少，淋巴细胞相对增多。胞浆中可见中毒颗粒。
2. 骨髓象　生成减少所致者，骨髓多呈粒系受抑；破坏增多所致者，粒系增生活跃，粒细胞系统呈成熟障碍。
3. 骨髓培养　再生障碍性贫血时，CFU-GM、CFU-E 等均明显减低；骨髓增生异常综合征时，常显示 CFU-GM 等集落数减少而集簇增加。
4. 肾上腺素试验　可证实有无分布异常，如为阳性即可诊断为假性白细胞减少。
5. 血清溶菌酶测定　如溶菌酶滴度升高提示中性粒细胞或单核细胞破坏过多。

（三）诊断与鉴别诊断

根据患者临床表现及血象、骨髓象，诊断并不困难。但要注意，由于白细胞生理性变异较大，必须反复定期复查血象方可确定。并注意详细询问病史，尤其是感染史、用药史、化学药物及放射线接触史等。注意与低增生性白血病、再生障碍性贫血相鉴别。这两种疾病常伴有贫血及血小板减少，骨髓检查最具鉴别价值。

【治疗】

（一）病因治疗

药物所致者立即停药，巨幼细胞贫血给予叶酸及维生素 B_{12} 治疗。

（二）对症治疗

病因不明，有反复感染者，应及时控制感染，并注意预防感染。

（三）可试用促白细胞生成药

①利血生：10 ~ 20mg,3 次 / 日；②维生素 B_4：10 ~ 20mg,3 次 / 日；③鲨肝醇：20 ~ 25mg,3 次 / 日；④碳酸锂：0.25g，3 次 / 日；⑤肾上腺皮质激素：可用于免疫介导所致白细胞减少，剂量为 1mg/（kg·d），白细胞升高可试行减量，维持正常水平时可停药。

【病情观察】

1. 诊断明确的患者应根据其实验室检查结果以及有无感染的征象，予以相应的治疗。治疗中重点观察治疗后血象变化是否好转，尤其是白细胞计数是否恢复正常，临床症状是否改善。注意观察有无感染。如有感染，则应注意观察抗生素治疗后，感染是否控制，评估治疗效果，并可根据患者的相关临床征象，调整治疗用药。

2. 根据患者的具体症状，尤其是上述实验室检查的结果，可明确诊断。有明确原因的，如由化疗药物或放疗引起的，应注意停用相关药物或避免接触射线。明确诊断后，可进一步根据患者的血象变化，采取积极的治疗。如为白细胞轻度减少，又无感染的证据，骨髓检查无明显异常的，可随访观察；如为白细胞明显减少，则应予以升高白细胞的药物。治疗有效者，如血白细胞、中性粒细胞逐步恢复正常，感染已被有效控制，则可予以出院。门诊密切随访。

【病历记录】

（一）门急诊病历

记录患者就诊时间及主要临床特点，有无乏力的症状，有无急性咽炎等感染的表现，有无特殊服药史，有无接触射线史和化学毒物史，体检记录相关感染的体征，辅助检查记录血常规和白细胞分类、骨髓检查等结果。

（二）住院病历

详尽记录患者门急诊及外院的诊疗经过，详尽记录患者的诊断依据、鉴别诊断要点。病程记录应反映患者治疗后的病情变化、治疗疗效；如有病情恶化或需用较为贵重的药物，经治医师应记录与其亲属的谈话过程，并以签字为据。

【注意事项】

（一）医患沟通

如诊断明确，应告知患者或其亲属白细胞减少症的病因及特点、发生原因、常规治疗药物与疗程及疗效。如需使用 G-CSF 等药物，由于费用较高，应事先与患者及亲属讲明。

（二）经验指导

1. 因白细胞正常的生理波动以及检测技术上的原因，应定期反复检查血象和白细胞分类，以免因一次检测的误差而导致误诊和治疗的不及时。

2. 白细胞减少症的诊断并不困难，但值得注意的是，在白细胞减少症的恢复期，由于骨髓代偿性增生，可导致未完全成熟的幼稚白细胞提前释放入血，而易被误诊为白血病，此点尤应为年轻的内科医师所重视。

3. 对于经济困难的患者，可考虑用糖皮质激素（如地塞米松）或用大剂量维生素 B_6 静脉滴注，也可取得较好的疗效。如为免疫因素引起的白细胞减少症，而一般升高白细胞药物治疗无效的可选用糖皮质激素，如泼尼松 10 ~ 20mg，3 次 / 日，口服，应用 4 周后无效的，应停药。

4. 如疑有感染，应行胸部 X 线检查，反复行咽拭子、血、尿、粪便等培养及药敏试验，以便明确感染的性质和部位；即使病因未明，亦应以足量的广谱抗生素做经验性治疗，待病原体及药敏明确后再调整抗生素，一般可应用氨基糖苷类和 β - 内酰胺类抗生素联合治疗，考虑合并真菌感染者应及时加用氟康唑或两性霉素 B。

第二节　粒细胞缺乏症

粒细胞缺乏症（agranulocytosis）是由不同病因引起的中性粒细胞缺乏的一组综合征。中性粒细胞绝对值低于 1.5×10^9/L 时称为粒细胞减少。当中性粒细胞绝对值低于 0.5×10^9/L 时，称为粒细胞缺乏症。常伴严重感染. 病情危重，是内科急症之一。

【病因】

（一）原发性

病因不明。

（二）继发性

①药物：保泰松、吲哚美辛、半合成青霉素、磺胺、甲巯咪唑、硫氧嘧啶、氯丙嗪、免疫抑制剂等；②离子射线辐射；③血液病：重型再障、急性白血病等。

【发病机制】

（一）粒细胞生成受抑制

见于应用免疫抑制剂及受离子射线照射。

（二）免疫机制

多数患者有既往服用药物史，当再次服用时，出现免疫反应导致粒细胞破坏，方式如下：①药物吸附于中性粒细胞表面，产生抗粒细胞抗体；②药物或药物代谢产物与中性粒细胞膜结合，诱发针对上述抗原的抗体，继之活化补体，杀灭粒细胞；③诱生自身抗体。

（三）其他

药物引起的高敏反应，与患者特异质有关。既往有结缔组织病、过敏和药物不良反应的年老女性易发生。

【诊断】

（一）临床表现

1. 早期粒细胞减少时可有头晕、乏力等症状。

2. 出现粒细胞缺乏时，突然高热、寒战、头痛，常见急性咽炎、扁桃体炎，具有特征性的黏膜坏死、肺炎等。

3. 有时出现皮肤、直肠、肛门及阴道感染，严重者出现败血症，甚至引起感染性休克，危及生命。

4. 粒细胞缺乏时感染不易控制，常引起感染中毒性休克，最后全身衰竭致死。

5. 体征视感染部位而定，全身感染可有肝脾大；部分患者可呈中毒性肝炎伴黄疸、皮疹等，局部炎症常伴有相关部位的淋巴结肿大。

（二）实验室检查

1. 血象 ①红细胞及血红蛋白，早期多正常；②白细胞计数明显减少，常 $<2 \times 10^9/L$，中性粒细胞绝对值 $<0.5 \times 10^9/L$ 甚至缺如，淋巴细胞或单核细胞可相对或绝对增高，中性粒细胞胞浆中可见中毒颗粒及空泡；③血小板计数早期正常，并发败血症时常降低。

2. 骨髓检查 ①粒细胞严重受抑制中幼粒细胞缺如，仅见少量原始及早幼粒细胞，红系及巨核系多正常；②由免疫介导的粒细胞缺乏，可见粒系成熟障碍。

3. 血清溶菌酶测定 中性粒细胞破坏过多时水平增高，粒细胞成熟障碍时常降低。

4. 骨髓培养 CFU-GM 等集落数明显减少，BFU-E、CFU-E 及 CFU-MK 多正常。

（三）诊断

外周血中性粒细胞绝对值 $<0.5 \times 10^9/L$，有造成粒细胞缺乏的病因，即可诊断。

（四）鉴别诊断

1. 急性再生障碍性贫血 除有粒细胞缺乏外，尚有严重贫血及血小板减少、出血等表现，骨髓检查示三系均增生低下。

2. 低增生性白血病 外周血常示粒细胞缺乏，血象示全血细胞减少。骨髓检查可见原始细胞 $>20\%$，红系及巨核系严重受抑。

【治疗】

1. 去除病因。

2. 严密消毒隔离措施。

3. 积极控制感染：寻找病原菌并做药敏试验，根据结果选择敏感药物。

4. 加强支持治疗：注意水电解质平衡，应用丙种球蛋白增强免疫功能。

5. 应用集落刺激因子提升粒细胞。

6. 应用肾上腺皮质激素：在有效控制感染的前提下，对药物引起的粒细胞缺乏患者，短期应用可改善中毒症状，抑制免疫反应，待粒细胞回升即可停用。

【病情观察】

1. 注意观察有无感染，如有感染则应注意观察抗生素治疗后，感染是否控制，评估治疗效果，并根据患者的相关临床征象，调整治疗用药。

2. 根据患者的具体症状，尤其是实验室检查的结果，可明确诊断。如为粒细胞缺乏，或有明确的感染证据，患者应住院，应用粒细胞集落刺激因子或单核-吞噬细胞集落因子等治疗，并可根据药物敏感试验结果及经治医师的临床经验选用抗生素治疗。治疗有效者，如中性粒细胞逐步恢复正常，感染已被有效控制，则可予出院，门诊密切随访。

【病历记录】

（一）门急诊病历

记录患者就诊时间及主要临床特点，有无乏力的症状，有无急性咽炎等感染的表现，有无特殊服药史，有无接触射线史和化学毒物史，体检记录相关感染的体征，辅助检查记录血常规和白细胞分类、骨髓检查等结果。

（二）住院病历

详尽记录患者门急诊及外院的诊疗经过，详尽记录患者的诊断依据、鉴别诊断要点。病程记录应反映患者治疗后的病情变化，治疗效果；如有病情恶化或需用较为贵重的药物，经治医师应记录与其亲属的谈话过程，并以签字为据。

【注意事项】

（一）医患沟通

应告知患者及家属患者必须住院治疗，并应告知患者及家属本病病情十分凶险，治疗费用高，如不及时治疗，患者可死于败血症、中毒性休克；但如积极治疗且措施得当，预后可能较好，以使患者及家属能理解、配合。如需使用 G-CSF 等药物，由于费用较高，应事先与患者及亲属讲明。

（二）经验指导

1. 在服用可能引起粒细胞减少的药物及密切接触放射线、苯或其他有害物质时应定期进行血液检查，以便及时诊断和治疗。

2. 急性粒细胞缺乏症病死率高，随着抗生素的应用，病死率明显下降。年老、全身衰竭、黄疸或者合并严重感染者病死率高。积极治疗 10 日仍无明显好转者预后较差，骨髓中尚保留少量幼稚细胞比完全缺乏者恢复快。外周血单核细胞持续存在并有增多趋势，提示疾病的好转。

3. 粒细胞缺乏症的诊断并不困难，但值得注意的是，在粒细胞缺乏症的恢复期，由于骨髓代偿性增生，可导致未完全成熟的幼稚白细胞提前释放人血，而易被误诊为白血病，此点应为年轻的内科医生所重视。

4. 对急性粒细胞缺乏者在采取严密消毒隔离措施的同时，应及早使用造血生长因子治疗，大多数的患者反应良好，粒细胞可很快上升，一般应待粒细胞计数升至（2 ~ 3）×10⁹/L 后方可考虑停药。

5. 如疑有感染，应行胸部 X 线检查，反复行咽拭子、血、尿、粪便等培养及药敏试验，以便明确感染的性质和部位；即使病因未明，亦应以足量的广谱抗生素做经验性治疗，待病原体及药敏明确后再调整抗生素。一般可应用氨基糖苷类和 β-内酰胺类抗生素联合治疗，考虑合并真菌感染者应及时加用氟康唑或两性霉素 B。

6. 在服用可能引起粒细胞减少的药物及密切接触放射线、苯或其他有害物质时应定期进行血液检查，以便及时诊断和治疗。

第三节　急性白血病

急性白血病（acute leukemia，AL）是造血细胞恶性克隆性病变，以骨髓和其他造血组织中原始和幼稚细胞异常增生为特点，以贫血、出血、感染及白血病细胞浸润各组织、脏器为主要临床表现。

我国急性白血病的发病率为 1/10 万，成人以 AML 为主，儿童以 ALL 为主。

【病因与发病机制】

人类白血病的病因尚不完全清楚，可能与以下因素有关。

1. 病毒：成人 T 细胞白血病是由人类 T 淋巴细胞病毒 -I（HTLV-I）所引起。

2. 电离辐射：研究表明全身或者大面积照射，可使骨髓抑制和机体免疫力缺陷，染色体发生断裂和重组，染色体双链 DNA 有可逆性断裂。

3. 化学因素：苯的致白血病作用已经得到肯定，乙双吗啉、氯霉素、保泰松亦可能有致白血病的作用。

4. 遗传因素。

5. 其他血液病：某些血液病最终可能发展成为急性白血病，如慢性粒细胞白血病、真性红细胞增多症、原发性血小板增多症、骨髓增生异常综合征等。

【分型】

急性白血病主要分为急性淋巴细胞白血病（acute lymphocytic leukemia，ALL）和急性非淋巴细胞白血病（acute nonlymphocytic leukemia，ANLL）或急性髓细胞性白血病（acute myeloid leukemia,AML）。

（一）形态学（FAB）分型

1. AML

（1）M_1（急性粒细胞白血病未分化型）：骨髓中原始细胞（Ⅰ型+Ⅱ型）占非红细胞的比例 >0.09，原始细胞过氧化酶或苏丹黑染色阳性率 >0.03，早幼粒及以下阶段细胞或单核细胞 <0.10。

（2）M_2（急性粒细胞白血病部分分化型）：分为两种亚型。

① M_{2a}：骨髓中原始粒细胞占非红细胞的 0.03 ~ 0.89，早幼粒及以下阶段粒细胞 >0.10，单核细胞 <0.20。

② M_{2b}：骨髓中原始粒细胞和早幼粒细胞明显增多，以异常中幼粒细胞增生为主 >0.30（常有核仁及明显的核、浆发育不平衡）。

（3）M_3（急性早幼粒细胞白血病）：骨髓中以异常的多颗粒的早幼粒细胞为主，其胞核大小不一，胞浆中有大小不等的颗粒，Aure 小体易见。该类细胞 >0.30（非红系细胞）。

分为两种亚型：

① M_{3a}（粗颗粒型）：嗜苯胺蓝颗粒粗大、密集或融合。

② M_{3b}（细颗粒型）：嗜苯胺蓝颗粒细小、密集。

（4）M_4（急性粒-单核细胞白血病）：分为四个亚型。

① M_{4a}：原始和早幼粒细胞增生为主，原、幼单核和单核细胞 >0.20（非红系细胞）。

② M_{4b}：原、幼单核增生为主，原始和早幼粒细胞 >0.20（非红系细胞）。

③ M_{4c}：原始细胞既有粒细胞系，又有单核细胞系形态特点，该类细胞 >0.30（非红系细胞）。

④ M_4 Eo：除上述特点外，还有粗大而圆的嗜酸颗粒及着色较深的嗜碱颗粒，占 0.05 ~ 0.30（非红系细胞），又称为急性粒—单核细胞白血病嗜酸细胞增多型。

（5）M_5（急性单核细胞白血病）：分为两种亚型。

① M_{5a}（未分化型）：骨髓中原始单核细胞（Ⅰ型+Ⅱ型）（非红系细胞）>0.80。

② M_{5b}（部分分化型）：骨髓中原始和幼稚单核细胞（非红系细胞）>0.30，原始单核细胞（Ⅰ型+Ⅱ型）<0.80。

（6）M_6（红白血病）：骨髓中红细胞系 >0.50，伴形态异常，非红细胞系原粒细胞（Ⅰ型+Ⅱ型）或原始+幼稚单核细胞 >0.30；如血片中原粒细胞或原单细胞 >0.05，骨髓非红系细胞中原粒细胞或原始+幼稚单核细胞 >0.20。

（7）M_7（急性巨核细胞白血病）：应符合以下条件。

①外周血中原巨核（小巨核）细胞。

②骨髓中有巨核细胞 >0.30。

③原巨核细胞有电镜血小板过氧化物酶染色或单克隆抗体证实。

④骨髓细胞少，往往干抽，活检有原始和幼稚巨核细胞增多，网状纤维增加。

2. ALL 三种亚型

（1）L_1：原始和幼稚淋巴细胞以小细胞为主。

（2）L_2：原始和幼稚淋巴细胞以大细胞为主，大小不一，核型不规则。

（3）L_3：原始和幼稚淋巴细胞以大细胞为主，大小较一致，有明显空泡。

WHO 2000 年 ALL 分类强调了白血病细胞表面抗原标志，将 ALL 分为 B 细胞急性淋巴细胞白血病（B-ALL）、T 细胞急性淋巴细胞白血病（T-ALL）和 Burkitt-cell Leukemia，不再分为 L_1、L_2 和 L_3 型。

（二）WHO 分类

2001 年，WHO 提出的髓系和淋巴系肿瘤分类法，综合了 FAB 分类、欧美淋巴分型修订方案（和 REAL 分型）的优点，将急性白血病分类如下。

1. 急性髓系白血病（AML）的 WHO 分类

（1）有再现性染色体易位的 AML

① AML 伴 t（8;21）（q22;q22）AML1（CBF-α）/ETO。

② 急性早幼粒细胞白血病 [t（15;17）（q22;q11 ~ 12），PML/RARα 及变异型]。

③ AML 伴 11q23（MLL）异常嗜酸粒细胞 [inv（16）（p13q22）或 t（16;16）（p13;q11），CBFβ/MYH11]。

④ AML 伴 11 q23（MILL）异常。

（2）AML 伴多系病态造血

① 有骨髓增生异常综合征病史。

② 无骨髓增生异常综合征病史。

（3）治疗相关的 AML 和 MDS。

（4）无法归类的 AML：① AML 微分化型（M_0）；② AML 未分化型（M_1）；③ AML 部分分化型（M_2）；④ 急性粒 – 单核细胞白血病（M_4）；⑤ 急性单核细胞白血病（M_5）；⑥ 急性红白血病（M_6）；⑦ 急性巨核细胞白血病（M_7）；⑧ 急性嗜碱粒细胞白血病；⑨ 急性全髓增生伴骨髓纤维化。

2. 急性淋巴细胞白血病（ALL）的 WHO 分类

（1）前 B 细胞急性淋巴细胞性白血病（细胞遗传学亚型）：① t（9;22）（q34;q11）BCR/ABL；② 11q23MLL 重组；③ t（1;19）（q23;p13）E2A/PBX1；④ t（12;21）（p12;q22）ETV/CBF-α。

（2）前 T 细胞急性淋巴细胞性白血病。

（3）Burkitt 细胞白血病。

【诊断】

（一）临床表现

急性白血病的发病可隐匿、缓慢，亦可急骤。

1. 贫血   70% 患者以贫血为首发表现，常是进行性加重，与出血程度不成比例。

2. 出血   初诊时半数患者有出血现象，如皮肤瘀点、瘀斑和牙龈出血、鼻出血，严重者可合并颅内出血。

3. 发热   半数患者以发热为早期表现，常为感染所致。常见有呼吸道感染、肺部感染、肠炎、肛周脓肿等。

4. 浸润   白血病细胞大量增殖可有多脏器浸润而表现不同的症状。

（1）淋巴结和肝脾大：淋巴结肿大以 ALL 多见。纵隔淋巴结肿大常见于 T 细胞急性淋巴细胞白血病。可有轻至中度肝脾大。

（2）骨骼和关节：常有胸骨下端局部压痛。可出现关节、骨骼疼痛，尤以儿童多见。发生骨髓坏死时，可以引起骨骼剧痛。

（3）中枢神经系统白血病（CNSL）：轻者表现为头痛、头晕，重者有呕吐、颈项强直，甚至抽搐、昏迷。以 ALL 最常见，儿童尤甚，其次为 M_4、M_5 和 M_2。

（4）口腔和皮肤：皮肤浸润可出现蓝灰色斑丘疹或皮肤粒细胞肉瘤，局部皮肤隆起、变硬，呈紫蓝色皮肤结节，也可表现齿龈浸润肿胀呈灰白色，常见于 M_5 亚型。

（5）眼部：眼眶骨膜下浸润可呈绿色瘤，将眼球向外推出，多见 M_1、M_2 亚型。

（6）睾丸：病变睾丸可无症状，但可单侧或双侧弥漫性肿大，质硬。多见于急性淋巴细胞白血病化疗缓解后的男性幼儿或青年，是仅次于 CNSL 的白血病髓外复发的根源。

（二）实验室检查

1. 血象   多数患者白细胞增高，部分患者白细胞减少。初诊时 80% 患者存在轻至中度贫血，一般为正细胞正色素性，血小板多数减少。血涂片分类检查可见数量不等的原始和（或）幼稚细胞。

2. 骨髓象　绝大多数呈增生明显活跃或极度活跃，相应系列的白血病细胞大于骨髓有核细胞总数的20%，多数大于 60% ~ 70%。少数骨髓细胞增生低下，原始细胞低于 40%。此类患者往往同时有外周血白细胞的减少，红系、巨核系细胞增生受抑制。

3. 细胞化学　为鉴别 AML 和 ALL，常规做过氧化物酶或苏丹黑染色；为区别粒系和单核系应做酯酶染色；疑 M_6 者可行糖原染色；为诊断 M_7 则应做过氧化物酶染色，并在电镜下观察。

4. 免疫学检测　用淋巴系统单抗 CD3、CD4、CD8、CD20、CD19 进行流式细胞仪检测显示数量异常，用粒单系单抗 CD33、CD13、CD14 可见表达异常。

5. 特殊检查

（1）染色体检查：白血病常伴有特异的染色体改变，具有分型诊断及指导预后的价值。如 M_3 亚型有 t（5；17）、i（17q）；M4 Eo 亚型有 inv（16）、de（16）；M_5 亚型有（9;11）、t（9；11）、t（8；16）；M_7 亚型有 inv（3）。

（2）分子生物学检查在 M_2、M_7 中髓过氧化酶基因（MPO）表达最高。t（15；17）（q22；q22）易位形成的 PML/RAR α 融合基因是诊断和鉴别 M_3 的特异标志。

（三）诊断要点

凡外周血和（或）骨髓中原始细胞在非红系中 ≥ 20%，除外类白血病反应即可诊断。

（四）鉴别诊断

1. 类白血病反应　通常有病因（感染、中毒、肿瘤等）可查。白细胞分类中以成熟细胞为主，可见中毒颗粒，NAP 积分明显增高，一般无贫血和血小板减少，病因去除后血象即恢复正常。

2. 再生障碍性贫血　少数白细胞不增高的白血病（尤其是 M_3）、低增生性白血病，周围血象易与之混淆。急性白血病常有胸骨压痛，多有肝、脾、淋巴结肿大，骨髓检查可准确鉴别。

3. 骨髓增生异常综合征（MDS）　MDS 中的难治性贫血伴原始细胞增多（RAEB）及难治性贫血伴原细胞增多转变型（RAEB-t），临床和周围血象酷似急性白血病，但骨髓检查原始细胞 <30%，有助鉴别。

4. 某些感染引起的白细胞异常　如传染性单核细胞增多症，血象中出现异形淋巴细胞，形态与原始细胞不同，血清中嗜异性抗体效价逐步上升、病程短、可自愈。传染性淋巴细胞增多症、百日咳、风疹等病毒感染时，血中淋巴细胞增多，但淋巴细胞形态正常，病程为良性，骨髓象原始幼稚细胞均不增多。

5. 急性粒细胞缺乏症恢复期　骨髓中原、幼粒细胞增多。但多有明确病因，血小板正常，原、幼粒细胞中无 Auer 小体及染色体异常。短期内骨髓成熟粒细胞恢复正常。

【治疗】

白血病确诊后，医师应根据患方意愿、经济能力和疾病特点，选择并设计最佳、完整、系统的方案治疗。适合造血干细胞移植（HSCT）者抽血做 HLA 配型。

（一）化学治疗

化学治疗是目前治疗白血病最重要和首先采用的方法。近年来，急性白血病治疗已有显著进展。化学治疗使成人急性髓细胞白血病和成人急性淋巴细胞白血病完全缓解（complete remission，CR）率分别达60% ~ 85% 和 72% ~ 77%。

1. 化疗治疗的策略

（1）诱导缓解治疗：目标是使患者迅速获得完全缓解。所谓完全缓解，即白血病的症状和体征消失。血象：Hb ≥ 100g/L（男）或 90g/L（女及儿童），中性粒细胞绝对值 ≥ 1.5×10^9/L，血小板 ≥ 100×10^9/L，外周血白细胞分类无白血病细胞；骨髓象：原粒细胞 + 早幼粒细胞（原单核 + 幼单核细胞或原淋巴 + 幼淋巴细胞）≤ 5%。M_3 除了原粒细胞 + 早幼粒细胞 ≤ 5%，还应无 Auer 小体，红细胞及巨核细胞系列正常，无髓外白血病。理想的 CR 时，应更强调染色体水平和基因水平的改善，白血病的免疫学、细胞遗传学和分子生物学异常标志均应消失。

（2）早期、联合、充分、间歇和分阶段化疗：是急性白血病化疗的重要原则。联合化疗方案的药物组成应遵循：①作用于细胞周期不同阶段的药物；②各药物间有相互协同作用，以最大杀灭白细胞；③

各药物不良反应不重叠，减少对重要脏器的损伤。

（3）白血病细胞增殖周期为 5 日左右，故每个疗程化疗须持续 7 ~ 10 日，以使处于各增殖期的白血病细胞都有机会被药物杀灭。每个疗程结束后，应间歇 2 ~ 3 周再进入第二个疗程。白血病细胞大部分处于增殖周期，疗程中易被化疗杀灭。难以被化疗杀灭的休止期（G_0 期）白血病细胞将在疗程间歇时补充进入增殖周期。故疗程之间的间歇有利于残留白血病细胞被下一个疗程化疗药物所杀灭。因大部分白血病细胞株的倍增时间较长，白血病细胞恢复慢于正常造血的恢复，所以，适当的间歇时间对正常造血恢复有利。

（4）缓解后治疗：目的是争取患者长期无病生存（DFS）和痊愈。白血病未治疗时体内白血病细胞数量估计为 10^{10} ~ 10^{13} 个，经诱导缓解治疗达到 CR 标准时体内仍有相当于 10^8 ~ 10^9 个白血病细胞，并且，髓外某些隐蔽之处仍可有白血病细胞浸润。因此，必须进行 CR 后治疗，以进一步杀灭残存、隐蔽的白血病细胞，以防止复发，延长缓解和无病生存期。其主要方法为化疗和 HSCT。

2. 急性淋巴细胞白血病的化学治疗　急性淋巴细胞白血病患者的诱导缓解治疗经典方案是 VP 方案，即长春新碱 1 ~ 2mg 静脉注射，每周 1 次，加泼尼松每日 40 ~ 60mg 口服，直到缓解为止。儿童完全缓解率高达 80% ~ 90%，成人的完全缓解率仅 50%。该方案复发率比较高，需在 VP 方案上加门冬酰胺酶（VLP 方案）或柔红霉素（VDP 方案）或四种药物同时应用（VLDP 方案）。VLDP 方案不仅减低了复发率，而且可使成人完全缓解率提高到 72% ~ 77.8%。

全国白血病学术讨论会建议，完全缓解后巩固强化 6 个疗程：第 1、4 疗程用原诱导方案；第 2、5 疗程用依托泊苷（VP-16，75 mg/m² 静脉注射，第 1 ~ 3 日）及阿糖胞苷（100 ~ 150mg/m² 静脉滴注，第 1 ~ 7 日）；第 3、6 疗程用大剂量甲氨蝶呤，1 ~ 1.5g/m²，第 1 日静脉滴注，维持 24 小时，停药后 12 小时以四氢叶酸钙解救（6 ~ 9mg/m²，肌内注射每 6 小时 1 次，共 8 次）。因为大剂量 MTX 可以通过血 - 脑屏障，可以替代鞘内注射。有人主张成人 ALL 巩固强化间歇期尚需用巯嘌呤和甲氨蝶呤交替长期口服。维持治疗阶段可选用上述方案，逐步延长间歇期，治疗 3 ~ 5 年。

3. 急性非淋巴白血病的化学治疗　目前，常用标准的诱导缓解方案是 DA 方案，缓解率可达 85%。国内常用另一方案是 HOAP，平均缓解率约 60%。近年常用 HA 方案，缓解率可接近 DA 方案。但总的缓解率不如急性淋巴细胞白血病，且诱导过程中一定要通过粒细胞极度缺乏时期后，才有可能进入缓解期。

我国血液病学者发现，全反式维 A 酸可使 M_3 白血病诱导缓解，其缓解率可达 85%。但缓解后单用维 A 酸巩固强化治疗易复发，故宜与其他化疗联合治疗或交替维持治疗。此外，我国学者临床试用三氧化二砷对 M_3 型诱导完全缓解率可达 65% ~ 98%，对复发的患者也有很好的疗效。M_3 有合并 DIC 倾向者要使用肝素治疗。

巩固治疗方法有：①原诱导方法巩固 4 ~ 6 个疗程；②以中剂量阿糖胞苷为主的强化治疗，阿糖胞苷可单用，也可加其他药物（如柔红霉素、安吖啶、米托蒽醌等）；③用与原诱导治疗方案无交叉耐药的新方案（如 VP-16 加米托蒽醌等）。每 1 ~ 2 个月化疗 1 次，共计 1 ~ 2 年。以后停用化疗，密切随访，如有复发再行治疗。

4. 中枢神经系统白血病的治疗　中枢神经系统白血病是最常见的髓外白血病，以急性淋巴细胞白血病尤为突出。通常在急性淋巴细胞白血病缓解后开始预防性鞘内注射甲氨蝶呤，每次 10mg，2 次/周，共 3 周。如临床出现颅内压增高、脑膜刺激征或脑神经受损的表现，脑脊液压力升高并找到白血病细胞，中枢神经系统白血病诊断即可肯定。则应用甲氨蝶呤每次 10 ~ 15mg 缓慢鞘内注射，2 次/周，直到脑脊液细胞数及生化检查恢复正常，然后改用每次 5 ~ 10mg 鞘内注射，每 6 ~ 8 周 1 次，随全身化疗结束而停用。若甲氨蝶呤疗效欠佳，可改用阿糖胞苷 30 ~ 50mg/m² 鞘内注射，2 次/周。同时，可考虑头颅部放射线照射脊髓，但对骨髓抑制较严重。

5. 老年急性白血病的治疗　老年患者对化疗耐受差，过度虚弱患者无法接受联合化疗，常规化疗方案中剂量减少。宜用小剂量阿糖胞苷（或三尖杉碱）静脉滴注治疗，直至缓解。

6. 睾丸白血病治疗　药物对睾丸白血病疗效不佳，必须放射治疗，即使一侧睾丸肿大，也须采用两侧同时放射治疗。

7. 难治性和复发性白血病的治疗　难治性白血病的诊断依据如下：①标准诱导缓解方案 2 个疗程未达到完全缓解（CR）者；②首次 CR 后半年内复发者（早期复发）；③首次 CR 后半年复发（晚期复发），但再用原诱导方案治疗无效者；④复发 2 次以上者。凡符合上述任意一条者即为难治性白血病。

复发是指在 CR 期骨髓或血液中又出现原已看不到的白血病细胞（原粒细胞≥5%），称为血液学复发（或髓内复发）。白血病细胞在其他部位出现称为髓外复发。第 1 次 CR 后 6 个月内复发者为早期复发，第 1 次 CR 后 6 个月以上或第 2 次 CR 后 4 个月以内复发者为晚期复发。

（1）难治性和复发 AML 的治疗：① HD Ara-C 联合化疗，对年龄 55 岁以下、支持条件较好者，可选用。②启用新药联合化疗，如氟达拉滨、阿糖胞苷（Ara-C）和 G-CSF ± IDA（去甲氧柔红霉素）（FLAG ± L）；或托泊替康 + 环磷酰胺（CTX）+ Ara-C + VP-16 等。③对于年龄偏大或继发性 AML，可采用预激化疗。④ HSCT，除 HLA 相和的 HSCT 外，还包括 HLA 部分相和或半相和的移植。⑤免疫治疗，非骨髓造血干细胞移植（NST）、DLI（供者淋巴细胞输注）、髓系单克隆抗体等。

（2）难治性和复发 ALL 的治疗：首先，应考虑选用新的抗癌药物，并且要与其他抗癌药物联合应用以提高疗效；其次，可考虑采用中、高剂量 Ara-C 或 MTX 治疗，对于再次达 CR 后的此类患者，若有条件应早行造血干细胞移植。常用的有以下治疗方案。① HD-MTX，从 $200mg/m^2$ 开始，于数周内增至 $6 g/m^2$，以甲酰四氢叶酸钙（亚叶酸钙）或门冬酰胺酶（L-ASP）解救，CR 率达 33% ~ 75%。②以 HD-Ara-C 为基础的方案，HD-Ara-C 用药一般为 12 小时 1 次，共 4 ~ 12 次，每疗程累积剂量 $12 ~ 36g/m^2$。③以 HD-CTX 为基础的方案。④ VAD 方案，不良反应轻，易耐受。

（二）造血干细胞移植

儿童非高危级急性淋巴细胞白血病因化疗效果较好，不必在第 1 次缓解后进行造血干细胞移植。大多数急性白血病患者 [除伴有 t（15；17）的急性早幼粒细胞白血病]，年龄在 50 岁以下，只要有 HLA 匹配的供者都应该在第 1 次缓解期内进行造血干细胞移植。

（三）一般治疗

1. 防治感染　白血病患者常伴有粒细胞减少，特别是在化疗、放疗期间出现的粒细胞缺乏持续时间较长，因此防治感染非常重要。应加强基础护理，强调口咽、肛门周围和饮食的清洁卫生。有条件时应将患者置于洁净室中治疗。化疗前有局灶性感染要予以根除。体温 >38℃者，应仔细查找感染灶和检测病原菌，病原菌未明确前可经验性试用抗生素治疗，待培养及药敏结果回报后再调整用药。发热、感染严重者，可应用大剂量丙种球蛋白。细胞因子 G-CSF 或 GM-CSF 用于粒细胞缺乏者，疗效较好。

2. 控制出血　白血病患者出血的主要原因是血小板减少，因此，补充血小板是较有效的措施。使周围血小板数至少维持在 $20×10^9/L$ 以上，同时应用止血药物。如果出血系由 DIC 引起（如 M₃），应给予当的抗凝治疗。鼻或牙龈出血可用填塞或明胶海绵局部止血。

3. 纠正贫血　严重贫血可输入红细胞悬液，改善患者的明显缺氧。但白细胞淤滞时，不宜马上输红细胞以免进一步增加血黏度。争取白血病缓解是纠正贫血最有效的方法。

4. 高尿酸血症的处理　血尿酸 > 420mg/L 时，应给予别嘌醇 0.1g，每日 3 次口服，抑制尿酸形成；给予碳酸氢钠碱化尿液；补充液体保证足够尿量，防止尿酸积聚在肾小管，损伤肾。

5. 高白细胞血症　当循环血液中白细胞 > $200×10^9/L$ 时，患者可产生白细胞淤滞症。表现为呼吸困难，甚至呼吸窘迫、反应迟钝、颅内出血等。高白细胞血症不仅增加患者的早期病死率，也增加髓外白血病的发病率和复发率。因此，当白细胞 > $100×10^9/L$ 时，就应该紧急使用血细胞分离机，单采清除过高的白细胞，同时给予化疗药物和水化。无此条件的，给予羟基脲 2 ~ 3g/d，或小剂量联合化疗，待白细胞降至 $30×10^9/L$ 以下时给予标准方案化疗。注意预防高尿酸血症、酸中毒、电解质紊乱、凝血功能异常等并发症。

6. 营养支持治疗　白血病是严重消耗性疾病，特别是化疗、放疗的不良反应可引起患者消化道黏膜炎及功能紊乱，因此应该注意补充营养，维持水、电解质平衡，给予患者高蛋白、高热量、易消化食物，必要时给予静脉营养。

【病情观察】

1. 观察患者的症状、体征特点，重点观察化疗后患者的症状、体征是否缓解或减轻，如齿龈肿胀、皮肤结节或肿块可否消失；皮肤、黏膜出血是否减轻；如有中枢神经系统累及的，则观察治疗后患者的头痛、呕吐、抽搐等症状是否改善或消失；有肺部感染或有牙龈炎、肛周炎的则应观察抗感染治疗后炎症是否控制。治疗中，应定期随访血象、骨髓象、血液生化、脑脊液等，以评估治疗疗效。同时，化疗过程中，应注意观察有无化疗药物的不良反应，以便及时对症处理。

2. 白血病一经诊断，患者均须住院治疗，并进一步行 FAB 分型，有条件时应行 MICM 分型，以选择合适的治疗方案。治疗中应观察患者的症状、体征是否缓解，定期复查血象、骨髓象，一般每个疗程结束，均须复查骨髓象，以判断化疗方案是否有效。治疗效果不明显或无效的，可换用其他化疗方案；注意有无化疗药物本身的不良反应，以便及时处理；证实有肺部感染或有牙龈炎、肛周脓肿等，则予强力抗生素，控制感染，并行粪、尿、血等细菌培养，以指导选用敏感抗生素；证实有中枢神经系统累及的，应予相应的治疗；如有条件，在第一次化疗取得缓解后，可行骨髓移植治疗；治疗后完全缓解，可予以出院，出院后均应复查骨髓象和染色体、融合基因等，以了解患者的具体情况，并应告知患者定期门诊随访、定期化疗，以巩固疗效。

【病历记录】

（一）门急诊病历

记录患者就诊的主要症状、发病时间，有无乏力，贫血，有无皮肤、牙龈等出血症状，详细记录患者就诊的症状、发病时间，是初治还是复治。如已在外院治疗过，应记录用过何种化疗方案，使用多久，疗效如何，有无特殊服药史和职业史，家庭中有无类似病例。体检记录有无贫血、出血、感染、浸润的体征。辅助检查记录血常规、骨髓象、血生化、免疫分型、染色体核型等检查结果。

（二）住院病历

详尽记录患者门急诊或外院的诊治经过。病程记录主要应能反映患者治疗后的病情变化、治疗效果。如有病情恶化或需进行特殊治疗（如骨髓移植治疗的），均应记录与患者家属的谈话过程。

【注意事项】

（一）医患沟通

诊断一旦确立，应即刻告知患者或其亲属急性白血病的性质、特点、常见诱因、国内外治疗现状、化疗的组成、疗程与疗效及利弊，如实告知患者病情的预后凶险，以便患者家属能理解。需行骨髓移植治疗的，应由患者亲属签署知情同意书。

（二）经验指导

1. 近年来，以形态学为基础，结合免疫学、遗传学和分子生物学为一体的 MICM 分型方法已使诊断准确率达到 90% 以上。因而，在有条件的情况下，诊断时应尽可能完善 MICM 分型诊断，为正确诊断提供依据。

2. 联合化疗目前仍是除 M_3 以外的急性白血病唯一的诱导缓解治疗手段，因此，一旦诊断明确，应尽可能早地给予足量化疗药物，力争一疗程即获完全缓解。

3. 由于初治患者的体内免疫功能和正常造血功能尚处于轻微受损阶段，而且白血病细胞对化疗药物较敏感，骨髓化疗有望取得较好的疗效。大量临床实践证明，化疗获得完全缓解的时间越短，则患者生存期越长、复发率越低。

4. 鉴于白血病的整个治疗花费很大，临床上，经治医师应充分考虑患者的白血病类型以及患者的经济承受能力，选择适当的治疗方案。

5. 骨髓移植近年来发展很快，已成为延长白血病患者生存期乃至临床治愈的重要方法，尤其是异基因干细胞移植的应用，越来越为临床所采用，值得重视。

6. 未经治疗的急性白血病患者平均生存期仅 3 个月左右，短者甚至在诊断数日后即死亡。经过现代治疗方法，已有不少患者取得疾病缓解以至长期存活。对于 ALL，1 ~ 9 岁且白细胞 $<50 \times 10^9$/L 者预后最好。年龄较大与白细胞计数较高的白血病患者预后不良。急性早幼粒细胞白血病若能避免早期死亡，

则预后较好，多可治愈。染色体异常者：① AML 患者有 5-、7-、5q-、7q- 和复杂染色体异常，预后较差，而 t（8；2 1）、t（15；17）或 inv（16）的预后良好；② ALL 患者有 t（9；22）且白细胞 >25×10⁹/L 者，预后差。此外，继发于放疗、化疗或 MDS 的白血病、复发及有多药耐药者，以及需较长时间化疗才能缓解者，预后均较差。合并髓外白血病预后也较差。

第四节 慢性粒细胞白血病

慢性粒细胞白血病（CML）是一种发生在早期多能造血干细胞的恶性骨髓增生性疾病，其临床特征是外周血白细胞持续进行性增高，骨髓和外周血各期幼稚和成熟的粒细胞显著增多，以中、晚幼粒细胞为主，脾大。95% 的患者骨髓细胞有特征性细胞遗传学异常（费城染色体阳性 Ph+）、BCR/ABL 融合基因阳性。 CML 在我国占全部白血病的 18% ~ 20%，居白血病第 3 位。全球发病率为 1/10 万，发病率随年龄而增加，年龄中位数为 45 岁，50 ~ 60 岁为高峰，男性略多于女性。

【病因与发病机制】

（一）病因

CML 病因未明，电离辐射能增加 CML 的发病率；化学毒物及药物可诱发急性白血病，但引起 CML 者甚少，仅有 DNA 拓扑异构酶 Ⅱ 抑制剂致 t（9；22）阳性白血病的少数报道；家族中多发 CML 病例罕见。故遗传病因尚无证据，相反，CML 已被认为是一种获得性疾病。

（二）发病机制

90% 以上的 CML 患者的血细胞中出现 Ph 染色体、t（9；22） （q34;q11），形成 bcr/abl 融合基因，其编码的蛋白为 p210，可使酪氨酸激酶活性显著增强，激活癌基因 ras、cmyc、bcl-2 等影响细胞增殖分化、凋亡，抑制正常造血而发病。

【诊断】

（一）分型

1. 慢性期（CP）

（1）无症状或有低热、乏力、多汗、体重减轻等非特异性表现。

（2）外周血白细胞计数增高，主要为中性中、晚幼和杆状核粒细胞。原粒细胞 + 早幼粒细胞 < 10% 嗜酸和嗜碱粒细胞增多，可有少量有核红细胞。

（3）骨髓增生明显至极度活跃，以粒系增生为主，中、晚幼粒细胞和杆状核粒细胞增多，原始粒细（Ⅰ型 + Ⅱ型）< 10%。

（4）美国 NCI 提出的标准是骨髓及外周血中原始细胞 + 早幼细胞 <5%。

（5）90%Ph 染色体阳性。

（6）bcr/abl（融合基因应用特异性强灵敏度高的检测技术检测）阳性率 90% ~ 100%。

（7）CFU-GM 与正常骨髓相似或明显增加。

2. 加速期（AP）

（1）不明原因的发热、贫血、出血加重和（或）骨骼疼痛。

（2）脾进行性增大。

（3）对传统的抗 CML 药物无效。

（4）外周血和（或）骨髓原始细胞 >10% 或 20%。

（5）外周血嗜碱粒细胞 >20%。

（6）骨髓中有显著的胶原纤维增生。

（7）出现 Ph 以外的其他染色体异常。

（8）bcr/abl 基因阳性。

（9）p53 基因重排，p53 基因点突变或过量表达。

（10）CFU-GM 增殖和分化缺陷、集簇增多，集簇和集落的比值增高。

3. 急变期　具有下列之一者可诊断为急变期（BP 或 BC）。

（1）外周血中原始粒细胞 + 早幼粒细胞 >30%。

（2）骨髓中原始粒细胞 + 早幼粒细胞 >50%。

（3）原始粒细胞（Ⅰ型 + Ⅱ型）或原淋巴细胞 + 幼淋巴细胞或原单 + 幼单在外周血或骨髓中 >20%。

（4）骨髓外原始细胞浸润。

（5）CFU-GM 培养呈小簇生长或不生长。

（二）临床表现

多数起病缓慢，早期常无自觉症状，患者可因健康体检或检查其他疾病时才发现血象异常或脾大而被确诊。有些患者因乏力、多汗、体重减轻、低热等非特异的症状就诊。90% 患者脾大，程度不一，肋下可触及巨脾，质硬常有明显切迹。可有轻中度肝大，淋巴结肿大少见。胸骨常有压痛，以胸骨柄下端为著，是由白血病细胞大量浸润所致。眼底视网膜浸润，可见到视网膜血管迂曲扩张，并可见呈片状的出血斑以及白色浸润中心。白细胞极度增高时（如 > 100×10^9/L）可发生"白细胞淤滞症"，表现为呼吸窘迫、头晕、言语不清、中枢神经系统出血、阴茎异常勃起等表现。另外，比较少见的有：高尿酸血症可诱发急性痛风关节炎及尿酸性肾病；巨脾并发脾梗死或脾周围炎时，出现左上腹、左胸背及左肩痛，常随呼吸加重；皮肤瘙痒、痤疮性荨麻疹、胃及十二指肠溃疡的系列症状；中性粒细胞皮肤浸润致痛性结节，即 Sweet 综合征。

（三）实验室检查

1. 血象　白细胞显著增高，常超过 20×10^9/L，约半数患者 > 100×10^9/L，血涂片以中幼粒细胞及成熟粒细胞为突出。原始粒和早幼粒细胞不超过 5%。嗜碱和嗜酸粒细胞绝对数增多。随病情发展，红细胞和血红蛋白下降。血小板正常或中度增加，随病情进展，部分患者血小板下降，甚至 < 100×10^9/L。

2. 骨髓象　增生明显活跃或极度活跃，红系、粒系、巨核系普遍增生，以粒系突出，粒红比例明显增高可达（15 ~ 20）: 1。粒系各阶段均增加，以中晚幼粒细胞显著。原始粒 + 早幼粒细胞不超过 10%（慢性期）。嗜碱和嗜酸粒细胞增加更显著，可超过 20%。疾病晚期红系明显受抑。巨核细胞早期增多，晚期减少。骨髓易干抽。骨髓活检各系细胞增生旺盛。疾病过程中有不同程度的骨髓纤维化。

3. 组织化学与生物化学　中性粒细胞碱性磷酸酶（NAP）在 90% CML 患者，活性明显减少。血清尿酸、溶菌酶、乳酸脱氢酶、维生素 B_{12} 往往增高。

4. 染色体检查　90% 以上患者可发现 Ph 染色体，是 CML 的标记染色体，可存在于所有血细胞中。慢性期，大约 70% 的患者为典型的 t（9；22）（q34;q11），另有 20% 患者可表现为特殊的核型，如 t（Ph）-Y、t（Ph）+ 8 等。当进入加速期或急变期时，约 75% 患者合并 Ph 染色体以外的染色体核型异常，主要有 22q-、P + 8 及 + 19 等。

5. 分子生物学检查　大多数患者 bcr/abl 融合基因阳性。

6. 免疫表型检测　慢性期 CD34、CD33 或 HLA-DR 阳性率略高于正常；CD15、CD11b 阳性率明显增高。加速期、急变期 CD34、CD33 或 HLA-DR 明显高于正常（并先于细胞形态学改变）。

（四）诊断

最具诊断价值的是胸骨压痛和（或）自发疼痛；其次为脾明显大。

（五）鉴别诊断

1. 类白血病反应　常并发于严重感染、恶性肿瘤等基础疾病，并有相应原发病的临床表现。类白血病反应一般白细胞多为 50×10^9/L，很少 >200×10^9/L。嗜碱粒细胞不增多，中性粒细胞有中毒颗粒，NAP 积分明显增高，Ph 染色体阴性。原发病去除后，类白血病反应亦随之消失。

2. 原发性骨髓纤维化　虽然两者均有显著脾大，但原发性骨髓纤维化患者外周血白细胞数一般比 CML 少，多不超过 30×10^9/L，且波动不大。NAP 阳性。外周血有核红细胞、泪滴形红细胞较明显。Ph 染色体阴性。骨髓常干抽，骨髓活检证实有骨髓纤维化。

3. 其他原因引起的脾大　血吸虫病、慢性疟疾、黑热病、肝硬化、脾功能亢进等均有脾大。但各病均有各自原发病的临床特点，并且血象及骨髓象无 CML 的改变，Ph 染色体阴性等。

【治疗】

（一）单药治疗

1. 羟基脲：起效快，但持续时间短。常用剂量为 3g/d，分 3 次口服，待白细胞减至 $20\times10^9/L$ 时，剂量减半。降至 $10\times10^9/L$ 时，改为维持量（0.5 ~ 1）g/d。本药不良反应少，为当前首选的化疗药物和基础治疗药物。

2. 白消安（马利兰）：初始剂量 4 ~ 6mg/d。待白细胞数降至 $20\times10^9/L$ 时应停药，待稳定后改小剂量（每 1 ~ 3 日 2mg），使白细胞保持在（7 ~ 10）$\times10^9/L$。本药起效慢，不良反应多。目前，国内已将其作为二线药物。

3. 其他药物：砷剂、靛玉红、异靛甲、美法仑和高三尖杉酯碱亦有效。

（二）联合化疗

两种或两种以上抗白血病的口服药联合应用，或序贯用药，或选用治疗 AML 的化疗方案，如 MA、HA。

（三）干扰素 – α

该药通过直接抑制 DNA 多聚酶活性和干扰素调节因子（IRF）的基因表达，从而影响自杀因子（Fas）介导的凋亡；还增加 Ph 阳性细胞 HLA 分子的表达量，有利于抗原递呈细胞和 T 细胞更有效的识别 c 剂量（300 ~ 500）万 U/（$m^2\cdot d$），皮下或肌内注射，每周用 3 ~ 7 次，持续用数月至数年不等。由于此药起效慢，因此，对白细胞增多显著者，宜在第 1 ~ 2 周并用羟基脲或小剂量阿糖胞苷（Ara-c）。干扰素 – α 可使 50% ~ 70% 患者获血液学缓解（HCR，指血象、骨髓象恢复正常）；10% ~ 26% 的患者可获显著细胞遗传学缓解（MCR，指骨髓 Ph1 阳性细胞 <35%），但 bcr-abl 融合基因 mRNA 仍然阳性；获 MCR 者生存期延长。常见不良反应为畏寒、发热、疲劳、厌食、恶心、头痛、肌肉及骨骼疼痛。同时并用对乙酰氨基酚、苯海拉明等可减轻不良反应，但部分患者常需减量，约 25% 的患者因无法耐受而停药。与 Ara-C 联合使用可提高有效率，其 HCR、MCR 和完全细胞学缓解（CCR，Ph 阳性细胞为 0）分别为 67%、27% 和 7%，但不良反应也增加。近期使用聚乙烯乙二醇（PEG）干扰素，每周用药 1 次，结果表明，其能够减轻不良反应。

（四）伊马替尼

伊马替尼（STI571）为 2- 苯胺嘧啶衍生物，能特异性阻断 ATP 在 abl 激酶上的结合位置，使酪氨酸残基不能磷酸化，从而抑制 bcr/abl 的增殖。伊马替尼除了抑制细胞内酪氨酸激酶 abl 和 bcrabl 之外，还可以抑制其他两种酪氨酸激酶，即 PDGF-R 和 e-Kit。伊马替尼适用于治疗 Ph1（bcr-abl）阳性的慢性期、加速期、急变期 CML。给药方式为每日 1 次，口服给药，进餐时服用，并饮大量的水。慢性期 CML 患者剂量为 400mg/d。加速期或急变期 CML，剂量为 600 ~ 800mg/d。在应用该药时，应注意外周血象和肝功能的变化。中性粒细胞减少和血小板减少是重要的血液学方面的不良反应。其他方面的不良反应有恶心、呕吐、腹泻、肌痛、肌肉痉挛及皮疹。表皮水肿是最常见的不良反应，主要为眼眶周围或者下肢水肿。

（五）异基因造血干细胞移植

这是目前普遍认可的根治性标准治疗。骨髓移植应在 CML 慢性期待血象及体征控制后尽早进行，患者年龄以 45 岁以下为宜。在慢性期第 1 年内进行移植，5 年无病生存率可达到 60% ~ 80%。移植物抗宿主病（GVHD）是异基因造血干细胞移植的致命并发症，20% ~ 30% 的患者死于移植相关病。年龄是影响移植预后的主要原因，CML 患者接受异基因造血干细胞移植的极限年龄为 50 岁。加速期、急变期进行异基因造血干细胞移植的存活率分别是 40% 和 20%，明显低于慢性期者。也可考虑非清髓造血干细胞移植（NST）。NST 为降低预处理强度的 allo-SCT，由于其移植相关的病死率低，对部分患者尤其对年龄较大不适合常规移植者已取得了初步较好的效果。

（六）其他治疗

1. 白细胞淤滞症的紧急处理：①白细胞单采，适用于白细胞数过高、> $100\times10^9/L$ 或妊娠者，可缓解症状、减少化疗杀伤的白血病细胞数，从而减少尿酸生成，但持续时间短、费用高。用血细胞分离机分离去除白细胞，一次单采可降低外周血循环白细胞数的 1/3 ~ 1/2，症状严重不能缓解者可每日分离 1 ~ 2 次至症状改善；孕妇也适用此法。②羟基脲，为防止大量白血病细胞溶解引起的心、肾并发症，要注意水化和碱化尿液，并保证每日尿量大于 2000ml。

2. 脾区放射治疗：目前，脾区放射偶用于伴有胀痛的巨脾，以缓解症状，但不能改变病程。

（七）CML 急性变的治疗

1. 髓系急性变者可采用 ANLL 方案化疗，急性淋巴细胞白血病变可按 ALL 方案治疗。

2. 伊马替尼：HCR、MCR 和 CCR 分别为 8%、16% 和 7%。且疗效维持短暂。

3. allo-SCT：复发率高达 60%，长期 DFS 仅 15% ~ 20%。对于重回慢性期后做移植者，其效果同 AP。

【病情观察】

1. 诊断不明确者，应根据患者的症状、体征行血常规、骨髓检查，以尽快明确诊断。诊断明确者，可予以相应的化疗。治疗中，重点观察患者的症状是否改善，脾大是否缩小，血象、骨髓象是否恢复，是否达到完全缓解，评估治疗效果；注意观察有无骨髓抑制、胃肠道不良反应等，以便及时调整治疗用药及用药剂量。

2. 诊断明确者，则根据患者的具体情况，予以药物治疗，注意监测、随访治疗效果，以便根据治疗反应，及时调整有关治疗方法；慢性粒细胞白血病初始可住院治疗，待病情控制后，带药回家治疗，定期门诊复查。治疗期间，应每周至少检查血常规和白细胞分类 1 次、每 1 ~ 2 个月复查骨髓 1 次、每 3 个月复查染色体和 bcr/abl 融合基因 1 次。无论患者是否完全缓解，均需长期随访。如为加速期或为急变期，则应加强相关的治疗，并按急性白血病的治疗方案进行治疗。

【病历记录】

1. 门急诊病历　记录患者贫血的发生、发展过程，有无乏力、盗汗、出血及骨关节痛等伴随症状。以往有无诊疗，记录所用的药物及疗效如何。记录有无腹胀、腹痛，有无皮肤黏膜等出血，有无淋巴结肿大，有无肝脾大，注意详尽记录其肿大程度、质地如何，以及有无胸骨压痛、贫血、出血的体征。辅助检查记录其血常规和白细胞分类及骨髓涂片结果，门诊有条件时应进行染色体和融合基因检查并记录结果。

2. 住院病历　详尽记录患者以往的诊疗经过。记录本病的诊断依据、鉴别诊断要点、诊疗计划等。详尽记录患者治疗后的病情变化、上级医师的查房意见。记录治疗中复查的检查结果。如需行骨髓移植，应记录患者或亲属签署的知情同意书。

【注意事项】

（一）医患沟通

诊断确立者，经治医师应如实告知患者或其亲属有关慢性粒细胞白血病的性质、特点、常见诱因、国内外治疗现状、疗程与疗效及利弊，如实告知患者的预后，以便患者及家属理解和支持。治疗中，涉及本病的病情变化，尤其出现加速期、急变期等，往往预后差，应注意与家属的沟通，以使其能理解病情的发展，做好心理准备。经治的医护人员要竭尽全力帮助患者，以缓解患者症状，提高生活质量。

（二）经验指导

1. 根据患者有巨脾、白细胞数增高、白细胞分类中见各期幼稚细胞等特点，典型慢性粒细胞白血病诊断不难。随着细胞遗传学和分子生物学的发展，人们发现过去的 Ph 阴性慢性粒细胞白血病，经 RT-PCR 技术均可出现 bcr/abl 融合基因表达，因而在有条件的情况下，诊断慢性粒细胞白血病时，应尽可能在做骨髓涂片检查的同时进行染色体和融合基因分析，以完善其诊断。

2. 近年来，染色体荧光原体杂交（FISH）技术和实时（real-time）PCR 技术已被逐渐应用于慢性粒细胞白血病的诊断、判断疗效和预测后以及检测微小残留病。

3. 慢性粒细胞白血病尽管病程较长，但几乎所有病例在经过慢性期以后，均不可避免地进入终末期，此时治疗难度大、疗效差，因而慢性粒细胞白血病总的预后不良。为了尽可能延长患者的生存期，本病一经确诊，可根据患者的年龄、家庭经济状况为患者选择合适的治疗方法，对年轻而经济状况佳且有合适供者的患者，可行干细胞移植术、予格列卫单用或格列卫联合亚砷酸治疗。

4. 慢性粒细胞白血病诊疗是一个长期过程，应告知患者与亲属，患者需定期门诊随访，定期化检，根据血常规等检查结果调整治疗方法或药物剂量，不可随意增减或更换药物。

5. CML 化疗后中位生存期为 39～47 个月，5 年生存率 25%～35%，8 年存活率为 8%～17%，个别可生存 10～20 年。目前认为，老龄、巨脾、白细胞数过高、血小板数过高或低于正常、附加染色体异常均为预后不良因素。近年来，HSCT 和伊马替尼治疗 CML 已经并继续在改变着 CML 的预后和生存。通过细胞和分子遗传学、定性和定量 PCR 技术，分别检测 Ph 染色体和 bcr/abl 融合基因 mRNA 来进行微小残留病灶的动态监测，并实施相应的治疗，以进一步追求 Ph 染色体和 bcr/abl 融合基因持续阴性和疾病的根除。

第五节　慢性淋巴细胞白血病

慢性淋巴细胞白血病（chronic lymphocytic leukemia，CLL）简称慢淋，是一种起源于淋巴细胞系统的肿瘤性疾病，是由于单克隆性小淋巴细胞凋亡受阻、存活时间延长而大量积聚在骨髓、血液、淋巴结和其他器官，最终导致正常造血功能衰竭的低度恶性疾病，其特点为成熟形态的淋巴细胞在体内积聚，使血液和骨髓中淋巴细胞增多，肝脾、淋巴结肿大，最后累及淋巴系统以外的其他组织，95% 以上的 CLL 为 CD5 阳性的 B 细胞型，3%～5% 为 T 细胞型。CLL 在我国发生率较低，仅占慢性白血病的 10%，日本和印度与我国相似。

近年来，随着我国人口老龄化及多种因素的影响，CLL 患者似有增多趋势，欧洲、澳大利亚、北美白人以及黑色人种的发病率是中国、印度及日本的 20～30 倍，占慢性白血病的 50% 或更多，患者多为老年人，中位发病年龄 65～70 岁，30 岁以下者极为罕见，但 20%～30% 病例于 55 岁前发病，年发病率约 3/10 万。男女之比约为 2 ∶ 1。

【病因】

现仍无确凿证据证实接触化学物质和射线、饮食、吸烟、病毒感染和自身免疫性疾病为本病的高危因素，但患者一级和二级亲属淋巴系统恶性肿瘤发病率增高。许多家族尚存在患者后代发病年龄更早、病情更重的现象。经治和未治患者第二肿瘤发病率增高。

【诊断】

（一）分型

分期的目的在于帮助选择治疗方案及估计预后。CLL 最早以及最常用的分期标准包括 Binet 和 Rai 分期。

1. 慢性淋巴细胞白血病的 Binet 分期

（1）A: 血和骨髓中淋巴细胞增多，<3 个区域的淋巴组织肿大，中位存活期 >10 年。

（2）B：血和骨髓中淋巴细胞增多，≥3 个区域的淋巴组织肿大，中位存活期 7 年。

（3）C：除与 B 期相同外，尚有贫血（Hb：男性 <120g/L，女性 < 110g/L）或血小板减少（<100×10⁹/L），中位存活期 2 年。

2. 慢性淋巴细胞白血病的 Pad 分期

（1）0 期：仅有外周血及骨髓淋巴细胞绝对值增多。

（2）Ⅰ期：0 期伴淋巴结肿大。

（3）Ⅱ期：0 期伴脾和（或）肝大，伴或不伴淋巴结肿大。

（4）Ⅲ期：0 期伴贫血（血红蛋白 <110g/L）。

（5）Ⅳ期：0 期伴血小板减少（PLT<100×10⁹/L）。0 期属低危组，中位生存时间在 150 个月以上，通常仅随诊观察，不予治疗。Ⅰ、Ⅱ期属中危组，中位生存时间分别为 101 个月及 90 个月，如淋巴结、肝、脾之一明显肿大，应开始治疗。Ⅲ～Ⅳ期属高危组，中位生存期仅 19 个月，必须立即积极治疗。

（二）临床表现

1. 典型 B 细胞慢淋　起病缓慢，早期常无症状，可在体检或血常规检查时偶然发现，另一些则因淋巴结或肝脾大而被发现。肿瘤本身可引起疲倦、乏力、盗汗、消瘦等症状。

（1）淋巴结肿大：80%的CLL患者诊断时有无痛性淋巴结肿大，是CLL最常见的体征，多在颈部、锁骨上及腋窝淋巴结，随着病情的进展，可由小变大，由少增多，由局部至全身。肿大的淋巴结具表面光滑、无粘连、可活动、质地硬、无压痛等特点。腹腔淋巴结可引起腹痛、泌尿道梗阻和肾盂积水，纵隔淋巴结肿大可引起咳嗽、声音嘶哑及呼吸困难等。扁桃体、泪腺、唾液腺受累时，可产生Mikulicz综合征。

（2）肝脾大：脾大常见，占40%，轻至中度增大，晚期可达盆腔，偶可发生脾梗死或脾破裂；肝大占10%左右，程度不如脾，当明显增大伴肝功能损害时，常提示晚期。

（3）结外损害：10%患者有皮肤表现，较慢性粒细胞白血病多见，呈散在性红色或紫红色斑丘疹，系白血病细胞的皮肤浸润所致。也可有非浸润性皮肤损害，如皮肤瘙痒、色素沉着、红斑、剥脱性皮炎。胃及小肠浸润常见，可见食欲缺乏、腹胀、消化不良、黑便、腹泻等。肺部浸润主要有弥漫性结节、粟粒状浸润及胸腔积液。胸腔积液常为血性，也可因淋巴梗阻发生乳糜胸腔积液。骨骼病变常见的有脱钙及骨质稀疏，溶骨少见。病理检查60%以上患者肾双侧性白血病细胞浸润，但一般病变轻微，约20%患者有蛋白尿及显微镜血尿。神经系统病变有斑点状脑浸润，甚至结节性脑瘤形成，也可发生脑膜、第Ⅶ对脑神经、下丘脑垂体及周围神经病变，颅内压可增高。

（4）免疫缺陷表现：由于免疫异常致免疫功能减退而发生各种感染，最常见的感染有呼吸道、皮肤、胃肠道、泌尿系统及血液系统症等。带状或单纯疱疹发生率较高。患者易有化脓性感染如肺炎等，也有伴发第二种恶性肿瘤，尤以皮肤及结肠肿瘤。同时伴发弥漫性组织细胞性淋巴瘤者，称为Richter综合征，发生率约3.3%。此外，也可伴发类风湿关节炎及重症肌无力等。

（5）自身免疫性溶血性贫血：约8%的患者可并发自身免疫性贫血。

2. T细胞慢性淋巴细胞白血病　临床特点是起病迅速、肝脾大、淋巴细胞中度增多，常侵犯中枢神经系统、性腺及真皮深部，对治疗反应差，生存时间短。

（三）实验室检查

1. 血象　白细胞总数升高，大多为（30～100）×10^9/L，以成熟小淋巴细胞为主，占60%～90%，淋巴细胞绝对值>5×10^9/L。淋巴细胞绝对值为（3～5）×10^9/L时，应多次查血象，可见少数幼稚淋巴细胞和个别原始淋巴细胞。中性粒细胞百分率降低。随着病情的发展，血小板减少、贫血逐渐明显。8%的患者可出现免疫性溶血性贫血。

2. 骨髓检查

（1）骨髓象：骨髓增生活跃，淋巴细胞显著增多，占30%以上，形态基本与外周血一致，原始淋巴细胞一般不超过1%～2%。红系、粒系及巨核细胞均减少，伴有溶血时，幼红细胞可代偿性增生。细胞化学、糖原染色（PAS）部分细胞呈阴性反应，部分呈颗粒状阳性。中性粒细胞碱性磷酸酶积分不一定增高，在早期甚至降低，此特征与急性淋巴细胞白血病不同。

（2）骨髓病理：骨髓增生极度活跃，分化成熟的小淋巴细胞均一性、弥漫或结节性增生，粒、红、巨核系细胞极少或缺乏。有的骨髓增生较活跃，小淋巴细胞呈间质性或结节性或结节加间质性（混合性）弥漫型浸润，粒、红、巨核系细胞不同程度减少。弥漫型提示病程进展迅速，预后较差。

3. 免疫学检查　40%～50%患者正常免疫球蛋白减少。约5%的患者血清中出现单克隆球蛋白高峰，IgM型多见，可伴有高黏滞血症和冷球蛋白血症，20%的病例可有抗人球蛋白试验阳性。IgG及IgA较少见。少数患者可出现重链病或轻链型蛋白尿。

4. 免疫表型　淋巴细胞具有单克隆性。源于B细胞者，其轻链只有κ或λ链中的一种，小鼠玫瑰花结实验阳性，膜表面免疫球蛋白（SmIg）弱阳性（IgM或IgD），CD5、CD19、CD20、CD21阳性；CD10、CD22阴性。源于T细胞，其绵羊玫瑰花结实验阳性，CD2、CD3、CD7、CD8（或CD4）阳性。CD38高表达为不良预后因素。ZAP-70是T细胞的标志性抗原，正常的T细胞其含量较高，而在B细胞中不存在或表达极低，但在部分慢淋患者的B细胞中发现有ZAP-70异常高表达。有B细胞ZAP-70高表达的慢淋患者预后差。

5. 染色体及基因突变　研究表明，50%～80%的患者有染色体异常。13q-、12三体、11q-患者，中位存活期分别为133、114、79个月。免疫球蛋白可变区（IgV）基因突变发生在约50%的CLL病例中，此类病例生存期长；而无IgV突变者预后较差，约17%的B系CLL存在p53缺失，此类患者对烷化剂和抗嘌呤类药物耐药，生存期短，中位存活期为32个月。

6. 淋巴结病理　淋巴结结构破坏，由弥漫浸润的小淋巴细胞替代。组织学和低度恶性的小细胞性淋巴瘤完全相同，病理上两者不能分别。

7. 影像学检查　B超、CT可检出肿大的深部淋巴结及肝脾大，X线胸片可检出胸腔内肿大淋巴结，为分期提供依据。

（四）诊断

符合以下3项即可诊断。

1. 外周血白细胞增多>10×10^9/L，淋巴细胞绝对值≥5×10^9/L。

2. 骨髓增生，淋巴细胞≥40%，幼淋细胞<10%，原淋细胞<2%。

3. 除外引起淋巴细胞增多的其他疾病。

（五）鉴别诊断

1. 成人良性淋巴细胞增多症　常见于病毒、细菌感染及自身免疫性疾病、甲状腺功能亢进症、脾切除术后。

2. 淋巴瘤细胞白血病　与CLL易混淆者通常由滤泡或弥漫性小裂细胞型淋巴瘤转化而来，具有原发病淋巴瘤的病史，细胞常有核裂并呈多形性；淋巴结和骨髓病理活检显示明显滤泡结构；免疫表型为SmIg、FMC7和CD10强阳性，CD5阴性。

3. 幼淋巴细胞白血病（PLL）　病程较CLL为急，脾明显增大，淋巴结肿大较少，白细胞数往往很高，血象和骨髓象有较多的带核仁的幼淋巴细胞；PLL细胞高表达FMC7、CD22和SmIg；CD5阴性；小鼠玫瑰花结实验阴性。

4. 毛细胞白血病（HCL）　全血细胞减少伴脾大者诊断不难，但有部分HCL的白细胞升高达（10～30）×10^9/L，这些细胞有纤毛状胞浆突出物、酒石酸抵抗的酸性磷酸酶染色反应阳性，CD5阴性，高表达CD25、CD11c和CD103。

5. 伴绒毛淋巴细胞的脾淋巴瘤（splenic lymphoma with circulating villous lymphocytes，SLVL）为原发于脾的一种恶性淋巴瘤，多发生于老年人，脾大明显，白细胞数为（10～25）×10^9/L，血和骨髓中出现数量不等的绒毛状淋巴细胞，1/3～1/2的患者伴有血、尿单克隆免疫球蛋白增高。免疫标志为CD5、CD25、CD11c和CD103阴性；CD22和CD24阳性。脾切除有效，预后较好。

【治疗】

CLL呈惰性病程，目前不能用药治愈，即使早期治疗也不能延长患者生存期。因此，一般早期CLL患者无须治疗，定期复查即可。当出现以下表现时才有治疗指征：①贫血和（或）血小板减少；②有体重减少≥10%、极度疲劳、发热（>38℃）超过2周、盗汗等明显症状；③脾明显增大或伴脾疼痛；④淋巴结明显肿大或伴压迫症状；⑤淋巴细胞倍增时间小于6个月；⑥转为幼淋巴细胞白血病或Richter综合征。

（一）化学治疗

1. 单药化疗：常用的药物为肾上腺皮质激素、苯丁酸氮芥（Chlorambucil，CLB）和氟达拉滨（Nudarabine）。

（1）肾上腺皮质激素：可用泼尼松40～60mg，连用1周，后逐渐减量至停用。

（2）烷化剂苯丁酸氮芥（CLB）：完全缓解率15%，部分缓解率65%。有连续和间断两种用法。连续应用：口服（2～4）mg/d，逐渐加量至（6～8）mg/d，待淋巴细胞减少50%时减量，稳定后予维持量；间断应用：（0.1～0.175）mg/（kg·d），连用4日，每2～4周为1个疗程。根据血象决定疗程。

（3）氟达拉滨：是目前最有效的单剂治疗药物，它是单磷酸腺苷氟化物，干扰腺苷代谢，对难治性CLL有效。使用剂量一般为（25～30）mg/（m²·d），维持30分钟，连续5日静脉滴注，每4周1个疗程，有效率50%～80%，包括38%完全缓解。口服40mg/（m²·d）即可达到标准静脉剂量

$25mg/（m^2 \cdot d）$的作用强度。最常见的不良反应是骨髓抑制，血液学表现为中性粒细胞减少、贫血和血小板减少。其他不良反应如胃肠道反应多为轻、中度。口服的耐受性与静脉制剂相似。初治优于复治。

（4）其他药物：克拉屈滨（Cladribine，2-CdA）和喷司他丁（Pentostatine，DCF）、阿糖胞苷、依托泊苷及烷化剂环磷酰胺等。

2. 联合化疗

（1）CLBL+泼尼松 CLBL:0.1~0.175mg/（kg·d），连用4日，泼尼松80mg，连用5日，每2~4周为1个疗程，重复至缓解或骨髓抑制。治疗的总有效率为80%。

（2）含氟达拉滨联合化疗方案：氟达拉滨+环磷酰胺，氟达拉滨+米托蒽醌，氟达拉滨+CLBL。均不比单剂应用氟达拉滨优越。

（3）环磷酰胺+长春新碱+泼尼松（COP）方案：环磷酰胺$300~400mg/（m^2 \cdot d）$，连用5日，长春新碱2mg，第1日，泼尼松40mg，5日，每3~4周为1个疗程。完全缓解率可达25%，部分缓解率50%。

（4）环磷酰胺+长春新碱+多柔比星+泼尼松（CHOP）方案。COP方案+多柔比星$25mg/（m^2 \cdot d）$，第1日，进展期CLL患者用CHOP方案生存期比用COP方案者延长。

（二）生物治疗

1. 干扰素-α：早期CLL应用干扰素-α有1/4~1/2可获得部分缓解，但完全缓解者少。在化疗缓解后应用干扰素维持治疗能延长患者生存期。

2. 白细胞介素-2：近50%CLL患者细胞表现表达CD25（IL-2受体），应用IL-2可使CLL淋巴细胞暂时中度降低和脾脏回缩，但IL-2不良反应较大。

3. 单克隆抗体

（1）Alemtuzumab（Campath-1H）：是人源化的鼠抗人CD52单克隆抗体。CD52广泛分布在正常的B淋巴细胞、T淋巴细胞、单核细胞、吞噬细胞和B淋巴细胞及T淋巴细胞瘤细胞表面，阳性率达68%~76%，但造血干细胞无表达。在慢性淋巴细胞白血病（CLL）细胞表面尤为丰富，几乎全部CLL细胞表面均有CD52的表达，在红细胞、血小板和干细胞表面则检测不到。所以，可将CD52作为CLL靶向治疗的靶点。用法：静脉输注30mg/d，每周3次，共12周。Campath-1H对1/3氟达拉滨耐药的CLL患者有效，但对肿瘤负荷高的淋巴结肿大患者效果差，其不良反应主要为骨髓抑制和免疫抑制所致的感染、出血和贫血，以及血清病样的过敏反应。

（2）利妥昔单抗（Rituximab，美罗华）：是人鼠嵌合型抗CD20单克隆抗体。CD20位于B淋巴细胞表面，是B淋巴细胞表面分化抗原。它主要参与调节B淋巴细胞的增殖与分化，在免疫系统起重要作用，表达在前B细胞和成熟B细胞，抗原不会出现程度较大的脱落。因此，可将CD20作为治疗B细胞淋巴瘤的靶点。单药用法为$375mg/m^2$，每周1次，连续4周，静脉输注。对CLL有效，但由于CLL中$CD20^+$细胞负荷大，效果不显著，故与化疗药物联合应用，效果更佳，也适用于嘌呤类药物治疗后CLL微小残留病灶的清除，其不良反应主要为过敏反应。

（3）鼠抗人CD5单克隆抗体：单独应用或与免疫毒素或放射性核素偶联后治疗CLL，仅能使患者外周血淋巴细胞一过性中度降低，对肿大淋巴结、肝、脾的疗效甚微。

（4）其他生物治疗：细胞周期蛋白抑制剂Flavopirido。其他单克隆抗体有抗HLA-DR抗体、抗CD40抗体、TRAIL受体DR_4和DR_5直接的抗体、抗体类似分子目标CD37、白细胞介素-2（IL-2）受体配体免疫毒素Ontak等。

（三）化疗与免疫的联合治疗

1. 氟达拉滨、环磷酰胺和利妥昔单抗作为治疗CLL患者的一线治疗方案，研究表明可达71%的CR率，其中57%达到了分子学缓解。

2. 氟达拉滨和Alemtuzumab联合治疗。

（四）造血干细胞移植

骨髓移植治疗CLL作用有限，因为CLL患者大多超过50岁，不宜行异基因骨髓移植。在缓解期，采用自体干细胞移植治疗 CLL 可获得较理想的结果，体内的微小残留病灶可转阴，但随访至 4 年时约 50％复发。因患者多为老年人，常规移植的方案相关毒性大、并发症多，近年来，以氟达拉滨为基础的非清髓性干细胞移植（NST），降低了移植方案的相关毒性病死率，可望提高存活比例。

（五）放射治疗

当局部淋巴结明显肿大影响邻近器官功能、脾高度增大、神经受侵犯、重要脏器或骨骼被浸润者时，可应用放射治疗，包括全身放疗（TBI）、全淋巴照射（TNI）和局部照射，可改善全身症状，延长生存期。可与其他方法一起进行序贯治疗。

（六）放射免疫治疗（RIT）

肿瘤放射免疫导向治疗现在已成为一种系统的特异靶向性的肿瘤治疗手段，具有优于放疗和化疗对肿瘤细胞选择性杀伤的特点，正受到人们的广泛关注。

（七）其他治疗

由于低丙种球蛋白血症、中性粒细胞缺乏以及患者高龄，因此极易发生感染。严重感染常为致死原因，应积极用抗生素控制感染。反复感染者可静脉注射丙种球蛋白。淋巴细胞单采可暂时性降低外周血淋巴细胞，减轻器官浸润，增加血红蛋白和血小板数量。并发自身免疫性溶血性贫血或血小板减少性紫癜者，可用糖皮质激素治疗。若仍无效且脾大明显者，可考虑脾切除。手术后红细胞、血小板可能回升，但血中淋巴细胞变化不大。

【病情观察】

（一）诊断不明确者

可根据患者的具体临床表现，行血象、骨髓等检查，以明确诊断。诊断明确者，可根据患者的具体征象，尤其是慢性淋巴细胞白血病的临床分期，给予化疗。治疗过程中，重点是观察治疗效果，临床症状是否改善. 血象、骨髓象是否恢复，有无感染等并发症，以便及时治疗。

（二）诊断明确者

诊断明确后即可根据患者的临床表现、病期，给予治疗。0 期患者可不予治疗；Ⅰ期以上的均需治疗，主要是化学治疗，如有明显纵隔淋巴结肿大发生压迫症状或有巨脾者，可考虑采用局部或纵隔、脾区放射治疗。治疗期间，应每周检查血常规和白细胞分类一次、每 1～2 个月复查骨髓一次；有染色体及免疫分型异常者，还要定期复查染色体及免疫分型。慢淋白血病起病初期可住院治疗，待病情控制后，可带药回家治疗，定期门诊复查。

（三）疗效标准

1. 完全缓解：①临床症状消失；②淋巴结及肝脾大回缩至正常；③白细胞 $\leq 10 \times 10^9$/L，淋巴细胞绝对值 $<4 \times 10^9$/L；④ Hb 及血小板正常；⑤骨髓淋巴细胞 $<40\%$。

2. 部分缓解：①临床症状减轻；②淋巴结及肝、脾大缩小一半以上；③白细胞、淋巴细胞和骨髓中淋巴细胞降至治疗前 50% 以下；④ Hb 和血小板较治疗前增加 $>50\%$。

（四）无缓解

各项指标均未达部分缓解标准或者恶化。

【病历记录】

（一）门急诊病历

记录患者发病年龄，记录淋巴结肿大的症状、部位、时间，有无疼痛，移动度如何，有无食欲减退、贫血、消瘦、低热等症状，有无出血、感染的症状。体检记录淋巴结、肝脾大的体征及贫血、出血、感染的体征。辅助检查记录血常规、骨髓、免疫分型和染色体等检查结果。

（二）住院病历

详尽记录患者门急诊或外院诊疗经过。记录本病的诊断依据、鉴别诊断要点。

【注意事项】

（一）医患沟通

诊断一旦确定，应即刻告知患者或其亲属有关本病的性质、特点、常见诱因、国内外治疗现状、化疗的组成、疗程与疗效及利弊，应如实告知患者病情的预后特点，如一般病程为 3 ~ 4 年，主要死亡原因为骨髓抑制导致的严重贫血、出血和感染等。

（二）经验指导

1. 根据老年人发病、有肝脾淋巴结肿大、白细胞数增高、白细胞分类中以"成熟"小淋巴细胞增多为主等特点，典型的慢淋白血病诊断不难，但应注意与淋巴瘤和幼淋巴细胞白血病进行鉴别。在诊断慢淋白血病时，应尽可能在做骨髓涂片检查的同时，进行免疫分型和染色体分析以完善其诊断。

2. CLL 患者一般都为老年发病，同时本病尽管白细胞计数增加，但大多为淋巴细胞，而且本病对自身免疫功能有严重的影响，故 CLL 患者经常容易发生反复严重的感染，因而，化疗时不主张将白细胞总数降得过低，以免产生难以拯救的感染而危及患者的生命。

3. 干扰素 – α 可通过多种免疫调节机制对 CLL 克隆产生一定的抑制效应，建议将干扰素 – α 与化疗联合应用，可能会取得更佳的疗效。

4. CLL 是一种异质性疾病，病程长短不一，可长达 10 余年，平均为 3 ~ 4 年，主要死亡原因为骨髓衰竭导致的严重贫血、出血或感染。Rai 和 Binet 分期系统等系根据淋巴系统受累范围及是否存在贫血、血小板减少而建立的临床分期系统。但是该分期系统亦存在缺陷，即在疾病发展过程中每一例处于同一期的患者都有异质性，因此，不能预测疾病早期是否进展及进展的速度。

第六节　骨髓增生异常综合征

骨髓增生异常综合征（myelodysplastic syndrome，MDS）是一组起源于造血干（祖）细胞，以血细胞病态造血、高风险向急性白血病转化为特征的难治性血细胞质、量异常的异质性疾病。MDS 是老年性疾病，约 80% 的患者年龄大于 60 岁，男、女均可发病。国内报道发病率为 0.25/10 万。贫血是最常见的临床症状，许多患者还有感染、出血。

【病因与发病机制】

（一）病因

MDS 发病原因尚未明确，但从细胞培养、细胞遗传学、分子生物学及临床研究均证实，MDS 是一种源于造血干 / 祖细胞水平的克隆性疾病。其病因与白血病相似。MDS 发病可能与逆转录病毒作用或细胞原癌基因突变、抑癌基因缺失或表达异常等因素有关。继发性 MDS 患者常有明显的发病诱因，此外，MDS 多发生于中老年，是否年龄可降低细胞内修复基因突变功能亦可能是致病因素之一。

（二）发病机制

通过 G-6-PD 同工酶、限制性片段长度多态性分析等克隆分析技术研究发现，MDS 是起源于造血干细胞的克隆性疾病。异常克隆细胞在骨髓中分化、成熟障碍，出现病态造血，在骨髓原位或释放人血后不久被破坏，导致无效造血。部分 MDS 患者可发现有原癌基因突变（如 N-ras 基因突变）或染色体异常（如 +8、–7、5q- 等）这些基因异常可能也参与 MDS 的发生和发展、MDS 终末细胞的功能，如中性粒细胞超氧阴离子水平、碱性磷酸酶也较正常低下。

【诊断】

（一）分型

1. 按病因分类

（1）原发性 MDS: 无明确病因。

（2）继发性 MDS: 多见于长期放化疗、自身免疫病、肿瘤等。

2. 按形态学分类

（1）FAB 分型：1982 年，FAB 协作组确立了 MDS 的分型标准，其最重要的诊断标准之一是三系造血细胞中至少有两系存在发育异常，即病态造血。

①难治性贫血（RA）：贫血，偶有患者粒细胞减少、血小板减少而无贫血，网织红细胞减少，红细胞和粒细胞形态异常，血片中原始细胞 <1%；骨髓增生活跃或明显活跃，红系增生病态造血表现，粒系

和巨核系病态造血少见，原始细胞 <5%。

②环状铁粒幼细胞性难治性贫血（RAS）：骨髓中环状铁粒幼细胞占有核细胞的 15% 以上，余同 RA。

③原始细胞增多的难治性贫血（RAEB）：血象有二系或全血细胞减少，多数粒系病态造血现象，原始细胞 <5%；骨髓增生明显活跃，原始细胞 5%～20%。

④转变中的 RAEB（RAEB-t）：血象及骨髓似 RAEB，但具有下述三种现象之一：外周血中原始细胞 ≥ 5%；骨髓中原始细胞 >20%；而 <30%；幼粒细胞出现 Auer 小体。

⑤慢性粒单核细胞白血病（CMML）：骨髓和外周血中的原始细胞与 RAEB 相同，外周血中单核细胞增多，细胞绝对值 >1×10^9/L。

（2）WHO 分型：1999 年，世界卫生组织（WHO）颁布了新的 MDS 的分型标准。

①难治性贫血（RA）：血象显示仅贫血，白细胞和血小板常正常，无原始细胞或 <1%，无 Auer 小体；骨髓中仅红系病态，原始细胞 < 5%，环状铁粒幼细胞 <15%，无 Auer 小体。

②环状铁粒幼细胞性难治性贫血（RAS，RARS）：血象与骨髓象同 RA，但骨髓中环状铁粒幼细胞 ≥ 15%。

③难治性血细胞减少伴多系病态造血（RCMD）：血象表现为二系或全血细胞减少，有病态造血，单核细胞 <1×10^9/L，原始细胞 <1%，无 Auer 小体；骨髓象示 ≥二系髓系细胞有病态造血（ ≥ 10% 病态细胞），无 Auer 小体，原始细胞 <5%，环状铁粒幼细胞 < 15%，骨髓中环状铁粒幼细胞 ≥ 15% 应诊断为 RCMD-RS。

④原始细胞过多的难治性贫血（RAEB）：① RAEB-1，血象示三系血细胞不同程度的减少，都有病态造血现象，无单核细胞增多 <1×10^9/L，原始细胞 <5%，无 Auer 小体；骨髓象示一系或多系病态，原始细胞 5%～9%，无 Auer 小体。

② RAEB-2，血象示三系血细胞不同程度的减少，都有病态造血现象，无单核细胞增多 <1×10^9/L，原始细胞 5%～19%，Auer 小体（±）；骨髓象示一系或多系病态，原始细胞 10%～19%，Auer/小体（±）。

⑤ MDS 不能分类（MDS-U）：为 MDS 但不符合 RA、RAS、RCMD、RAEB 诊断标准。表现为中性粒细胞减少或血小板减少，无贫血，无原始细胞或 <1%，无 Auer 小体；骨髓象示增生亦可减低，病态造血现象限于粒系或巨核系之一，原始细胞 <5%，无 Auer 小体。

⑥ 5q. 综合征：指 MDS 具有 5q- 为唯一的细胞遗传学异常。特点：a. 主要见于中老年女性；b. 难治性大细胞贫血；c. 血小板数多为正常或增多；d. 无 Auer 小体，血中原始细胞 <5%；e. 骨髓增生，红系病态，巨核细胞数正常或增多，核分叶少，原始细胞 <5%，无 Auer 小体；f. 5q- 为唯一异常核型。

（二）临床表现

MDS 临床表现无特异性，最常见贫血症状，为缓慢进行性面色苍白、乏力，活动后心悸气短。在老年人，贫血常使原有的慢性心、肺疾病加重。严重的粒细胞缺乏可降低患者抵抗力，表现为反复发生的感染及发热。严重的血小板降低可致皮肤瘀斑、鼻出血、牙龈出血及内脏出血。少数患者可有关节肿痛、发热、皮肤血管炎等症状，多伴有自身抗体类似风湿病。

（三）实验室检查

1. 外周血象　90% 以上的 MDS 患者都有贫血。常有一两系或全血细胞减少，偶可有白细胞增多。血涂片可见幼稚细胞、巨大红细胞、小巨核细胞或其他病态细胞。

2. 骨髓象　增生大多明显活跃，少数呈增生低下。多数有两系病态造血，如粒、红细胞类巨幼样变，小巨核细胞增多等。

3. 骨髓活检　多与骨髓象相似，有时可发现幼稚前体细胞异常定位（ALIP）。

4. 染色体　40%～80% 的 MDS 患者可检出染色体异常，呈非随机性，与 AML 患者相似，常见为 +8、-5/5q-、-7/7q-、9q-、20q-、21q-。其中 -5/5q-、-7/7q- 多见于继发于化疗、放疗的 MDS 患者，7 号染色体异常预后较差。

5. 基因改变　临床上报道较多的有以下几种。①ras 基因突变，主要以 N-ras 为主，是 MDS 预后不良的一个指标，②凋亡相关蛋白：临床研究较多的是 bcl-2、c-myc、fas 基因及其蛋白；③axl 基因，为一种受体酪氨酸激酶基因，在 MDS 患者中，约 70% 表达增加；④其他基因，包括 erb-A、erb-B 重排、降钙素甲基化、p15 基因甲基化等，在 MDS 患者中都有较高的发生率。但其在发病机制中的作用尚有待明确。

6. 造血祖细胞体外集落培养　MDS 患者的体外集落培养常出现集落"流产"，形成的集落少或不能形成集落。粒 - 单核祖细胞培养常出现集落减少而集簇增多，集簇 / 集落比值增高。说明 MDS 患者多向造血祖细胞及其以下的造血祖细胞增生分化均有异常。

（四）诊断

1. 临床表现。

2. 骨髓中至少有二系病态造血表现。

3. 外周血一系、二系或全血细胞减少，偶见白细胞增多，可见有核红或巨大红细胞及其他病态造血表现。

4. 除外其他引起病态造血的疾病，如红白血病、急性非淋巴细胞白血病 M_2b、骨髓纤维化、慢性粒细胞白血病、特发性血小板减少性紫癜、巨幼细胞贫血、溶血性贫血等。除外其他全血细胞减少性疾病，如再生障碍性贫血、阵发性睡眠性血红蛋白尿等。

5. 已经有骨髓原始细胞增多的 MDS（如 RAEB、RAEBT）诊断一般不难，骨髓原始细胞不增多的 MDS，特别是 RA 和 RARS，则有时难以确诊，必要时，需寻求血细胞形态学以外的依据。

6. 原发性 MDS 的诊断要点

①不明原因的顽固性血细胞减少，常为全血细胞减少。仅有一种血细胞减少者，应随诊 3 ~ 6 个月，观察血象的变化动态；②骨髓有核细胞增生程度增高或正常，造血细胞有明确的发育异常形态改变，常累及至少两系造血细胞（一般为红系和巨核系），仅累及一系者，亦应随诊 3 ~ 6 个月；③常用抗贫血药物（维生素 B_{12}、维生素 B_6、叶酸）治疗时无效；④既往无接受抗癌化疗和（或）放射治疗的历史；⑤能够排除已知可有类似血细胞形态异常的各种原发疾患。

7. 对于诊断困难的病例，以下的实验室检查结果有助于确诊：①骨髓组织切片显示造血细胞空间定位紊乱，或 ALIP（+）；②有非随机性 -5/5 q-、-7/7 q-、+8、20q- 等 MDS 常见的核型异常；③血细胞克隆性分析提示单克隆造血；④ SCD（-），或有其他造血细胞周期延长的证据；⑤造血细胞有 ras 或 fms 等 MDS 可有的癌基因异常。

（五）鉴别诊断

1. 再生障碍性贫血　慢性再生障碍性贫血（CAA）常需与 MDS（RCMD）鉴别。后者的网织红细胞可正常或升高，外周血可见到有核红细胞，骨髓病态造血明显，早期细胞比例不低或增加，有特征性克隆性染色体核型改变，而 CAA 无上述异常，巨核细胞缺乏。

2. 阵发性睡眠性血红蛋白尿症（PNH）　也可出现全血细胞减少和病态造血，但 PNH 检测可发现 $CD55^+$、$CD59^+$ 细胞减少、酸溶血试验、蛇毒溶血试验、糖水溶血试验阳性及血管内溶血的改变。而 MDS 无上述异常。

3. 巨幼细胞贫血　血中叶酸和（或）维生素 B_{12} 减少，叶酸及维生素 B_{12} 治疗有效。

4. 原发性血小板减少性紫癜（ITP）　骨髓中巨核细胞成熟障碍，无病态巨核细胞，糖皮质激素治疗有效。

【治疗】

多年来，用于治疗 MDS 的常用方法包括诱导分化治疗、造血生长因子应用，联合化学治疗（化疗）、造血干细胞移植等。虽然这些治疗有一定的疗效，但约半数以上的患者由于感染、出血等并发症或转化为急性白血病而于 3 ~ 4 年内死亡。近年，某些新的治疗措施开始用于临床，取得一定疗效。

（一）支持治疗

对于低危 MDS 和高危但不适宜接受强烈化疗的 MDS 患者，支持治疗仍是一项重要治疗手段。支持

治疗的目标是减少病痛和死亡，并保证一定的生活质量。如贫血严重者定期输用浓缩红细胞。血小板 < （20～30）×10^9/L 且出血倾向明显者可输用血小板。合并感染者有指征地使用抗感染治疗，必要时辅用静脉丙种球蛋白输注。因反复输血而有铁负荷过多征象者可予去铁治疗等等。

（二）去铁治疗

在 MDS 患者由于长期反复输血而累积接受铁达到 5 g（约累积输用 25 个单位红细胞），患者无急或慢性失血等失铁情况，而且其病情仍需继续长时间定期输血时，应考虑去铁治疗。方法是去铁铵 20～40mg/kg，静脉滴注维持 12 小时，每周输 5～7 次。准备给予去铁铵治疗之前需做听力测验和眼科检查。去铁治疗的目标是使血清铁蛋白降低至 <1000μg/L。治疗过程中当血清铁蛋白降低至 <2000μg/L 时，去铁铵剂量应减少至 25mg/kg 以下。去铁铵治疗开始后 1 个月，应同时给予维生素 C，每日 100～200mg，在开始输注去铁铵时服用。在去铁铵治疗期间应注意听力和眼科检查，至少每年进行一次。

（三）促造血治疗

造血生长因子主要应用于低危组 MDS 患者，能使部分患者改善造血功能。在各种造血生长因子中，以红细胞生成素（EPO）应用最为广泛且安全。在 EPO 基础上联合应用 G-CSF、GM-CSF 可进一步提高疗效，但应注意是否会促进 MDS 向急性白血病转化，应根据患者的具体病情确定合理有效的方案。

（四）免疫抑制剂治疗

在一些 MDS 患者中，T 淋巴细胞通过释放抑制性细胞因子而产生骨髓抑制作用，应用免疫抑制剂可以改善病情。一般来说，对低增生、原始细胞不增多的 MDS，可考虑应用免疫抑制药如 ATG 或环孢素治疗。但对原始细胞增多的 MDS 应考虑应用清除恶性克隆的治疗方法。

（五）沙利度胺

沙利度胺（又称反应停）是一种免疫调节剂，可促进 Th$_1$ 转向 Th$_2$，从而抑制与凋亡有关的 TNF-α、IL-1、IL-6 等细胞因子的产生，也可以看成是抗凋亡剂。MDS 时骨髓中常存在血管生成因子增多与血管增生，沙利度胺的抑制血管生成作用也有益于 MDS 患者。骨髓中原始细胞较少者疗效较好。

（六）诱导分化治疗

1. 维 A 酸类：维 A 酸类系非特异性分化诱导剂，用得最多的是全反式维 A 酸（ATRA），还有 9-顺式与 13-顺式维 A 酸，它们在体外对髓系造血祖细胞与白血病细胞克隆均具有作用，然而，用于 MDS 时临床疗效则远不如用于急性早幼粒细胞白血病时。

2. 维生素 D$_3$ 类：20 世纪 80 年代发现，维生素 D$_3$ 有诱导细胞分化、抑制增生与调节免疫功能的作用，有人曾试用于治疗骨髓纤维化与白血病，有一定疗效，后转用于本病，认为特别适用于低中度恶性患者。为预防可能发生的高钙血症，用量常偏小。有人认为这可能是影响疗效的原因之一。据报道，近年研制的 1, 25（OH）$_2$-16 烯-23 炔 D$_3$，疗效更好而不会引起高钙血症。

3. 联合诱导分化剂治疗：一般联合方案是小剂量 ATRA（10mg，每日 3 次）、小剂量阿糖胞苷（LD-Ara-C，15mg，12 小时肌内注射 1 次）、小剂量阿克拉霉素（LD-Acla，5mg 加生理盐水 100ml 静脉滴注，每日 1 次）。上药连用 15～21 日为 1 个疗程，每疗程间歇 10 日。

4. 砷剂三氧化二砷（ATO）：是一种新型的抗肿瘤药物。有报道认为，其作用机制为诱导肿瘤细胞分化、凋亡、抑制肿瘤血管形成。ATO 的用法为：0.25mg/（kg·d），每周用 5 日，治疗 2 周后间隔 2 周，开始下一个疗程。据报道，可达到一定的血液学指标的缓解。

（七）清除骨髓增生异常综合征异常克隆细胞

对于 MDS 异常增生细胞，联合化疗适用于原始细胞异常增多的高危型 MDS；造血干细胞移植治疗在 MDS 治疗中的应用，已取得良好的疗效。

1. 化学治疗：细胞毒性化疗药物清除 MDS 恶性克隆，是治疗高危型 MDS 常用的方法。根据化疗药物剂量不同分为两类：小剂量化疗和标准剂量化疗。小剂量化疗主要用于患者年龄较大以及合并严重非血液系统疾病者。小剂量阿糖胞苷的使用较多，多数报道有效率在 40% 左右，但与不治疗者相比，患者生存期无延长。标准剂量联合化疗适用于一般情况较好、相对较年轻的高危 MDS 或转化为急性粒细胞白血病的患者。应用标准的急性粒细胞白血病诱导缓解方案治疗高危型 MDS，完全缓解率可达 50% 左右，但疗效维持时间短，治疗相关病死率高。

2. 造血干细胞移植：造血干细胞移植是目前唯一可以治愈 MDS 的手段，但有风险大、费用昂贵等缺点。对近年来 MDS 造血干细胞移植的回顾分析显示：30% ~ 40% 的患者通过异基因移植能够得到治愈，接受 HLA 全相合供体干细胞移植的早期患者治疗效果最好，大约 75% 的患者将长期无病生存，异基因移植的主要局限是 MDS 患者年龄较大，其中位年龄约为 65 岁，年龄较大的患者对异基因移植的耐受差，并且复发率较高。恰当的移植时机仍然不甚明了，一些学者建议，在 MDS 的早期移植可能会更有助于提高长期的疗效。MDS 的自体造血干细胞移植，其疗效似乎不大，原因是移植含有潜在的恶性细胞克隆，分选收获不含恶性克隆的多克隆造血干细胞进行移植是成功的关键。非清髓异基因移植也就是利用供体细胞的免疫活性来清除受体的恶性克隆，重建健康造血。

目前，这种治疗主要用于年龄大、体弱和不能进行常规异基因移植的 MDS 患者，或者经过异体移植又复发的患者。脐血移植在一些 MDS 中亦获成功，脐血异基因移植能明显地减轻移植物抗宿主病，脐血所含干细胞较少，需要进行体外的扩增来达到成人重建造血所需的干细胞，尚需要进一步的研究。

【病情观察】

1. 诊断明确，应进一步明确 MDS 类型，并按上述治疗方案进行治疗。治疗过程中，应注意复查血象、骨髓象，主要观察患者的症状是否改善，贫血是否纠正，病情有无变化，评估治疗疗效；如采用化疗或其他治疗者，应注意观察血象，了解有无骨髓抑制以及胃肠道的不良反应。诊断不明确者，应根据患者的症状、体征、行血常规、骨髓检查等，以明确诊断。

2. 根据患者的具体症状、体征、结合血象和骨髓检查等，可帮助诊断本病。诊断有困难的，应注意与有关疾病相鉴别。诊断明确者，可给予相应治疗。治疗中，注意复查血象、骨髓染色体核型及基因表达，了解病情发展情况，评估治疗疗效，并根据患者的治疗情况，调整治疗剂量或用药。如为难治性贫血伴原始细胞增多（RAEB）、转变中的难治性贫血伴有原始细胞增多（RAEB-T）、慢性粒单白血病（CM-MoL），可予小剂量化疗，注意观察治疗本身的不良反应。有异基因骨髓移植指征的，可根据医院的实际条件及患者的经济能力，予以异基因骨髓移植。治疗有效者可见症状体征改善，贫血逐渐纠正，血小板数升高，白细胞分类中见幼稚细胞减少消失，输血间隔时间延长。

【病历记录】

（一）门急诊病历

记录患者就诊时间及就诊的主要症状，如有无皮肤出血等表现，以往有无类似病史及治疗药物与疗效；体检记录有无贫血貌，有无皮肤、口腔等出血，有无胸骨压痛，有无肝脾大等；辅助检查记录其血常规和白细胞分类、骨髓象及染色体核型等检查结果。

（二）住院病历

详尽记录患者门急诊及外院的诊治经过，重点记录本病的诊断依据、鉴别诊断要点、诊疗计划。主要记录患者治疗后的病情变化、转归、治疗效果等。记录骨髓病理活检的结果 c 需行异基因骨髓移植的，则应与家属充分讲明，签署知情同意书。

【注意事项】

（一）医患沟通

诊断明确的，经治医师根据临床特点、骨髓及染色体改变，按照国际预后积分系统（IPSS）分析患者病情预后属高危、中危还是低危，并应如实告知患者或其亲属有关 MDS 的特点、病因、常规治疗药物与疗程、疗效及预后，尤其是要告知患者及家属本病治疗的难度以及部分患者可转化为白血病等特点，以便使患者及家属能理解、配合治疗；对病情的转归和发展，能有清醒的认识，如需行异基因骨髓移植，则应由患者或其亲属签署知情同意书。

（二）经验指导

1. 诊断 MDS 的关键在于患者有一系或一系以上的造血细胞减少，伴病态造血和克隆性异常。随着细胞培养、遗传学和分子生物学研究的深入，对 MDS 本质的认识也逐渐加深，过去很多病曾误诊为再障、难治性白细胞减少症，最终都被确诊为 MDS。

2. MDS 部分患者可转变为白血病，临床上在患者治疗过程中，一定要注意复查血象和骨髓象，以便及时诊断。

3. 目前认为 MDS 可有 3 种转归：①部分病例转变为急性白血病；②多数在发展到白血病前因感染和出血而死亡；③极少数病例经过较长时间的综合治疗后，临床与血液学均恢复正常。因而，应要求患者有长期治疗的思想准备，并每月定期门诊随诊，观察治疗后症状体征、血常规与骨髓象及染色体核型是否改善。

4. 目前 MDS 的治疗方法，主要是支持、对症治疗、预防感染及使用诱导分化剂、刺激造血剂、化疗药物、去甲基化药物和造血生长因子如 G-CSF、GM-CSF、Epo。同时，MDS 是异质性疾病，治疗的选择应根据患者的具体情况而定，可做异基因骨髓移植，60 岁以下全身情况良好者可考虑去甲基化治疗或常规化疗；不能耐受者，则用小剂量化疗加造血生长因子治疗。

5. 近来，也有使用肿瘤新生血管形成抑制剂"亚砷酸"来治疗 MDS 的 RAeb、RAEB-t 和 CMML 的报告；作者最近应用亚砷酸治疗 2 例 MDS-RAEB，最终全部获得缓解。所用方法为：亚砷酸 10mg 加入葡萄糖氯化钠注射液 500ml 中静脉滴注，2 小时内滴完，1 次 / 日，同时用维生素 C 2 ~ 3 g 加入 5% 葡萄糖注射液 500ml 中静脉滴注，1 次 / 日，一般连用 2 周，休息 1 周后，再用 2 周为 1 个疗程。

6. MDS 的病程大致有以下三种主要演变模式。

第一种模式：患者病情稳定，骨髓中原始细胞不增多或轻微增多，但不超过 5%。随诊中，从未发生白血病转变，仅靠一般支持治疗可存活数年甚至十多年。

第二种模式：患者初期病情稳定，与第一种相似，骨髓中原始细胞不增多或轻度增多，但一般 < 10%。经过一段时间以后，骨髓中原始细胞突然迅速增多，转变为 AML。

第三种模式：患者骨髓中原始细胞缓慢地进行性增多，临床病情随之进展，直至转变为 AML。MDS 患者骨髓细胞生物学特性的异常改变常提示发生白血病转变的可能性，如出现新的染色体异常或癌基因异常、细胞周期延长、体外培养呈现白血病样生长模式等。MDS 发生白血病转变时几乎全是转变为急性髓系白血病（AML），以 M_1、M_2、M_4、M_6 亚型为多。也有报道说，个别病例转变为急性淋巴细胞白血病或髓淋混合型白血病。

第七节 多发性骨髓瘤

多发性骨髓瘤（multiple myeloma，MM）是最常见的恶性浆细胞病，以单克隆 IgG、IgA 和（或）轻链大量分泌为特征。其他恶性浆细胞病包括原发性巨球蛋白血症（IgM 异常分泌增多）、重链病和原发性淀粉样变性。多发性骨髓瘤是单克隆浆细胞异常增生的恶性疾病，异常浆细胞（骨髓瘤细胞）浸润骨骼、软组织并产生异常单克隆免疫球蛋白（M 蛋白）或使多肽链亚单位合成增多，引起骨骼破坏、贫血和肾功能损害，而正常免疫球蛋白减少致免疫功能异常。多发性骨髓瘤在欧美等国家的发病率高且有明显增高的特点，在美国其发病率为 3/10 万 ~ 9.6/10 万，黑人发病率高，约为白人的 2 倍。在我国，据北京、上海、天津从医院病例统计看，其发病率 < 1/10 万。本病多发于 40 ~ 70 岁的中老年人，98% 的患者年龄在 40 岁以上，男性多于女性，男女比例为 1.5∶1。

【诊断】

（一）临床表现

1. 由瘤细胞浸润引起的临床表现 骨骼病变、贫血。

（1）骨骼病变：骨质疏松、溶骨病变、骨痛、骨瘤、骨肿块和病理性骨折，多见于胸骨、肋骨、颅骨、腰椎骨及盆骨。X 线片可见骨质疏松、穿凿样溶骨病变、病理性骨折。

（2）贫血和出血倾向：几乎所有患者都有不同程度的贫血，也可有出血倾向，以鼻出血、牙龈出血和皮肤紫癜多见。

2. 由 M 蛋白引起的临床表现 可见反复感染、肾损害、高黏滞综合征、淀粉样变性。

（1）由于正常免疫球蛋白合成减少、免疫功能缺陷，患者常发生反复感染，特别是普通荚膜菌感染，如肺炎链球菌肺炎、化脓菌感染及泌尿系统感染甚至败血症。

（2）肾功能损害：75%的患者尿中有单克隆轻链（本周蛋白），并可出现水肿、管型尿，甚至出现肾衰竭。

（3）高黏滞性综合征：10%的患者有高黏滞综合征表现，由于广泛的溶骨性病变致高血钙及大量M蛋白致高黏滞血症。患者常出现头昏、眩晕、共济失调、视力障碍、眼花、耳鸣，并可突然发生意识障碍，还可有手指麻木及冠状动脉供血不足、心力衰竭等症状。

（4）淀粉样变性：35%的患者有淀粉样变性表现，如腕管综合征、肾病综合征、吸收不良、巨舌、心肌病。

（二）实验室检查

1. 血象　轻、中度贫血，多属正细胞正色素性贫血。血涂片中红细胞呈缗钱状排列，可伴有少数幼粒、幼红细胞。血沉显著增快。白细胞、血小板早期正常，晚期有全血细胞减少，如发现骨髓瘤细胞在血中大量出现并超过 $2.0 \times 10^9/L$ 者，称为浆细胞白血病。

2. 骨髓　骨髓瘤细胞的出现系 MM 的主要特征，骨髓瘤细胞至少占非红系有核细胞数的15%。骨髓瘤细胞以原始和幼稚浆细胞为主，大小形态不一，成堆出现。胞浆呈灰蓝色，多核（2～3个核），核内有核仁1～4个，核旁淡染区消失，偶见嗜酸性球状包涵体（Russel 小体）或大小不等的空泡。

3. 骨髓病理　骨髓腔内为灰白色瘤组织所填充，正常造血组织减少。骨小梁破坏，病变可侵犯骨皮质，使骨质疏松，骨皮质变薄或被腐蚀，易发生病理性骨折。当癌组织穿破骨皮质，可浸润骨膜及周围组织。骨髓活检标本在显微镜下观察，按瘤组织多少及分布情况可分为四类。①间质性：有少量瘤细胞散在分布于骨髓间质中；②小片性：骨髓腔内瘤组织呈小片状；③结节性：瘤细胞分布呈结节状；④弥漫性：骨髓腔内大量瘤细胞充满骨髓腔。

4. 血液生化异常　血清异常球蛋白增多而白蛋白正常或减少，75%的患者血清或尿液在蛋白电泳时可见一浓而密集的染色带，扫描呈现基底较窄单峰突起的 M 蛋白。可出现高钙血症，血磷可增高，血清碱性磷酸酶正常或轻度增加，血清 β_2- 微球蛋白及血清乳酸脱氢酶活力高于正常。骨髓瘤患者的血清白细胞介素6（IL-6）和 CRP 呈正相关。尿本周蛋白半数阳性。游离轻链测定对 MM 的诊断，尤其是有早期诊断和疗效判断的意义。血清蛋白酶体水平是 MM 患者预后的独立预测因素。

5. 染色体与基因　20%～50%的多发性骨髓瘤患者具有克隆性染色体异常。其中64%为超二倍体数目异常，涉及多种染色体三体。3号染色体三体是其中最常见的一种。13号染色体部分或完全缺失是 MM 最早发现的染色体异常，在 MM 中较常见，是重要的预示生存期短的预后指标，但对治疗反应无影响。最近发现，70个基因与多发性骨髓瘤早期死亡有关，30%属于1号染色体。

6. 骨骼 X 线检查　可见多发性、溶骨性穿凿样的骨质缺损区、骨质疏松、病理性骨折。少数早期患者可无骨骼 X 线表现。γ - 骨显像是近年来检查骨质异常的手段之一，可一次显示周身骨骼，较 X 线敏感，可早于 X 线 3 个月出现异常征象。

（三）诊断标准

1. 骨髓中浆细胞 >15%，且有形态异常（骨髓瘤细胞）。

2. 血清中有大量的 M 蛋白（IgG>35g/L，IgA>20g/L，IgM>15g/L，IgD>2g/L，IgE>2g/L）或尿中本周蛋白 >1g/24h。

3. 无其他病因的溶骨性病变或广泛的骨质疏松。除外反应性浆细胞增多症及意义未明的单克隆免疫球蛋白血症，符合 1 + 2 + 3、1 + 3 或 1 + 2 者即可诊断。

（四）多年来一直沿用 Durie 和 Salmon 诊断标准（1986）

1. 主要标准

（1）浆细胞瘤由组织活检证实。

（2）骨髓中浆细胞 >30%。

（3）单克隆免疫球蛋白 IgG>35g/L 或 IgA>20g/L 或尿中轻链 ≥ 1g/24h（除外淀粉样变性）。

2. 次要标准

（1）骨髓中浆细胞占 10%～30%。

（2）单克隆免疫球蛋白水平低于上述水平。

（3）有溶骨性病变。

（4）正常免疫球蛋白 IgM<0.5g/L，IgA<1g/L 或 IgG<6g/L。

（五）WHO 诊断 MM 标准（2001 年）

诊断 MM 要求具有至少一项主要标准和一项次要标准，或者具有至少三项次要标准而且其中必须包括（1）项和（2）项。患者应有与诊断标准相关的疾病进展性症状。

1. 主要标准

（1）骨髓浆细胞增多（>30%）。

（2）组织活检证实有浆细胞瘤。

（3）M 成分：血清 IgG>35g/L 或 IgA>20g/L 或本周蛋白尿 > 1g/24h。

2. 次要标准

（1）骨髓浆细胞增多（10%～30%）。

（2）M 成分存在但水平低于上述水平。

（3）有溶骨性病变。

（4）正常免疫球蛋白减少 50% 以上：IgM<0.5g/L，IgA< 1g/L 或 IgG<6g/L。

（六）临床分期

1. Durie 和 Salmon 分期

（1）Ⅰ期：符合以下四项：①血红蛋白 >100g/L;②血清钙正常；③X 线检查无异常发现；④M 蛋白水平 IgG<50g/L，IgA<30g/L，尿中轻链 <4g/24h。

（2）Ⅱ期：介于 Ⅰ期和Ⅲ期之间。

（3）Ⅲ期：符合一项或以上：①血红蛋白 <85g/L;②高钙血症 >2.98mmol/L（12mg/dl）；③进展性溶骨病变；④M 蛋白水平 IgG>70g/L，IgA>50g/L，尿中轻链 >12g/24h。

注：每期又分为 A 组和 B 组：A 组肾功能正常；B 组肾功能不正常（血肌酐 > 176.8μmol/L）。

2. ISS 分期　根据患者的血清 β_2- 微球蛋白（β_2-M）和白蛋白（ALB）水平，骨髓瘤的国际分期系统（international staging system for multiple myeloma，ISS）将骨髓瘤分为三期。

（1）Ⅰ期：β_2-M <35mg/L,ALB ≥ 35g/L。

（2）Ⅱ期：β_2-M<35mg/L,ALB<35g/L 或 β_2-M 35～55mg/L。

（3）Ⅲ期：β_2-M>55mg/L。

【治疗】

（一）支持治疗及对症治疗

主要针对贫血、高钙及高尿酸血症、溶骨性骨破坏、肾功能不全及高黏滞血症等的治疗。这些并发症可严重影响患者的生存与预后，因此，应积极予以处理，以提高患者的生存质量。主要治疗措施如下。

1. 纠正贫血：一般情况下应通过输注红细胞，使血红蛋白维持在 80g/L 以上。应用红细胞生成素（EPO）3000U/ 次，隔日 1 次或每周 2～3 次，皮下注射，有助于改善贫血。

2. 骨质破坏的治疗：二磷酸盐有抑制破骨细胞的作用，常用帕米磷酸二钠，每月 1 次，60～90mg，静脉滴注，可减少疼痛。部分患者出现骨质修复，改善生活质量，因此，对于有骨痛的 MM 患者应常规推荐使用。经常而适当的活动有助于患者改善症状，疼痛严重时可适当服用镇痛药。服用钙剂或维生素 AD 亦有助于减轻骨质破坏。放射性核素内照射有控制骨损害、减轻疼痛的疗效。

3. 肾功能损害的防治：保证液体的输入量，有利于轻链、尿酸、钙等物质的排除，及时纠正泌尿系感染。对急性少尿和急性肾小管坏死的患者应行血液透析。

4. 高尿酸血症及高钙血症的治疗：黄嘌呤氧化酶抑制剂能够减轻血和尿中的尿酸水平，高尿酸血症者口服别嘌醇 300～600mg/d，可有效降低血尿酸水平。高钙血症常合并肾功能不全和脱水，因此，首先要纠正脱水，应充分补液，也可以给予中等剂量的利尿剂，保证每日尿量在 2000ml 以上。

5. 高黏滞血症：血浆置换可以迅速减轻高黏滞血症的症状，但血液黏滞度常同临床症状和体征不相平行，因此，要根据体征和眼底检查决定是否应该行血浆置换，而不能根据血液黏度水平决定。

（二）抗肿瘤化疗

1. 初治可选 MP 方案：美法仑 + 泼尼松，有效率 50%。美法仑 10mg/（m² · d），泼尼松 2mg/（kg · d），均口服 4 日。每 4 周重复 1 次，至少 1 年。

2. M_2 方案：卡莫司汀 + 环磷酰胺 + 美法仑 + 泼尼松 + 长春新碱。卡莫司汀 25 mg/m²，环磷酰胺 400mg/m²，长春新碱 1.4mg/m²，均第 1 日静脉注射；美法仑 2mg,3 次 / 日，泼尼松 40mg，均口服 14 日，21 日为 1 个疗程。

3. 初治无效或经 M_2、MP 方案治疗无效的称为难治性 MM，目前多采用挽救方案——VAD 方案（长春新碱 + 多柔比星 + 地塞米松）：长春新碱 0.5mg/d，多柔比星 10mg/d，地塞米松 40mg/d，均第 1 ~ 4 日，17 ~ 20 日，静脉滴注。

（三）免疫治疗

包括细胞因子疗法（如干扰素、IL-2）的应用和单克隆抗体疗法（抗 IL 与单抗）。干扰素有抗肿瘤作用，单用有效率为 10% ~ 13%；与 MP 或 M_2 合用，有效率可达 80%。

（四）造血干细胞移植

化疗无法治愈多发性骨髓瘤，应争取早期行造血干细胞移植治疗。于化疗诱导缓解后进行移植，效果较好。如无合适的供者，则可做自身外周造血干细胞移植，如能进行纯化的自身 CD34⁺ 细胞移植，则可减少骨髓瘤细胞污染，提高疗效。

（五）沙利度胺（Thalidomide，反应停）

沙利度胺有抑制新生血管生长的作用，近年用来治疗多发性骨髓瘤取得了一定疗效。用法为 50 ~ 600mg/d，分 2 ~ 3 次口服，对部分骨髓瘤患者治疗有效。本品可致畸胎，妊娠妇女禁用。

（六）沙利度胺衍生物雷那度胺联合化疗

雷那度胺 25mg/d，口服，第 1 ~ 21 日，地塞米松 40mg 第 1 ~ 4 日、第 9 ~ 12 日、第 17 ~ 20 日（第 5 疗程起仅用于第 1 ~ 4 日），每 28 日为 1 个疗程。总反应率为 58%。Lenalidomide/Dex 方案对初治 MM 可取得很高的疗效（治疗反应 > 90%，CR + 很好的 PR 达 38%），对复发或难治性 MM 的疗效显著（30% CR），耐受性好。

（七）靶向治疗

1. 蛋白酶体抑制剂硼替佐米（Bortezomib，Bz）：蛋白酶体抑制剂是一种治疗 MM 的靶向性药物，具有抑制核转录因子 κB 的活性。此外，还能增强 MM 细胞对肾上腺皮质激素或传统细胞毒药物的敏感性，从而促进这些药物的抗肿瘤活性。硼替佐米（Bortezomib）是第一个进入临床研究的蛋白酶体抑制剂，在难治和（或）复发 MM 患者中；硼替佐米单药治疗较单用地塞米松可显著延长生存期，且对随后的造血干细胞移植无不良影响。治疗方案为 Bz 1.3mg/m²，第 1、4、8、11 日，每 3 周为 1 个周期，最多 6 个周期，2 个周期未达到部分缓解（PR）或 4 个周期未达到完全缓解（CR）的患者口服 Dex 40mg（常规第 1 ~ 4 日，第 8 ~ 11 日，第 17 ~ 20 日），疗效按 EBMT 标准评价，其主要治疗反应（CR + PR + MR）率为 85%。Bz 作为诱导治疗不影响随后白体造血干细胞的动员和采集。

2. 其他靶向治疗：针对骨髓瘤细胞与骨髓微环境相互作用相关的细胞因子及其信号通路而设计相应的靶向治疗药物，是当前 MM 领域研究的主要热点，而且可能为 MM 的治疗带来新的突破。

（八）其他联合治疗

1. DVD 方案：脂质体多柔比星（PLD）40mg/m²，静脉注射，第 1 日；长春新碱 2mg，静脉注射，第 1 日；地塞米松 40mg/d，静脉注射或口服，第 1 ~ 4 日，第 9 ~ 12 日，第 17 ~ 20 日。28 日后重复治疗。DVD 方案治疗的患者总反应率达 82.4%，与传统 VAD（多柔比星 + 长春新碱 + 地塞米松）方案相比，DVD 方案疗效与 VAD 相当，可以较快达到最大反应，不需要中心静脉置管，降低了感染危险，缩短了化疗所需住院时间。而且不良反应少，尤其表现为心脏毒性小，骨髓抑制作用轻。可以成为 MM 一线化疗方案。

2. MPT 方案：美法仑 0.25mg/（kg · d），泼尼松 2mg/（kg · d），均口服 4 日，每 6 周重复治疗，共 1

2个疗程；沙利度胺 100 ~ 400mg，口服，每日 1 次，直到美法仑和泼尼松治疗结束。平均整体存活是 51.6 个月，MP 组是 33.2 个月，美法仑 100mg/m²（MEL 100）组是 38.3 个月。MPT 组患者较少出现早期毒性死亡，治疗最初 3 个月的病死率在 MP 组为 7%，在 MPT 组为 2%，在 MEL100 组为 9%。但 MPT 组比 MP 组有较高的中性粒细胞过低症。

3. VMDT 方案：Bz 1.0mg/m²，第 1、4、8、11 日，美法仑 0.15mg/kg，第 1 ~ 4 日，地塞米松 12mg/m²，第 1 ~ 4 日、第 17 ~ 20 日，沙利度胺 100mg/d，28 日 1 个周期。

4. VMPT 方案：Bz 1.3mg/m²，第 1、4、15、22 日，美法仑 6mg/m²，第 1 ~ 5 日，泼尼松 60mg/m²，第 1 ~ 5 日，沙利度胺 50mg，第 1 ~ 35 日。每 35 日重复 1 个疗程。PR 67%，包括 43% 患者获得了至少较好的部分缓解。VMPT 是有效的、缓解率较高的补救治疗措施，且神经毒性的发生率很低。

【病情观察】

1. 诊断不明确者，可根据患者的临床表现行血常规、骨髓、血蛋白电泳、免疫功能检查及 X 线检查、尿本周蛋白测定等，以尽快明确诊断。诊断明确者，应予以化学治疗。治疗中，主要观察病情有无变化，症状是否改善，尿本周蛋白是否减少，以评估治疗疗效。同时，应注意观察有无化疗的不良反应，如有无骨髓抑制、胃肠道不良反应等，以便及时调整治疗用药。

2. 诊断确立后，临床上就应根据患者的具体情况，予以化学治疗，并根据患者的症状，予以相应的对症处理。多发性骨髓瘤治疗期间，应每周至少检查血常规 2 次以上、白细胞分类 1 次，每 2 周复查生化全套 1 次，每月应复查骨髓穿刺、蛋白电泳、免疫全套各 1 次，以判断所用化疗方案是否有效，观察患者的症状体征是否好转、各项生化指标是否恢复，浆细胞比例有无下降，从而调整患者的化疗方案。

【病历记录】

（一）门急诊病历

记录骨痛出现的时间、部位、程度。有无骨折及活动受限表现，注意记录有无伴随的贫血、感染或出血症状，有无少尿、水肿等肾损害的表现，有无头晕、手足麻木等高黏滞综合征表现；体检记录骨痛部位、范围，有无骨折、局部肿块或串珠样结节、胸骨压痛、肝脾淋巴结肿大情况，贫血、感染、出血体征及神经系统的定位体征；辅助检查记录骨髓、血清蛋白电泳、免疫全套、尿本周蛋白及 X 线骨骼摄片检查等结果。

（二）住院病历

记录患者门急诊或外院的诊疗经过，记录所有曾检查的项目和结果。病程记录应列举本病的诊断依据、鉴别诊断要点、上级医师的查房意见。记录反映治疗后的患者症状变化、治疗效果等，如需行化疗或其他治疗，均需由患者亲属签署的知情同意书。

【注意事项】

（一）医患沟通

诊断一旦确立，应即刻告知患者或其亲属 MM 的性质、特点、常见诱因、国内外治疗现状、化疗的组成、疗程与疗效及利弊，如实告知患者病情可迅速恶化、骨髓衰竭、发展为急性髓性白血病等预后特点。为了尽可能延长患者的无病存活时间，应告知患者与亲属须定期门诊，化疗必须定期进行，需特殊检查或治疗的，均需患者家属签字同意。

（二）经验指导

1. 骨痛常为早期的主要症状，多随病情发展而加重。疼痛部位多于骶部，其次是胸骨和肢体。活动或扭伤后骤然剧痛者，有自发性骨折的可能。因此，老年患者，有反复痛、有时合并贫血时，应警惕本病的存在，即应进行相应的检查，以免漏诊。以尿常规改变为主的患者，应多方面检查，以免误诊。

2. 凡骨髓检查异常，浆细胞 >10%，伴血清或尿出现单克隆免疫球蛋白或其碎片，正常免疫球蛋白降低，可见骨骼有溶骨改变。具有上述表现者即可确诊。

3. 血乳酸脱氢酶和 β_2 微球蛋白测定可反映肿瘤负荷，用于提示预后和预测治疗效果。

4. VAD 方案是多发性骨髓瘤住院治疗的最佳方案，但其中地塞米松的剂量达到 40mg/d，临床上经常碰到患者提出此药剂量过大，要求减量使用，然而，事上，随着激素剂量的减少，疗效也相应降低。对经济条件较好的患者，给予 PAD 方案（硼替佐米、阿霉素及地塞米松）可望获得更高的缓解率，其中年轻的患者进一步进行自身造血干细胞移植，效果更佳。多发性骨髓瘤患者门诊化疗时，以采用 MP 方案较好，因其不仅疗效好，而且使用方便。

5. 对于有腰椎骨质破坏的 MM 患者，医生应劝告其睡木板床，以预防腰椎压缩性骨折。

6. 多发性骨髓瘤患者，加用抗肿瘤新生血管形成抑制剂沙利度胺作为诱导缓解治疗或维持治疗，效果较好。近年来有报道，应用沙利度胺新一代产品雷那度胺治疗多发性骨髓瘤的效果较好。

7. 抗骨髓瘤的化学治疗疗效标准以 M 蛋白减少 >75% 以上（浓度降至 25g/L 以下），或尿本周蛋白排出量减少 90% 以上（24 小时尿本周蛋白排出量减少到小于 0.2g）为治疗显著有效。

8. 现有的经验表明，先用化疗诱导缓解，然后行骨髓移植效果较好。预处理多用大剂量的（140 ~ 200mg/m²）马法兰和分次全身放射治疗。如无合适供者，可行自身外周血造血干细胞移植。

第四章 出血性疾病

第一节 过敏性紫癜

过敏性紫癜（allergic purpura）又称 Schonlein-Henoch 综合征，为一种常见的血管变态反应性疾病。因机体对某些致敏物质发生变态反应，导致毛细血管脆性及通透性增加，血液外渗，产生皮肤、黏膜及某些器官出血。可同时伴发血管神经性水肿、荨麻疹等其他过敏表现。无血小板减少和凝血功能障碍。除皮肤紫癜、黏膜出血外尚可有腹部、关节及肾受累表现。本病多见于儿童和青少年，男性略多于女性（2.5∶1），冬、春季发病较多。

【病因】

致病因素甚多，与本病发生密切相关的主要有以下几种。

（一）感染

1. 细菌：主要为 β 溶血性链球菌。以呼吸道感染最为多见，其次为扁桃体炎、猩红热、结核病及其他局灶性感染。

2. 病毒：多见于发疹性病毒感染，如麻疹、水痘、风疹等。

3. 其他：如某些寄生虫感染等。

（二）食物

主要见于动物性食物，是人体对异性蛋白过敏所致。如鱼、虾、蟹、蛋、鸡、牛奶及其他类食物。

（三）药物

1. 抗生素类：青霉素（包括半合成青霉素如氨苄西林等）、链霉素、金霉素、氯霉素及近年来广泛使用的一些头孢菌素类抗生素等。

2. 解热镇痛药：水杨酸类、保泰松、吲哚美辛及奎宁类等。

3. 其他：磺胺类、阿托品、异烟肼及噻嗪类利尿药等。

（四）其他

花粉、尘埃、菌苗或疫苗接种、虫咬、受凉及寒冷刺激等。

【发病机制】

1. 蛋白质及其他大分子致敏源作为抗原，刺激人体产生抗体（主要为 IgG），后者与抗原结合成抗原—抗体复合物，沉积于血管内膜，激活补体，导致中性粒细胞游走、趋化及一系列炎性递质的释放，引起血管炎性反应。此种炎性反应除见于皮肤、黏膜小动脉及毛细血管外尚可累及肠道、肾及关节腔等部位小血管。

2. 小分子致敏源作为半抗原，与人体内某些蛋白质结合构成抗原，刺激机体产生抗体。此类抗体吸附于血管及其周围的肥大细胞，当上述半抗原再进人体内时，即与肥大细胞上的抗体产生免疫反应，致肥大细胞释放一系列炎性递质，引起血管炎性反应。

【诊断】

（一）临床表现与分型

1. 病史　常于发病前 1～3 周出现低热、咽痛、上呼吸道感染及全身不适。

2. 皮肤表现（皮肤型）　典型皮疹为棕红色斑丘疹，突出于皮表，压之不褪色，单独或互相融合，对称性分布，以四肢伸侧及臀部多见，可伴有痒感或疼痛，反复发作，成批出现，消退后可遗有色素沉着。除紫癜外，还可并发荨麻疹、血管神经性水肿、多形性红斑或溃疡坏死等。偶尔口腔黏膜或眼结膜也可出现紫癜。

3. 关节表现（关节型，Schonlein 型）　关节可有轻微疼痛到明显的红、肿、痛及活动障碍。病变常累及大关节，可呈游走性，主要是关节周围病变，可反复发作，不遗留关节畸形。

4. 腹部表现（腹型，Henoch 型）腹痛常见，多呈绞痛，是由血液外渗入肠壁所致。以脐及右下腹痛明显，亦可遍及全腹，但一般无腹肌紧张，压痛较轻，可伴有恶心、呕吐、腹泻及黑便。因肠道不规则蠕动，可导致肠套叠，可及包块，多见于儿童。偶可发生肠穿孔。如不伴有皮肤紫癜，常易误诊为急腹症。

5. 肾表现（肾型，紫癜性肾病）　肾炎是本病最常见的并发症，发生率在 12%～65%。一般于紫癜出现后 1～8 周内发生，轻重不一，有的仅为短暂血尿，有的很快进展为肾衰竭，但少见。主要表现为血尿、蛋白尿、管型尿、水肿及高血压等急性肾小球肾炎表现，少数可为慢性肾炎、肾病综合征，个别病例可转入慢性肾衰竭。以上 4 型（皮肤、关节、腹部、肾）可单独存在，皮肤紫癜合并其他型称为混合型。

6. 其他　少数患者出现紫癜后，病变累及脑膜血管，表现为头痛，呕吐、谵妄、抽搐、瘫痪和昏迷等。有些可累及呼吸系统，表现为咯血、哮喘、胸膜炎、肺炎等。

（二）实验室检查

1. 血象　白细胞计数正常或增多，嗜酸粒细胞增多，血小板计数正常。

2. 出、凝血功能检查　出、凝血时间正常，血块收缩良好，毛细血管脆性试验多为阳性。

3. 免疫学检查　血清 IgA 和 IgG 常增高，以前者明显；IgA 型免疫符合物增高及 IgA 类风湿因子可阳性。

4. 尿液　可有蛋白、红细胞及管型。

5. 其他　血沉常增快；肾功能不全时可有尿素及肌酐增高。

（三）诊断标准

1. 临床表现

（1）发病前 1～3 周常有低热、咽痛、上呼吸道感染及全身不适等症状。

（2）下肢大关节附近及臀部分批出现对称分布、大小不等的丘疹样紫癜为主，可伴荨麻疹或水肿、多形性红斑。

（3）病程中可有出血性肠炎或关节痛，少数患者腹痛或关节痛可在紫癜出现前 2 周发生，常有紫癜肾炎。

2. 实验室检查　血小板计数正常，血小板功能和凝血时间正常。

3. 组织学检查　受累部位皮肤真皮层的小血管周围中性粒细胞聚集，血管壁可有灶性纤维样坏死，上皮细胞增生和红细胞渗出血管外。免疫荧光检查显示血管炎病灶有 IgA 和补体 C3 在真皮层血管壁沉着。

4. 能除外其他疾病引起的血管炎　如冷球蛋白综合征、良性高球蛋白性紫癜、环形毛细血管扩张性紫癜、色素沉着性紫癜性苔藓样皮炎等。

临床表现符合，特别是非血小板减少性紫癜，有可扪及性典型皮疹，能除外其他类型紫癜者，可以确定诊断。鉴别诊断确有困难的则可做病理检查。

【治疗】

（一）消除致病因素

防治感染，清除局部病灶（如扁桃体炎等），驱除肠道寄生虫，避免可能致敏的食物及药物等。

（二）一般治疗

1. 抗组胺药：盐酸异丙嗪、氯苯那敏、阿司咪唑、去氯羟嗪及静脉注射钙剂等。

2. 改善血管通透性药物：维生素C、曲克芦丁等，维生素C以大剂量（5～10g/d）静脉注射疗效较好，持续用药5～7日。

（三）糖皮质激素

糖皮质激素有抑制抗原—抗体反应、减轻炎症渗出、改善血管通透性等作用。一般用泼尼松30mg/d，顿服或分次口服。重症者可用氢化可的松100～200mg/d或地塞米松5～15mg/d，静脉滴注，症状减轻后改口服。糖皮质激素疗程一般不超过30日。

（四）对症治疗

腹痛较重者可予阿托品或山莨菪碱（654-2）口服或皮下注射；关节痛可酌情用镇痛药；呕吐严重者可用止吐药；伴发呕血、血便者，可用奥美拉唑等治疗。

（五）其他

如上述治疗效果不佳或近期内反复发作者，可酌情使用以下药物。①免疫抑制剂：如硫唑嘌呤、环孢素、环磷酰胺等；②抗凝疗法：适用于肾型患者，初以肝素钠或低分子肝素（100～200）U/（kg·d）静脉滴注，4周后改用华法林（4～15）mg/d，2周后改用维持量2～5mg/d,2～3个月；③中医中药：以凉血、解毒、活血化瘀为主，适用于慢性反复发作或肾型患者。

【病情观察】

1. 诊断明确者，门诊随访时观察治疗后紫癜是否消退，有无新的紫癜出现；关节肿痛者，观察病情有无好转；伴有腹痛收住入院者，应观察有无呕血、黑便等消化道出血症状及腹膜刺激征；肾型患者的水肿、高血压及尿常规检查有无好转，肾功能是否正常；接受免疫抑制剂治疗者应定期检测血常规，及时调整药物剂量。

2. 因腹痛或关节肿痛在紫癜前出现时常误诊为关节炎或急腹症，因此对怀疑本病者，应仔细观察皮肤紫癜的发生情况，避免误诊。

3. 过敏性紫癜门诊观察治疗者，根据病史、典型体征及相关实验室检查的阴性结果明确诊断，根据患者具体情况决定治疗方案。大部分患者去除病因后，可在短期内自愈。少数紫癜性肾炎转为慢性者需长期观察治疗。

4. 疗效观察

（1）临床痊愈：一切症状消失，有关检查正常，随访1年无复发。

（2）显效：一切症状消失，有关检查正常，随访半年无复发。

（3）有效：病情明显好转，未恢复正常。

（4）无效：病情无好转。

【病历记录】

（一）门急诊病历

记录患者就诊时间及就诊的主要症状，如皮肤紫癜出现的时间、部位及性状；有无腹痛、呕血或便血；有无关节肿痛、水肿等，发病前有无上呼吸道感染症状，有无肠道寄生虫感染、食用异性蛋白质（如鱼、虾、蛋，乳等）、吸入花粉、昆虫叮咬以及服用某些药物（如磺胺类、抗生素、水杨酸盐等）等诱发因素，询问其与紫癜的关系。体检记录血压状况，有无皮肤瘀点、瘀斑、腹痛、水肿等体征。辅助检查记录血常规、尿常规等检查结果。

（二）住院病历

应详尽记录患者门急诊及外院的诊疗经过、所用药物及效果。首次病程记录应提出相应诊断，对腹型、关节型或肾型患者分别记录与相应疾病的鉴别诊断要点、详尽的诊疗计划，病程记录应记录患者入院治疗后的病情变化、治疗效果。

【注意事项】

（一）医患沟通

明确诊断者，应告知患者或其亲属本病的特点、治疗方案及预后，帮助其尽可能找出过敏源并加以预防。应强调定期检查尿常规的重要性。诊断一时难以明确或症状不典型者，经治医师应做好与患者家属的沟通、解释工作。

（二）经验指导

1. 过敏性紫癜的临床诊断一般不难，依靠病史、典型体征及血小板计数和出、凝血时间正常，可确定诊断。皮肤紫癜的特点为对称分布、分批出现、大小不等。

2. 临床上应注意的是，原发性血小板减少性紫癜患者血小板计数减少，皮肤紫癜的对称性不如过敏性紫癜，另外病程亦往往较长。在典型的紫癜症状出现之前先有腹痛或关节痛，或无紫癜症状者则很难鉴别；紫癜性肾炎患者若从无紫癜，与急性肾小球肾炎者的鉴别常需借助病理检查来区分。

3. 本病预后良好，大部分患者去除病因后可在短期内自愈。大多数病例仅用抗组胺药物治疗即可，不应滥用糖皮质激素。初诊及治疗过程中应定期检查尿常规，以明确有无肾脏受累并及时处理。

4. 本病常可自愈，但可复发。首次发作严重者，复发率高。一般病程为 4 周，肾型病程最长，长者可达 4 ~ 5 年以上，病死率低于 5%。

第二节　血小板减少性紫癜

血小板减少性紫癜（ITP），也称特发性自身免疫性血小板减少性紫癜（IATP），是临床上最常见的一类血小板减少性疾病。主要由于自身抗体与血小板结合，引起血小板生存期缩短。ITP 的人群发病率估计约 1/10000。女性与男性比例为（2 ~ 3）：1。临床上分为急性型和慢性型。慢性型多见于成人。

【病因与发病机制】

ITP 的病因迄今未明。与发病相关的因素如下。

（一）感染

细菌或病毒感染与 ITP 的发病有密切关系，其佐证有：①约 80% 的急性 ITP 患者，在发病前 2 周左右有上呼吸道感染史；②慢性 ITP 患者，常因感染而致病情加重；③病毒感染后发生的 ITP 患者，血中可发现抗病毒抗体或免疫复合物（IC），并证实抗体滴度及 IC 水平与血小板计数及生存时间的长短呈负相关。

（二）免疫因素

感染不能直接导致 ITP 的发病。免疫因素的参与可能是 ITP 发病的重要原因：①正常血小板输入 ITP 患者体内，其生存期明显缩短（12 ~ 24 小时），而 ITP 患者血小板在正常血清或血浆中存活时间正常（8 ~ 10 日），提示患者血浆中可能存在破坏血小板的抗体；② 80% 以上的 ITP 患者血小板表面可检测到抗体，称为血小板相关抗体（PAIg），多为 IgG；③糖皮质激素及近年开展的血浆置换、静脉注射丙种球蛋白等治疗对 ITP 有肯定疗效，亦提示本病的发病与免疫因素有密切关系。

感染与自身免疫发生的关系：①感染造成人体免疫监视系统紊乱，导致自身抗体产生；或病毒作为半抗原，与某些血小板糖蛋白结合形成抗原，刺激 PAIg 抗体产生，PAIg 直接作用于血小板糖蛋白，导致血小板破坏；②病毒抗原（主要为外壳蛋白）与 PAIg 结合形成 IC，IC 与血小板膜上的 Fc 等受体结合，导致血小板构型变化，随之被单核 - 吞噬细胞系统（脾）清除，感染可增强单核 - 巨噬细胞系统的吞噬功能，故可加重本病；③固定于血小板表面的 IC 吸附补体，通过补体溶解反应破坏血小板。

（三）肝、脾的作用

外周血血小板 1/3 滞留于脾，脾在 ITP 发生中的作用主要为：①体外培养证实，脾是 ITP 患者 PAIg 的产生部位；②与 PAIg 或 IC 结合的血小板，其表面性状发生改变，在通过脾时易在脾窦中被扣留，增加了血小板在脾的滞留时间及被单核 - 巨噬细胞系统吞噬、清除的可能性。肝在血小板的破坏中有类似脾的作用。

（四）遗传因素

HLA-DRW₉ 及 HLA-DQW₃ 阳性与 ITP 密切相关的事实表明，ITP 的发生在一定程度上可能受基因调控。其机制有待进一步阐明。

（五）其他因素

鉴于 ITP 在女性多见，且多发于 40 岁以前，推测本病的发病可能与雌激素有关。现已发现，雌激素可能有抑制血小板生成和（或）增强单核 - 吞噬细胞系统对与抗体结合的血小板的吞噬作用。

【诊断】

（一）临床表现

1. 急性型　半数以上发生于儿童。

（1）起病方式：80% 以上在发病前 1 ~ 2 周有上呼吸道感染史，特别是病毒感染史。起病急骤，部分患者可有畏寒、寒战、发热。

（2）出血

①皮肤、黏膜出血：表现为全身皮肤瘀点、紫癜、瘀斑，严重者可有血疱及血肿形成。鼻出血、牙龈出血、口腔黏膜及舌出血常见，损伤及注射部位可渗血不止或形成大小不等的瘀斑。

②内脏出血：当血小板减少程度较重，特别是 < 20×10⁹/L 时，可出现内脏出血，如呕血、黑粪、咯血、尿血、阴道出血等，颅内出血（含蛛网膜下隙出血）可致剧烈头痛、意识障碍、瘫痪及抽搐，是本病致死的主要原因。

③其他：出血量过大或范围过于广泛者，可出现程度不等的贫血、血压降低甚至失血性休克。

2. 慢性型　主要见于 40 岁以下的青年女性。

（1）起病方式：起病隐袭，一般无前驱症状，较难确定发病时间。近年发现，有相当数量的患者可无症状，而是在常规查血时偶然发现。

（2）出血倾向：多数较轻而局限，但易反复发生。可表现为皮肤、黏膜出血，如瘀点、瘀斑及外伤后止血不易等，鼻出血、牙龈出血亦甚常见。严重内脏出血较少见，但月经过多甚常见，在部分患者可为唯一的临床症状。患者病情可因感染等而骤然加重，出现广泛、严重皮肤黏膜及内脏出血。

（3）其他：长期月经过多者，可出现失血性贫血。少数病程超过半年者，可有轻度脾大。

（二）实验室与特殊检查

1. 血象　外周血血小板数目明显减少，急性型发作期血小板计数常低于 20×10⁹/L，甚至低于 10×10⁹/L；慢性型常为（30 ~ 80）×10⁹/L。血小板体积常增大（直径 3 ~ 4μm）。用自动血细胞计数仪测定，平均血小板体积增大；血小板分布宽度增加，反映了血小板生成加速和血小板大小不均的异常程度。红细胞计数一般正常。如有贫血，通常为正细胞性，并与血液丢失程度平行。白细胞计数与分类通常正常。

2. 止血和血液凝固试验　出血时间延长，血块退缩不良，束臂试验阳性见于 ITP；而凝血机制及纤溶机制检查正常。

3. 骨髓　骨髓巨核细胞数目增多或正常；形态上表现为体积增大，可呈单核，胞浆量少，缺乏颗粒等成熟障碍改变。红系和粒系通常正常。

4. 抗血小板抗体　在大部分 ITP 患者的血小板或血浆，可检测出抗血小板糖蛋白（GP）复合物的抗体 [IgG 和（或）IgM 型]，包括抗 GP Ⅱb/ Ⅲa、 Ib/ Ⅸ、 Ia/ Ⅱa、V、IV 抗体。抗血小板抗体的检测是基于"抗原捕获"（antigen cap-ture）原理。即将抗特异的血小板膜糖蛋白单克隆抗体固定在固相支持物上，然后与患者血小板裂解物或 ITP 患者血浆敏感化的正常血小板裂解物相互作用，从而使得抗原或任何相关的人抗体被"捕获"在固相支持物上，然后用合适的标志的抗人免疫球蛋白加至该体系，通过放射免疫或 ELISA 方法测定相应的抗血小板抗体。即使使用该方法，仍有 20% 的典型 ITP 仍无法检出抗血小板抗体。而且在继发于其他免疫性疾病引起的血小板减少，如系统性红斑狼疮，抗血小板抗体也可阳性。由于血小板抗体分析存在假阴性和假阳性结果，加之抗体分析技术复杂，临床应用不广泛，ITP 的诊断仍应以临床排除诊断为主。

（三）诊断与鉴别诊断

根据多次化验证实血小板数量减少（技术上排除了假性血小板减少症）；脾不增大；骨髓巨核细胞数增多或正常，伴有成熟障碍，可考虑 ITP 的诊断。但 ITP 的诊断做出以前，需详细排除是否存在使血小板减少的其他疾病或因素，如脾功能亢进、系统性红斑狼疮、药物性血小板减少症、HIV 感染、淋巴细胞增生性疾病（淋巴瘤、慢性淋巴细胞白血病）等。在妊娠期妇女，需要排除妊娠期血小板减少症及妊高征合并血小板减少；在老年病例，需慎重排除骨髓增生异常综合征。

总之，ITP 的诊断除了结合该病的自身特点外，仍以排除诊断法为主。成人 ITP 必须与各种继发性血小板减少性紫癜鉴别：如各种自身免疫性疾病、药物、HIV 感染等所致血小板减少。其他可表现为单纯血小板减少的疾病还有各种感染、MDS、慢性 DIC 等。此外，还应与各种先天性血小板减少症鉴别。

（四）诊断标准

第二届全国血液学学术会会议拟定了《特发性血小板减少性紫癜的诊断标准（草案）》，经临床试用后，于 1986 年 12 月首届中华血液学会全国血栓与止血学术会议修订如下。

1. 多次化验检查血小板计数减少。

2. 脾不增大或仅轻度增大。

3. 骨髓检查巨核细胞数增多或正常，有成熟障碍。

4. 以下五点中应具备任何一点：①泼尼松治疗有效；②切脾治疗有效；③ PAIgG 增多；④ PAC$_3$ 增多；⑤血小板寿命测定缩短。

5. 排除继发性血小板减少症。

【治疗】

（一）一般治疗

出血严重者应注意休息。血小板 $< 20 \times 10^9$/L 者，应严格卧床，避免外伤。普通止血药及局部止血药应同时应用。

（二）糖皮质激素

一般情况下为首选治疗，近期有效率约为 80%。

1. 作用机制：①减少 PAIg 生成及减轻抗原抗体反应；②抑制单核 – 吞噬细胞系统对血小板的破坏；③改善毛细血管通透性；④刺激骨髓造血及血小板向外周血的释放。

2. 剂量与用法：常用泼尼松 30 ~ 60mg/d，分次或顿服，病情严重者用等效量地塞米松或甲基泼尼松龙静脉滴注，好转后改口服。待血小板升至正常或接近正常时，逐步减量（每周减 5mg），最后以 5 ~ 10mg/d 维持治疗，持续 3 ~ 6 个月。何种情况下需行糖皮质激素治疗，国内外学者意见尚不一致。国外有学者认为，ITP 患者如无明显出血倾向，血小板计数 $> 30 \times 10^9$/L，可不予治疗。国内多数学者将此指标定在 50×10^9/L 以上。

（三）脾切除

1. 适应证：①正规糖皮质激素治疗 3 ~ 6 个月无效；②糖皮质激素维持量大于 30mg/d；③有糖皮质激素使用禁忌证；④ ^{51}Cr 扫描脾区放射指数增高。

2. 禁忌证：①年龄小于 2 岁；②妊娠期；③因其他疾病不能耐受手术。脾切除治疗的有效率为 70% ~ 90%，无效者对糖皮质激素的需要量亦可减少。近年有学者以脾动脉栓塞替代脾切除，亦有良效。即在 X 线透视指引下，通过动脉插管将人工栓子（如明胶海绵）注入脾动脉分支中，造成部分脾梗死，实为一种内科的部分脾切除。

（四）免疫抑制剂治疗不宜作为首选

1. 适应证：①糖皮质激素或脾切除疗效不佳者；②有使用糖皮质激素或脾切除禁忌证；③与糖皮质激素合用以提高疗效及减少糖皮质激素的用量。

2. 主要药物

（1）长春新碱：为最常用者。除具免疫抑制作用外，还可能有促进血小板生成及释放的作用。每次

1mg，每周一次，静脉注射，4 ～ 6 周为 1 个疗程。有学者报道静脉滴注疗效更佳。

（2）环磷酰胺：50 ～ 100mg/d，口服，3 ～ 6 周为 1 个疗程，出现疗效后渐减量，维持 4 ～ 6 周，或 400 ～ 600mg/d 静脉注射，每 3 ～ 4 周 1 次。

（3）硫唑嘌呤：100 ～ 200mg/d，口服，3 ～ 6 周为 1 个疗程，随后以 25 ～ 50mg/d 维持 8 ～ 12 周。本药不良反应较小，相对安全。

（4）环孢素：主要用于难治性 ITP 的治疗。250 ～ 500mg/d，口服，3 ～ 6 周为 1 个疗程，维持量 50 ～ 100mg/d，可持续半年以上。

（五）其他

1. 达那唑：为合成雄性激素，300 ～ 600mg/d，口服，2 ～ 3 个月为 1 个疗程，与糖皮质激素有协同作用。作用机制与免疫调节及抗雌激素有关。

2. 氨肽素：1g/d，分次口服，8 周为 1 个疗程。有报道其有效率可达 40%。

3. 中医药：应用中医药等治疗慢性型 ITP，有一定疗效。

（六）急症的处理

适用于：①血小板低于 20×10^9/L 者；②出血严重、广泛者；③疑有或已发生颅内出血者；④近期将实施手术或分娩者。

1. 血小板输注：成人按每次 10 ～ 20U/ 给予，根据病情可重复使用（从 200ml 循环血中单采所得的血小板为 IU 血小板）。

2. 静脉注射丙种球蛋白：0.4g/kg，静脉滴注. 4 ～ 5 日为 1 个疗程。1 个月后可重复。作用机制与 Fc 受体封闭、抗体中和、单核 - 吞噬细胞系统廓清干扰及免疫调节等有关。

3. 血浆置换：3 ～ 5 日内连续 3 次以上，每次置换 300ml 血浆，可有效清除患者血浆中的 PAIg。

4. 大剂量甲泼尼龙：1g/d，静脉注射，3 ～ 5 次为 1 个疗程，可通过抑制单核一吞噬细胞系统对血小板破坏而发挥治疗作用。

（七）约 30% 的患者为难治

具备下列之一认为难治。

1. 标量泼尼松 1 ～ 2mg/（kg·d），治疗 4 周，血小板数仍 $<50 \times 10^9$/L。

2. 标量泼尼松治疗，血小板数恢复正常，但减量时血小板随之下降。

3. 脾切除（含副脾切除）或脾栓塞或脾放疗后血小板数仍 $< 50 \times 10^9$/L 或一度恢复又下降者。

4. 经多种治疗血小板数仍 $<50 \times 10^9$/L。对难治性 ITP 可采用以下方法：①可试用患者未用过的治疗方案；②可与血浆置换联合应用；③美罗华 375mg/m²，静脉注射，每周 1 次，4 次。抗 CD40，抗 CD52 等；④查甲状腺功能除外亚临床型甲状腺功能亢进，若有，应抗甲状腺治疗；⑤查幽门螺杆菌，若有，应用抗生素治疗。

【病情观察】

（一）诊断明确者

门诊治疗时应观察症状是否缓解，如激素治疗后血小板是否回升，出血症状是否改善，评估治疗效果。有头痛、呕吐、口腔血疱者应留观或住院治疗。住院期间应密切观察生命体征变化；对给予免疫抑制剂治疗者，需密切观察血常规，发现白细胞减少则应及时调整化疗剂量或停药。

（二）诊断不明确者

门诊就诊时，应告知患者或其亲属有天 ITP 常用的诊断方法，建议患者行骨髓穿刺，以及血小板相关 IgC、血小板相关 C3 和血小板寿命检测等，以尽快明确诊断。

（三）诊断明确采用糖皮质激素治疗者

一般在治疗 1 ～ 3 天内症状即开始有所改善，至 5 ～ 10 天可出现更明显的效果。如用大剂量的泼尼松治疗，治疗一般不宜超过 10 天；如治疗 10 天而疗效仍不理想，则延长治疗时间也不一定有更好的效果。

激素治疗期间应注意糖皮质激素的不良反应，给予适当预防治疗；如治疗无效或症状加重，则应请示上级医师，可否加用免疫抑制剂治疗；如用免疫抑制剂治疗，应注意复查血象，根据白细胞数调整治疗剂量。慢性 ITP 经糖皮质激素治疗 6 个月以上无效者，有脾切除手术指征的，可行脾切除治疗。脾切除治疗后仍需随访，观察治疗效果；如切脾无效或复发，再用糖皮质激素治疗，部分病例仍有效。

（四）疗效标准

1. 显效：无出血，血小板数恢复正常，持续 3 个月以上，2 年以上无复发者为基本治愈。

2. 良效：无或基本无出血，血小板升至 $50 \times 10^9/L$ 以上或较原来水平升高 $30 \times 10^9/L$ 以上，持续 2 个月。

3. 进步：出血改善，血小板有所上升，持续半月以上。

4. 无效：出血及血小板计数均无改善。

【病历记录】

（一）门急诊病历

记录患者就诊时间及就诊的主要症状，皮肤黏膜或内脏出血的时间、部位、程度和发生发展。记录有无头晕、乏力、面色苍白甚至冷汗、心悸、四肢发冷、呼吸困难等贫血、休克症状。有无感染、药物及毒物接触史，有无出血家族史。女性有无月经过多。注意记录有无颅内出血的症状。既往有无诊疗过，如有，应询问记录既往病程及治疗情况。体检记录出血的体征，有无肝、脾、淋巴结肿大。辅助检查记录血常规、骨髓检查、出凝血时间及 PAIg 等检查结果。

（二）住院病历

记录患者入院前门急诊及外院的诊疗经过、所检查项目结果、所用药物及效果如何。首次病程记录应出相应诊断、与 Evans 综合征等疾病的鉴别诊断要点、诊疗计划等。应详尽记录入院治疗后的病情变化、治疗效果、上级医师的查房意见，记录有关血常规、骨髓穿刺和血小板相关 IgG、血小板相关 C_3 和血小板寿命检测等检查结果。需要特殊检查或治疗者（如需输血），应有患者或亲属签署的知情同意书。

【注意事项】

（一）医患沟通

明确诊断者，应告知患者或其亲属有关 ITP 的特点、治疗药物、疗程。应告知患者及家属，患者起病后病程超过半年以上仍不能恢复，应考虑为慢性型；本病多数因颅内出血而死亡。嘱患者如出现头痛、呕吐、口腔血疱则应及时来院就诊治疗。有关治疗的效果，治疗中可能出现的并发症，需要调整的治疗方案，或需手术治疗者，应及时告知患者本人或家属；需输血治疗的，应告知患者必要性及风险，以征得患者同意，并以签字为据。

（二）经验指导

1. 诊断本病应以血小板寿命缩短为主要诊断指标，但由于目前尚缺乏简单易行的检测方法，该检测不易在临床上广泛应用，故临床上仍以本病的出血症状，血小板减少，出血时间延长，体检脾不大，骨髓巨核细胞增多、成熟障碍，抗血小板抗体增高，并排除继发性血小板减少为主要诊断标准。

2. 血小板抗体 PAIg（包括 PAIgG、PAIgM）、PAC3 的测定已经成为诊断 ITP 的一项重要检查方法。但应注意，其存在假阴性和假阳性，加上抗体分析技术烦琐、复杂，故临床上目前仍强调临床排除诊断。

3. 急性 ITP 必须注意与慢性 ITP 相鉴别。急性者一般起病急骤，病前有上呼吸道感染史，血小板明显减少伴出血症状，骨髓检查巨核细胞正常或增多，伴成熟障碍，血小板相关 Ig 增高，尤其是 PAIgM 升高。多数患者经有效的治疗后病情可逐渐缓解。慢性 ITP 则起病隐匿，一般无前驱症状，多为皮肤黏膜出血，内脏出血少见，骨髓巨核细胞显著增加等。

4. 一般来说，对于血小板计数 >$30 \times 10^9/L$，临床上无自发性出血的 ITP 患者，可暂不治疗，加强观察。

5. 糖皮质激素治疗 ITP，可使 60% ~ 80% 患者的病情获得改善，其中仅 10% ~ 30% 能达到长期缓解。原则上，糖皮质激素对 ITP 的疗效要达到血小板升至 $100 \times 10^9/L$ 以上，出血症状改善和不需要长期大剂量激素治疗为临床参考指标，上述指标能稳定 3 个月以上为临床治疗有效。根据临床大量资料，ITP 患者血小板数的恢复程度与泼尼松每天剂量的大小有一定关系，剂量在 20mg 以下者疗效约为 45%，剂量在 21 ~ 39mg 者为 62%，剂量超过 40mg 以上者疗效约 76%。为减低糖皮质激素的不良反应，首次应用大剂量泼尼松治疗者，应及时逐渐减少剂量，使血小板计数维持在 50×10^9/L 以上。剂量递减方式不一，通常每天减少 5mg 或隔天减少 10mg，直至每天剂量降至 40mg 为宜，以后每隔 3 天减少 2.5 ~ 5mg；如果减少剂量后血小板计数又明显下降，则应及时增加剂量以维持血小板数。泼尼松维持量以每天分 2 次口服的疗效为佳，泼尼松维持量的使用应延长至半年，甚至 1 年。有的慢性 ITP 患者泼尼松治疗取得完全缓解后停止治疗，4 个月至 6 ~ 8 年仍可复发，复发的 ITP 患者再用泼尼松治疗往往仍可奏效。多数人认为糖皮质激素治疗愈早，完全缓解率愈高，病程 3 个月以内治疗者，缓解率（完全和部分缓解）为 50% ~ 80%：病程 1 年左右者为 60%；病程超过 4 年以上者大多无效果。

6. 自 1916 年起开展脾切除治疗 ITP 至今已近一个世纪，目前仍然认为是治疗本病较为有效的方法之一。据临床统计，脾切除后获得明显疗效者为 70% ~ 90%，血小板恢复正常、持久完全缓解者可达 45% ~ 60%。脾切除治疗无效的患者，原因之一与存在副脾有关。影响脾切除疗效的因素还有术前患者的血小板抗体浓度较高、^{51}Cr 标记血小板体表扫描破坏血小板主要部位不在脾者。老年患者比年轻人疗效差。为了保证手术顺利进行，防止术中出血，手术前后仍可用激素治疗。

7. 用于慢性 TIP 治疗的免疫抑制剂有长春新碱（VCR）、硫唑嘌呤和环磷酰胺。硫唑嘌呤一般治疗 2 个月后才见疗效，该药较为安全，可长时间应用维持量，但临床上与泼尼松合用，疗效更佳。

8. 近年报道，难治性和复发性 ITP 给予利妥昔单抗促血小板生成素特比澳或促血小板生成素受体激动药治疗后，部分病例的血小板计数可恢复正常，唯价格昂贵是其不足之处。

9. 成人 ITP 自发缓解者很少。约 1/3 的患者对糖皮质激素及脾切除无效，这些患者常迁延不愈，约 5% 的患者可死于颅内出血。另外，老年 ITP 患者发生严重出血的概率更高。

第三节　血栓性血小板减少性紫癜

血栓性血小板减少性紫癜（thrombotic thrombocytopenic purpura，TTP）是一种弥散性血栓性微血管病，最初由 Mosch-cowitz 在 1924 年描述。临床上以典型的五联征为特征：即血小板减少、微血管病性溶血性贫血、多变的神经系统症状和体征、肾损害和发热。该病多见于 30 ~ 40 岁的成人，女男比例 2：1。溶血尿毒症综合征（hemolytic uremic syndrome，HUS）也属血栓性微血管病的一种。临床上常将伴有明显神经症状的成人血栓性微血管病称为 TTP；而将以肾损害为主的儿童型血管性微血管病称之为 HUS。由于两者的发病机制基本相似，临床症状相互重叠，故目前也有统称为"TTP/HUS"的趋势。

【病因与发病机制】

病因不明，可能与感染、妊娠、免疫风湿性疾病、器官移植、肿瘤、药物和遗传等有关。TTP 发病原因为 vWF 特异性金属蛋白酶 –ADAMTS-13 具有 I 型凝血酶敏感蛋白结构的去整合素域金属蛋白酶 13 活性减低，不能降解超大 vWF 多聚体（ULVWF）致使血小板黏附聚集成栓。ADAMTS-13 活性减低机制有：①基因病变；②自身抗 ADAMTS-13 抗体；③病理状态下释放的细胞炎症因子 IL-6、IL-8、TNF-α 可增加内皮细胞释放 ULVWF 量及抑制酶的活性，使降解 ULVWF 不利，发生 TTP。TTP 发生的中心环节是 ULVWF 和其降解酶 ADAMTS-13 的状态。ULVWF 有极强的促血小板聚集活性。

【病理】

TTP 典型的病理损害是终末小动脉和毛细血管内血栓形成。血栓由血小板、vWF 和少量纤维蛋白构成。在毛细血管内膜下层或动脉的内膜与肌层之间，有透明样物质沉积。内膜下损害是 TTP 最特征性的组织病理学特点。血栓形成可见于脑、肾、胰腺、心脏、脾和肾上腺甚或全身各部位，由于小血管中的血栓和纤维蛋白网形成，红细胞易被撕裂而破碎。

【诊断】

（一）临床表现与分型

1. 临床表现

（1）起病急骤：进展迅速，少数较慢而反复发作。

（2）40%～73%的患者有五联征：发热、出血、微血管病性溶血性贫血（半数有黄疸）、神经精神症状（常为间歇性或波动性）和肾损害（90%以上患者有血尿、蛋白尿等，甚至发生急性肾功能衰竭）。

（3）74%～100%的患者有三联征：微血管病性溶血性贫血、血小板减少性紫癜、波动性神经精神症状。

（4）偶有心肌微血栓形成：导致心力衰竭或猝死。还有胰腺小动脉和胃肠壁血管栓塞。

（5）25%～50%的患者有轻度肝脾大。

2. 分型　急性型、慢性复发型、家族性、血浆耐受型。

（二）实验室与特殊检查

1. 血常规　红细胞异常表现有微血管病性红细胞破坏，血涂片检查显示红细胞嗜多色性、点彩样红细胞、有核红细胞及红细胞碎片。网织红细胞计数增高并与贫血程度平行，绝大部分患者血红蛋白<100g/L；血小板多低于 50×10^9/L；可有中度白细胞减少或周围血出现不成熟粒细胞。

2. 溶血　以血管内溶血为特征，结合胆红素浓度降低，非结合胆红素浓度增加，血 LDH 浓度增高（400～1000U）。骨髓检查示增生性骨髓象，巨核细胞数目增加。凝血筛选试验正常，纤维蛋白降解产物可有轻度增加。血浆 vWF 测定（琼脂糖凝胶电泳或交叉免疫电泳）显示异常分子 vWF 存在。常有蛋白尿、镜下血尿、轻度氮质血症、肝功能试验异常等。

3. 组织病理学检查　组织病理学检查证实 TTP 损伤常有困难。皮肤、牙龈和骨髓活检检查小动脉内的透明血栓形成，仅有 50% 的阳性率，而且非 TTP 所特有。如 DIC 时，血管炎也可呈阳性反应。

（三）诊断标准

血栓性血小板减少性紫癜/溶血尿毒症综合征（thrombotic thrombocytopenic purpura/hemolytic uremia syndrome,TTP/HUS）尚无统一诊断标准，张之南主编《血液系统疾病诊断标准》（第 3 版）制订标准如下。

1. 主要诊断依据

（1）血小板减少：①血小板计数明显降低，血涂片中可见巨大血小板；②皮肤和（或）其他部位出血；③骨髓中巨核细胞数正常或增多，可伴成熟障碍；④血小板寿命缩短。

（2）微血管病性溶血性贫血（MAHA）：①正细胞正色素性中、重度贫血；②血涂片中出现多量裂红细胞（schisto-cyte），小红细胞多见，有红细胞多染性，偶见有核红细胞；③网织红细胞计数明显升高；④骨髓红系高度增生，粒/红比下降；⑤黄疸、高胆红素血症，以非结合型胆红素为主；⑥血浆结合珠蛋白、血红素结合蛋白减少或测不出，乳酸脱氢酶（LDH）明显升高，其酶谱显示 LDH-1、LDH-2、LDH-4、LDH-5 增多；⑦深色尿、尿胆红素阴性。偶有高血红蛋白血症、血红蛋白尿症与含铁血黄素尿症。以上（1）、（2）两项合称为 TTP 二联征。

（3）无明显原因可以解释上述二联征。具备以上（1）～（3）三项即可初步诊断。

2. 其他诊断依据

（1）神经精神异常：可出现头痛，性格改变，精神错乱，神志异常，语言、感觉与运动障碍，抽搐，木僵，瘫痪，阳性病理反射等，且常有一过性，反复性、多样性与多变性特征。局灶性损伤的表现少见。偶有报道出现视网膜脱离者。

CT/MRI 检查多无特殊发现。神经精神异常与血小板减少、MAHA 同时存在称为 TTP 三联征。

（2）肾损害：表现为实验室检查异常，如蛋白尿，尿中出现红、白细胞与管型，血尿素氮、肌酐升高等，严重者可见少尿、肾病综合征或肾衰竭。

（3）发热：多为低中度，如有寒战，常不支持特发性

TTP/HUS 的诊断。肾损害、发热与三联征同时存在称为 TTP 五联征。以同时存在的血小板减少、MAHA 与明显的肾损害为主要表现时，则更支持 HUS 的诊断。

（4）消化系统症状：如恶心、呕吐、腹痛、腹泻、便秘等。

（5）软弱无力。

（6）辅助检查

①血中 vW 因子裂解蛋白酶 ADAMTS-13 测定：TTP 时常可升高，HUS 时也有升高。

②组织病理学检查：可作为诊断辅助条件，无特异性，阴性不能除外诊断，除非为了寻找原发性疾病，已极少应用。取材部位包括皮肤、齿龈、骨髓、淋巴结、肌肉、肾、脾、肺等。典型的 TTP/HUS 的异常表现为小动脉、毛细血管中有均一性"透明样"血小板血栓，PAS 染色阳性，并含有 vW 因子，纤维蛋白/纤维蛋白原含量极微。此外，尚有血管内皮增生、内皮下"透明样"物质沉积、小动脉周围同心性纤维化。栓塞局部可有坏死，一般无炎性反应。

③凝血：有条件时应争取检查以助诊断。TTP/HUS 时，PT、APTT、纤维蛋白原等应基本正常，D-二聚体、纤维蛋白降解产物、凝血酶—抗凝血酶复合体、纤溶酶原活化因子抑制物（PAI-1）、血栓调节素（thrombomodulin）等可轻度升高。

④直接抗人球蛋白试验：最好每例均查，TTP/HUS 时绝大多数应为阴性。

⑤其他：有报道称，TTP/HUS 时，血浆中 vW 因子升高，可找到抗血小板抗体、抗 C36 抗体、极大的 vW 因子多聚体与 vW 因子裂解蛋白酶抗体等，肝酶也可升高，疑为 HUS 时还应进行大肠埃希菌的细菌学检查。

【治疗】

1. 消除病因和诱因。

2. 血浆置换为首选，其次为输注血浆，可使 64%～80% 的患者病情缓解。

3. 糖皮质激素多与血浆治疗合用。

4. 抗血小板药物：阿司匹林、前列环素（PGI_2）。

5. 免疫抑制治疗：IVIg、长春新碱、环磷酰胺、环孢素 A 等可使少数患者病情缓解。

6. 脾切除：仅使部分患者短时间症状改善。

7. 对症支持治疗。

【病情观察】

1. 对诊断不明确者，应密切观察患者的血象变化，如血小板是否持续下降，血涂片中是否有盔形红细胞或红细胞碎片。监测肾功能及 DIC 筛选。严密观察患者意识变化及神经系统体征，并尽力排除其他血小板减少性紫癜和 Evans 综合征。诊断明确者，应给予上述积极的治疗，治疗中应注意观察病情变化，如贫血是否改善，血小板是否恢复正常，尿常规、肾功能等是否好转，以评估治疗效果。

2. 患者具有不能解释的急性严重的血小板减少和微血管病性溶血性贫血时，应疑为 TTP。门诊一旦诊断 TTP，应立即收入院治疗，有条件应立即给予血浆置换，平均每人 5 次，交换血浆 15.5L。如无血浆置换，则用输注新鲜血浆治疗；如有明确的免疫因素参与，则可予糖皮质激素或免疫抑制剂等治疗，治疗中应每天监测血常规、肾功能及行 DIC 筛选，以便合理使用治疗药物及剂量。对已经治疗愈的 TTP 患者仍需随访，因大部分患者在初发后第 1 年内可复发。患者临床症状、体征消失，血小板恢复正常，血红蛋白 >100g/L 以上的，可认为是临床痊愈。患者可出院，门诊随访。

3. 疗效标准：达到下列标准、持续 6 个月以上者为治愈：①一切临床症状、体征消失；②血红蛋白恢复到正常范围之内；③血小板计数恢复到正常范围之内；④尿常规、血尿素氮、肌酐恢复正常；⑤其他异常表现消失。

【病历记录】

（一）门急诊病历

应详尽记录患者的起病情况，出血部位、时间、程度，有无贫血和溶血的表现，有无神经精神症状。如有，应记录其发病时间和发展过程、发热情况。体检记录体温、贫血及出血体征，有无肝脾大，记录神经系统的检查结果。辅助检查记录血常规、尿常规、生化检查、骨髓检查、DIC 检查、溶血检查等结果。

（二）住院病历

应记录患者门急诊及外院的诊疗经过、所用药物及效果如何。首次病程记录应提出相应诊断依据、与 Evans 综合征等疾病的鉴别诊断要点。详尽记录入院治疗后的病情变化、治疗效果、上级医师的查房意见，记录有关血常规、骨髓穿刺和肾功能及 DIC 筛选等检查结果。需要特殊检查或治疗者（如需血浆置换），应记录与患者或亲属的谈话经过，并由患者家属签署知情同意书。

【注意事项】

（一）医患沟通

明确诊断者，应告知患者有关 TTP 的特点、治疗药物、疗程。应明确告知患者及家属本病预后差、病程短，死亡率可达 80% ~ 90%，妊娠者死亡率更高；死亡原因以中枢神经系统出血或血栓性病变为主，其次为肾衰竭；少数患者则数月、数年内复发，少数完全缓解的患者多年后可再复发。亦应介绍本病由于采用血浆置换疗法或合用抗血小板药及糖皮激素等药物治疗后，预后有所改观，以使患者及其亲属能理解病情发展，对可能出现的后果有足够的思想准备。治疗中有关治疗的疗效、治疗可能出现的并发症或需调整的治疗方案等，应及时告知患者或家属；如有成分输血指征，则应告知患者输血的必要性和风险，以征得患者同意，并签字为据。

（二）经验指导

1. 诊断本病应以发热、血小板减少性紫癜、微血管病性溶血性贫血、中枢神经系统和肾受累等五联征为主要诊断指标。但应注意，这些指标都不是特异性的标准，目前本病诊断还缺乏"金标准"。

2. 临床上，对于不明原因的血小板减少和微血管病溶血性贫血就诊的患者，需严密观察患者的神志变化及神经系统体征，行 DIC 筛选，以帮助诊断本病。若患者无弥散性血管内凝血的典型实验室检查变化，也不符合其他血小板减少性紫癜和 Evans 综合征，应高度怀疑 TTP 诊断，并立即收入院治疗。

3. 血清乳酸脱氢酶升高是反映溶血的有效指标，检测血清乳酸脱氢酶的变化，有助于了解病情变化、评估治疗效果。

4. 一旦诊断（或高度怀疑）为 TTP，应行紧急血浆置换治疗。如果在边远农村无法行血浆置换，应该给患者输注血浆与糖皮质激素治疗，直到患者被送到有能力行血浆置换的医疗机构。血浆置换效果优于血浆输注，对于病情较重，在治疗的前几天无反应的患者，或有好转但在维持每天 1 次血浆置换的情况下又加重的患者，每天置换 2 次会更有效。虽然血浆置换常被认为是安全的，但此项治疗亦有一定的并发症，如出血、气胸或由于中心静脉穿刺导丝穿通心脏导致心包填塞等中心静脉穿刺并发症，可导致死亡，对血浆的过敏反应可致严重的高血压和缺氧；血浆置换的另一个并发症是无意识血小板分离置换，可导致血小板持续性减少。

5. 部分患者单用血浆置换而完全不用糖皮质激素，也可以获得迅速反应。因此，对病情不十分严重的患者，合理的治疗方案是先单用血浆置换，并观察治疗反应，如果治疗效果不佳，或者在血浆置换频率减少、病情加重时，再加用糖皮质激素。其他免疫抑制治疗或脾切除的效果不确定，对经选择的少数患者行脾切除，予以长春新碱、环磷酰胺、抗 CD20 单抗（Rituximab）及其他免疫抑制剂治疗，有一定疗效。

6. 目前认为，虽然阿司匹林及双嘧达莫治疗本病尚有争议，但多数的意见及临床资料表明，有 54% 左右的患者单用或联合其他治疗可获得缓解。因此，药物治疗上得以推崇的是联合治疗，如抗血小板制剂与糖皮质激素，免疫抑制剂与血浆置换疗法合用等。

第四节　血友病

血友病（hemophilia）是一组因遗传性凝血活酶生成障碍引起的出血性疾病，包括血友病 A、血友病 B 及遗传性因子Ⅺ缺乏症。其中以血友病 A 最为常见，除外血管性血友病（vWD），约占先天性出血性疾病的 85%。以阳性家族史、幼年发病、自发或轻度外伤后出血不止、血肿形成及关节出血为特征。血友病的社会人群发病率为 5/10 万 ~ 10/10 万，婴儿发生率约 1/5 0000 血友病 A、血友病 B 及遗传性下 XI 缺乏症的比较发病率为 16：3：1，我国的血友病中，血友病 A 约占 80%，血友病 B 约占 15%，遗传性 F XI 缺乏症则极少见。

【诊断】

（一）临床表现

血友病 A 和血友病 B 从临床表现上难以区分。血友病的临床特点是反复发生的异常出血，常见的出血部位有关节、肌肉、皮肤、消化道、泌尿系统等。出血可自幼开始，其诱因可为轻微的创伤、小手术及注射等，也可为自发性出血。

关节腔出血是血友病最具特点的表现及致残的主要原因。在严重的血友病患者中关节腔出血的发生率为 70% ~ 80%，其受累关节依次为膝、肘、踝、肩、腕、髋等关节，小关节较少受累。反复关节受累出血引起慢性滑膜炎，逐步侵蚀关节软骨及骨结构，最终导致关节畸形、关节强直而致残。

肌肉出血是血友病的另一特征性表现，见于 75% 的严重血友病患者，常见受累肌肉依次为腓肠肌、股四头肌、臀肌、臂肌、腰大肌等。出血常引起肌肉肿痛，大的血肿可压迫周围血管、神经及邻近的组织、器官，引起相应的压迫症状。颈部、咽喉部的血肿可迅速引起气道压迫引起窒息。反复、大量肌肉出血可引起肌肉周围软组织囊性肿胀，形成所谓的血友病性假瘤。

皮肤、黏膜出血多出现于轻微创伤或拔牙等小手术后，严重时可表现为持续渗血不止。内脏出血可见于消化道、泌尿道及神经系统。颅内出血仍是血友病患者的主要致残和致死的原因。

（二）诊断标准

首届中华血液学会全国血栓与止血学术会议（1986）修订的诊断标准如下：

1. 血友病 A

（1）临床表现

①男性患者，有或无家族史，有家族史者符合性连锁隐性遗传规律。女性纯合子型可发病，极少见。

②关节、肌肉、深部组织出血，可自发，一般有行走过久、活动用力过强、手术（包括拔牙等小手术）史，关节反复出血引起关节畸形，深部组织反复出血引起假肿瘤（血囊肿）。

（2）实验室检查

①凝血时间（试管法）：重型延长，中型可正常，轻型、亚临床型正常。

②活化部分凝血活酶时间（APTT）：重型明显延长，能被正常新鲜及吸附血浆纠正，轻型稍延长或正常，亚临床型正常。

③血小板计数、出血时间、血块收缩正常。

④凝血酶原时间（PT）正常。

⑤因子Ⅷ促凝活性（F Ⅷ：C）减少或极少。

⑥血管性血友病因子抗原（vWF：Ag）正常，Ⅷ：C/vWF：Ag 明显降低。

（3）严重程度分型（表 4-1）。

表 4-1 血友病 A 的严重程度分型

分型	F Ⅷ：C（%）	临床出血特点
重型	<1	关节、肌肉、深部组织出血，关节畸形，假肿瘤
中型	2 ~ 5	可有关节、肌肉、深部组织出血，关节畸形，但较轻
轻型	6 ~ 25	关节、肌肉出血很少，无关节畸形
亚临床型	26 ~ 45	仅在严重创伤或手术后出血

（4）排除因子Ⅷ抗体所致获得性血友病 A（获得性因子Ⅷ缺乏症）。

2. 血友病 B

（1）临床表现同血友病 A。

（2）实验室检查

①凝血时间、血小板计数、出血时间、血块收缩及 PT 同血友病 A。

② APTT 延长，能被正常血清纠正，但不能被吸附血浆纠正，轻型可正常，亚临床型也正常。

③血浆因子Ⅸ：C 测定减少或缺乏。

（三）鉴别诊断

1. 其他遗传性凝血因子缺乏症　应与血友病相鉴别的其他遗传性凝血因子缺乏症有因子 V、Ⅶ、Ⅺ、Ⅹ 缺乏症等。后者的遗传方式不同，APTT、PT 及其纠正试验有助于鉴别，但确诊依赖于凝血因子的测定。

2. 血管性血友病（vWD）　需与血友病 A 鉴别。前者为常染色体隐性或显性遗传疾病，因子Ⅷ：C 也可降低，但程度不如血友病 A。另外，vWD 的患者出血时间延长、阿司匹林耐量试验阳性、Ristocetin 诱导的血小板聚集异常、血管性血友病因子（vWF）抗原减低或正常等，有助于两者的鉴别。

3. 病理性抗凝物质　尤其应与自发性获得性因子Ⅷ抑制物相鉴别。后者的出血表现与血友病相似，但关节出血发生关节畸形者少见；男女均可发病；初次发作的年龄较大，多数在 70 岁以上；常伴发于结缔组织病、过敏性疾病、恶性肿瘤等疾病。

【治疗】

（一）止血治疗

1. 补充血小板和相关凝血因子：在紧急情况下，输入新鲜血浆或新鲜冷冻血浆是一种可靠的补充或替代疗法，因其含有除组织因子（TF）、Ca 以外的全部凝血因子。此外，如血小板悬液、纤维蛋白原、凝血酶原复合物、冷沉淀物等，亦可根据病情予以补充。

2. 止血药物：目前广泛应用于临床者有以下几类：

（1）收缩血管、增加毛细血管致密度、改善其通透性的药物：如卡巴克洛、曲克芦丁、垂体后叶素、维生素 C、维生素 P 及糖皮质激素等。

（2）合成凝血相关成分所需的药物：如维生素 K_1、维生素 K_3、维生素 K_4 等。

（3）抗纤溶药物：如氨基己酸（EACA）、氨甲苯酸（PAM-BA）、氨甲环酸、抑肽酶等。

（4）促进止血因子释放的药物：如去氨加压素，此药可促进血管内皮细胞释放 vWF，从而改善血小板黏附、聚集功能，并有稳定血浆 FⅧ：C 的作用，可提高 FⅧ：C 的水平。

（5）局部止血药物：如凝血酶及吸收性明胶海绵等。

3. 促血小板生成的药物：多种细胞因子调节各阶段巨核细胞的增殖、分化和血小板的生成，目前已应用于临床的此类药物包括血小板生成素（TPO）、IL-11 等。

4. 局部处理：包括局部加压包扎、固定及手术结扎局部血管等。

（二）替代疗法

目前血友病的治疗仍以替代疗法为主，即补充凝血因子，它是防治血友病出血最重要的措施。主要制剂有新鲜全血、新鲜血浆或新鲜冷冻血浆（所含成分同全血，凝血因子较全血高 1 倍）、冷沉淀物（主要含 FⅧ、X、Ⅲ、vWF 及纤维蛋白原等，但 FⅧ浓度较血浆提高 5～10 倍）、凝血酶原复合物（含 FX、Ⅸ、Ⅶ、Ⅱ）、FⅧ浓缩制剂或基因重组的纯化 FⅧ等。

FⅧ：C 及 FⅨ的半衰期分别为 8～12 小时及 18～30 小时，补充 FⅧ需连续静脉滴注或每日 2 次；FⅨ每日 1 次即可。

FⅧ：C 及 FⅨ剂量：按每毫升新鲜血浆含 FⅧ或 FⅨ 1U 计算，每输入 1ml/kg 血浆，可提高患者 FⅧ：C 或 FⅨ水平 2%。

最低止血水平要求 FⅧ：C 或 FⅨ水平达 20% 以上，出血严重或欲行中型以上手术者，应使 FⅧ或 FⅨ活性水平达 40% 以上。

凝血因子的补充一般可采取下列公式计算：首次输入 FⅧ：C（或 FⅨ）剂量（IU）= 体重 × 所需提高的活性水平（%）÷2。

（三）药物治疗

1. 去氨加压素（desmopressin，DDAVP）：此药具有促内皮细胞等释放 F Ⅷ：C 的作用，或因促进 vWF 释放而增加 F Ⅷ：C 的稳定性，致其活性升高。常用剂量为每次 16 ～ 32 μ g，置于 30ml 生理盐水内快速滴入，每 12 小时 1 次。亦可分次皮下注射或鼻腔滴入。

2. 达那唑（danazol）：300 ～ 600mg/d，顿服或分次口服，对轻、中型者疗效较好，其作用机制不明。

3. 糖皮质激素：通过改善血管通透性及减少抗 F Ⅷ：C 抗体的产生而发挥作用。特别是对曾反复接受 F Ⅷ：C 输注治疗而疗效渐差的患者，效果更佳。

4. 抗纤溶药物：通过保护已形成的纤维蛋白凝块不被溶解而发挥止血作用。

5. 家庭治疗：血友病患者的家庭治疗在国外已广泛应用。除有抗 F Ⅷ：C 抑制性抗体、病性不稳定、小于 3 岁的患儿外，均可安排家庭治疗。血友病患者及家属应接受有关疾病的病理、生理、诊断及治疗知识的教育，家庭治疗最初应在专业医师的指导下进行。在某些血液中心，规定每年对血友病患者进行 2 ～ 3 次继续教育。教育内容广泛，除传授注射技术外，还包括血液病学、矫形外科、精神学、心理学以及获得性免疫缺陷综合征防治的有关知识，以及病毒性肝炎的预防知识等。

（四）外科治疗

有关节出血者应在替代治疗的同时，进行固定及理疗等处理。对反复关节出血而致关节强直及畸形的患者，可在补充足量 F Ⅷ：C 或 F Ⅸ 的前提下，行关节成型或置换术。

（五）基因疗法

现在在研究将决定 F Ⅷ：C、F Ⅸ 及 F Ⅺ 合成的正常基因，通过载体以直接或间接方式转导人患者体内的方法，以纠正血友病的基因缺陷，生成足够的 F Ⅷ：C、F Ⅸ 或 F Ⅺ。

【病情观察】

1. 诊断明确者，治疗时应注意治疗后出血的情况是否改善，有内脏出血者还需观察血压、脉搏、意识等生命体征的变化。如有伤口出血不止，应在应用替代治疗的前提下，局部予以压迫或局部缝合等处理。

2. 明确诊断为轻度出血者可在门诊治疗，根据患者凝血因子的活动度，给予相应补充治疗，并观察用药后的病情变化，复查凝血因子的活动度和激活的部分凝血活酶时间的改变。病情严重有内脏出血者则需要留观或住院治疗，出血量大的患者需要大剂量、多次输注凝血因子，直至将凝血因子活动度提高到止血水平，并严密监测凝血因子的活动度和激活的部分凝血活酶时间的变化。患者的出血症状改善和消退，血浆因子 F Ⅷ：C 达到止血要求，即可认为治疗有效。

【病历记录】

（一）门急诊病历

应记录患者出血的症状、部位、时间，有无诱因。是否为自幼发病。既往有无出血史，有无家庭史，如有应详细记录其遗传规律。既往有无诊疗过，如有，应详细记录既往的诊断及治疗效果。体检记录出血的体征、关节、肌肉出血和出血并发症的体征。辅助检查记录血常规、初筛试验结果、凝血因子定量检测等检查的结果。

（二）住院病历

应记录患者病情的演变及诊治过程、既往史、家庭史等。首次病程记录应提出相应的诊断及鉴别诊断要点。应详尽记录患者入院后的诊疗及检查经过、治疗效果；对重危患者记录抢救经过及效果。需输血患者，应记录与患者及其亲属的谈话记录，并以签字同意为据。

【注意事项】

（一）医患沟通

诊断本病时，要告知患者及其亲属，此病为遗传性疾病，有反复发作的可能，目前无法根治，需要长期应用血液制品，应告知患者输注血液制品的必要性及风险，并征得患者同意，签字为据。应告诉患者及家属对出血的简单处理方法，对患者做好心理安慰和疏导也很重要，同时要做好预防宣教工作，如对血友病患者的婚配、生育应能给予适当的遗传咨询服务。女性携带者的产前诊断十分重要，如诊断胎儿为血友病患儿，应及时终止妊娠。

（二）经验指导

1. 对于有家族史的患者及有典型关节、肌肉反复出血的患者，应考虑到本病的可能。轻型血友病患者较少发生自发性出血，而相关的一些检查如凝血时间、凝血酶原消耗试验正常，故不能轻易排除血友病的诊断。

2. 临床上，初次就诊的患者，对相关情况的鉴别十分重要。如深部血肿患者往往与化脓性病灶相混淆；有关节出血的易误诊为关节炎或关节结核，但抗结核或消炎效果不佳；因腹腔出血就诊的，则有局部压痛、反跳痛，易误诊为急腹症而手术，导致出血难止。

3. F Ⅷ：C、F Ⅸ：C 浓度测定具有准确、定量的特点，是确诊本病的主要试验，也为血友病 A、血友病 B 的分型提供了依据。目前，常采用一期法测定，有条件的医院均应开展。

4. 此种疾病为终身性疾病，反复应用凝血因子可能会产生抗体，导致治疗效果不佳，故需加用适量糖皮质激素以减少抗体生成。

5. 替代治疗的并发症有病毒性肝炎（如丙型肝炎）和人类免疫缺陷病毒感染等，故所有新诊断的血友病患者，准备接受替代治疗的都应接受乙型肝炎疫苗的预防注射。

6. 重视预防也是治疗的组成部分，临床医师应使患者及其家属或社区医护人员了解血友病的基本知识，避免容易引起损伤的活动或工作，以减少出血机会。

7. 应使患者及其家属或社区医疗人员了解血友病的基本知识，避免容易引起损伤的活动及工作。

第五节　血管性血友病

血管性血友病（von Willebrand disease，vWD）是一种由于血浆 vWF 缺陷所致的遗传性出血性疾病，该病最先由 vonWillebrand 在 1926 年报道。其基本的临床和实验室特点是：自发性或创伤后皮肤、黏膜出血；出血时间延长；AlyIT 延长；vWF 相关抗原（vWFAg）浓度降低，瑞托霉素诱导的血小板聚集不良；血浆 vWF 多聚体质或量异常。

【病因与发病机制】

vWF 主要存在于内皮细胞、巨核细胞及血小板。其生理功能主要有：①与 F Ⅷ：C 以非共价键结合成 vWF-F Ⅷ：C 复合物，即 F Ⅷ。其中 vWF 作为 F Ⅷ：C 的载体，对后者有增加稳定性、防止溶解的作用，并促其生成及释放。②vWF 作为一种黏附分子，在血小板与血管壁的结合中起着重要的桥梁作用。血小板活化时，vWF 的一端与作为其受体的血小板糖蛋白 Ib 结合，另一端则与受损伤血管壁的纤维结合蛋白及胶原结合，使血小板能牢固的黏附于血管内皮。③vWF、纤维结合蛋白等可与血小板糖蛋白Ⅱb/Ⅲa 结合，诱导血小板聚集。

vWF 基因定位于 12 号染色体短臂末端，当其发生缺陷时，vWF 生成减少或功能异常，伴随 F Ⅷ：C 减少，血小板黏附时聚集功能障碍。

获得性血管性血友病涉及多种发病机制。最常见的是产生具有抗 vWF 活性的抑制物，主要为 IgG，也可为 IgA 及 IgM；其次为肿瘤细胞吸附 vWF，使血浆 vWF 减少；另外，抑制物与 vWF 的非活性部位结合形成复合物，加速其在单核–巨噬细胞系统的破坏。

【诊断】

（一）临床表现

大多数患者有出血倾向。由于 vWF 在血小板黏附中起重要作用，vWF 的缺陷引起的出血以皮肤黏膜出血为主，最常见为鼻出血、牙龈出血及皮下出血；手术、创伤后过度出血也较常见；女性也表现为月经过多和产后大出血；较常见的内脏出血为胃肠道出血；较少发生肌肉和关节的出血。vWD 的出血倾向大多随年龄的增长而减轻，其机制尚不完全清楚。

（二）诊断标准

1. 家族史　有或无家族史，有家庭史者符合常染色体显性或隐性遗传规律。

2. 临床表现　临床有黏膜、皮肤、内脏出血或月经过多史，创伤、手术时可有异常出血史，少数患者可有关节腔、肌肉或其他部位出血现象。

3. 实验室检查

（1）血小板计数及形态正常。

（2）出血时间（Ivy法）延长或阿司匹林耐量试验阳性（小儿慎用）。出血时间是该病较好的初筛试验，但以往采用的出血时间（Duke法）不够敏感，已被卫生部废止，而较敏感的Ivy法，尤其是采用标准测定器的Ivy法目前尚不普及，造成包括许多大医院在内的出血时间测定的空缺现象；血小板黏附试验的实验条件较难控制，重复性差，而且该试验对诊断vWD并不十分敏感。

（3）血小板黏附率降低或正常。

（4）活化的部分凝血活酶时间（APTT）延长或正常。

（5）因子Ⅷ凝血活性（vWF:C）降低或正常。

（6）vW因子抗原（vWF:Ag）减低或正常（若正常需进一步检查是否为变异型）。vWF的缺乏可导致因子Ⅷ水平降低。许多患者，尤其是男性患者，因APTT延长及因子Ⅷ:C降低而被误诊为血友病A。

（7）必须排除血小板功能缺陷性疾病。

4. 实验室分型检查

（1）Ristocetin诱导的血小板聚集反应（RIPA）。

（2）vWF交叉免疫电泳。

（3）血浆中及血小板中vWF:Ag多聚体的分析。

（三）鉴别诊断

1. 血友病A　vWF是因子Ⅷ的载体蛋白，对因子Ⅷ起稳定作用。vWD时由于vWF的缺陷，导致因子Ⅷ水平降低。当因子Ⅷ水平降低较明显时可出现与血友病类似的临床表现。但vWD尚可有皮肤黏膜型出血，且较少发生关节出血。两者的鉴别需依靠前述实验室检查。

2. 巨血小板综合征　本病是由于血小板膜GPIb（vWF受体）缺乏所致，也可出现出血时间延长、Ristocetin诱导的血小板聚集反应异常，但血涂片中可见到巨大血小板，血浆中vWF抗原水平正常，可资鉴别。

3. 血小板型vWD　又称假性vWD，较少见。是由于血小板GPIb异常，使血小板与vWF结合增强，导致血浆中某些组分的vWF缺如，引起类似于vWD的出血性疾病。通常有血小板计数的减少，血小板体积增大，在低浓度Ristocetin下血小板聚集反应增高。鉴别有困难时，需检测血小板膜GPIb。

【治疗】

（一）一般治疗

同血友病。

（二）替代治疗

1. 制剂：新鲜全血、新鲜血浆、新鲜冷冻血浆及冷沉淀物、FⅧ浓缩制剂等，均含有vWF，适量补充可有效提高vWF水平。多数制剂还可同时补充FⅧ:C，有良好的治疗作用。

2. 剂量及用法：如为一般止血，冷沉淀物按10U/kg或FⅧ:C 15～20U/kg计算，静脉滴注，每日1次，如需行大型手术，剂量应酌情增加，且最好在术前24小时输注。

3. 去氨加压素（DDAVP）：本药可促进vWF由内皮细胞释放并提高FⅧ:C活性，因此对大多数vWD有效。剂量为0.4μg/kg，溶于300ml生理盐水，30分钟内静脉滴注，每8～12小时1次。轻度出血者，可皮下注射或鼻腔滴入给药。

4. 其他：Ⅲ型vWD患者，反复vWF制剂输入后，可产生抗vWF抗体，其发生率为5%～20%，此时中等剂量糖皮质激素可能有一定的治疗作用。

【病情观察】

1. 诊断未明确时应观察症状是否缓解，出血是否减少或停止；对住院治疗者，应观察血压、脉搏等生命体征是否改变。主要观察治疗后的临床表现及体征有无变化，需输血者有无输血反应。

2. 诊断确立者，可根据患者的出血情况给予替代治疗，并观察治疗后出血情况的变化；对有反复出血史者，多次应用替代治疗后可能产生 vWF 抗体，此时可以加用中等剂量的糖皮质激素。治疗后注意随访，检测Ⅷ：C 活性，并根据其结果调整治疗方案。

【病历记录】

（一）门急诊病历

应记录患者出血时的发病年龄、症状、部位、时间、发展及治疗情况。仔细询问、记录有无家族史，发病是否多在儿童期，有无随年龄增长逐渐减轻的特点。记录有无外伤触碰史，有无出血不止的表现。体检记录出血的相关体征。辅助检测记录血常规、出凝血时间、出血筛选、Ⅷ：C 活性、vWF: Ag 定量测定等检查的结果。

（二）住院病历

应详细记录患者门急诊的发病经过、门急诊或外院的诊疗经过、治疗的效果如何。应详尽记录患者入院诊断，治疗后的病情变化、治疗效果。对病情危重或需要特殊治疗者（如输血），应记录与患者及家属的谈话经过，无论同意与否，应请患者家属署名。

【注意事项】

（一）医患沟通

确诊为血管性血友病，就需告知患者此病为遗传疾病，可能会出现反复自发性出血，应避免剧烈的或易致损伤的活动、运动及工作，在进行创伤性治疗前应告知医师有关患者的既往病史。治疗时如需输血，应告知输血的并发症及风险，以征得患者及其家属的同意，并以签字为据。如反复输注 vWF 制剂，可能产生抗体，导致输注无效，应告知患者及其家属这种可能性。

（二）经验指导

1. 血管性血友病的实验室异常结果，随血管性血友病的分型及严重程度而变化。一般而言，可有出血时间延长，部分患者 APTT 延长或 FⅧ：C、vWF: Ag 浓度降低，瑞斯托霉素诱导的血小板聚集反应不良。由于大部分血管性血友病为轻型，在多数情况下，这些试验中可能仅有 1 ～ 2 项异常，故实验室检查应强调反复多次。

2. 测定Ⅷ：C 的活性作为止血治疗的判断指标，轻度出血（鼻出血、表层损伤），Ⅷ：C 活性提升至 15% ～ 20% 可达止血；重度出血表现（消化道、颅内出血），Ⅷ：C 活性提升至 20% ～ 30% 可达止血；小型外科手术（拔牙、阑尾炎切除），术后Ⅷ：C 活性需提升至 20% ～ 40%，术后第 1 周内维持在 15% 左右；大型手术（胃、胆囊），术中和术后第 1 天达 40% ～ 50%，术后第 1 周内维持在 30% ～ 40%，第 1 周后至伤口愈合前为 10% ～ 15%。

3. 临床上，应注意严禁使用阿司匹林、保泰松、吲哚美辛、噻氯匹定等药物。

第六节　弥散性血管内凝血

弥散性血管内凝血（disseminated intravascular coagulation，DIC）是一种临床综合征，以血液中过量蛋白酶生成、可溶性纤维蛋白溶解为特征。临床主要表现为严重出血、血栓栓塞、低血压休克及微血管病性溶血性贫血。DIC 的发生率占同期住院患者的 1/1000 左右。

【病因】

（一）感染性疾病

占 DIC 发病数的 31% ～ 43%。

1. 细菌感染：革兰阴性菌感染如脑膜炎球菌、大肠埃希菌、铜绿假单胞菌感染等，革兰阳性菌如金黄色葡萄球菌感染等。

2. 病毒感染：流行性出血热、重症肝炎、麻疹等。

3. 立克次体感染：斑疹伤寒、恙虫病。

4. 其他感染：脑型疟疾、钩端螺旋体病、组织胞浆菌等。

（二）恶性肿瘤

占 DIC 患者的 24% ~ 34%。常见者如急性早幼粒细胞白血病、淋巴瘤、前列腺癌、胰腺癌、肝癌、绒毛膜上皮癌、肾癌、肺癌、脑肿瘤、恶性血管内皮瘤、神经母细胞瘤、平滑肌肉瘤等。

（三）病理产科

占 DIC 的 4% ~ 12%。常见病因有羊水栓塞、感染性流产、死胎滞留、重症妊娠高血压综合征、子宫破裂、胎盘早剥、前置胎盘等。

（四）手术及创伤

占 DIC 的 1% ~ 5%。富含组织因子（TF）的器官如脑、前列腺、胰腺、子宫及胎盘等，可因手术及创伤等释放组织因子，诱发 DIC。大面积烧伤、严重挤压伤、骨折及蛇咬伤，也易致 DIC。

（五）医源性疾病

占 DIC 的 4% ~ 8%，其发病率日趋增高。主要与药物、手术及其他医疗操作、肿瘤手术、放疗、化疗及不正规的医疗过程有关。

（六）全身各系统疾病

几乎涉及各系统，如恶性高血压、肺源性心脏病、巨大血管瘤、ARDS、急性胰腺炎、肝功能衰竭、溶血性贫血、血型不合输血、急进性肾炎、糖尿病酮症酸中毒、系统性红斑狼疮、中暑、脂肪栓塞、移植物抗宿主病（GVHD）等。

【发病机制】

（一）组织损伤

感染、肿瘤溶解、严重或广泛创伤、大型手术等因素，导致组织因子和（或）组织因子类物质释放入血，激活外源性凝血途径。蛇毒等外源性物质亦可激活此途径，或直接激活 FX 及凝血酶原。

（二）血管内皮损伤

感染、炎症及变态反应、缺氧等引起血内皮损伤，导致 F XII 激活及 TF 释放，启动外源性或内源性凝血途径。

（三）血小板损伤

各类炎性反应、药物、缺氧等可致血小板损伤，诱发血小板聚集及释放反应，通过多种途径激活凝血系统。

（四）纤溶系统激活

上述致病因素在引起组织损伤、血管内皮损伤、激活凝血系统的同时，亦可通过直接或间接方式同时激活纤溶系统，致凝血 – 纤溶平衡进一步失调。

【诊断】

（一）临床表现

1. 出血倾向　发生率达 84% ~ 95%，有以下临床特点：①出血多为自发性、持续性渗血；②出血常突然发生，不易用原发病解释；③出血部位广泛；④常规止血治疗措施，如纤溶抑制剂无效或加重病情，而抗凝治疗往往有效。

2. 微循环衰竭性休克　发生率 30% ~ 80%，有以下临床特点：①休克突然发生，无常见休克原因；②休克早期即可出现多脏器功能不全表现；③休克多属难治性；④休克常与出血倾向、栓塞等表现同时出现。

3. 微血管栓塞　发生率为 12% ~ 80%，有以下临床特点：①微血管广泛而弥漫性栓塞，通常无定位体征；②发生于体表浅层栓塞多表现为皮肤、黏膜的灶性缺血性坏死及溃疡形成等；③发生于深部脏器栓塞多表现为器官功能障碍。

4. 微血管病性溶血　发生率为 25% 左右，有以下临床特点：①多缺乏典型血管内溶血表现；②部分病例表现为不明原因的进行性贫血；③破碎红细胞增多。

5. 其他　原发疾病临床表现。

（二）诊断

1. 病史　重点了解是否存在导致 DIC 的原发病或诱发因素，临床表现是否符合上述 DIC 的临床特征。

2. 体格检查　重点检查皮肤、黏膜出血及栓塞的表现及原发疾病的相应体征。

3. 实验室检查　初筛试验包括凝血酶原时间（PT）、活化的部分凝血活酶时间（APTT）、纤维蛋白原定量和血小板计数等。以往的研究表明，60% 以上的急性 DIC 患者 PT 延长。

但现在普遍认为 APTT 比 PT 更为敏感。急性 DIC 时纤维蛋白原水平低于 1.5g/L（150mg/dl）者占 70%。确证试验包括各种反映凝血酶和 3P 试验或纤维蛋白单体（FM）、FDP 和 D- 二聚体等。但这些试验都不具特异性。因此"确证试验"并非"确诊试验"，即不能单凭某项确证试验来确诊 DIC。

（三）诊断标准

1999 年，"第七届中华血液学会全国血栓与止血会议"对 1994 年第五届会议制订的弥散性血管内凝血的诊断标准进行了修订，制订了新的诊断标准。最近，根据临床实用性，又对该标准进行了较大删改。

1. 一般诊断标准

（1）存在易引起 DIC 的基础疾病，如感染、恶性肿瘤、病理产科、大型手术及创伤等。

（2）有下列两项以上临床表现：①多发性出血倾向；②不易以原发病解释的微循环衰竭或休克；③多发性微血管栓塞症状、体征，如皮肤、皮下、黏膜栓塞坏死及早期出现肾、肺、脑等脏器功能不全；④抗凝治疗有效。

（3）实验室检查符合下列标准：在上述指标存在的基础上，同时有以下三项以上异常。①血小板 < 10×10^9/L 或进行性下降；②纤维蛋白原 <1.5g/L 或呈进行性下降，或 >4.0g/L；③ 3P 试验阳性或 FDP>20mg/L 或 D- 二聚体水平升高（阳性）；④凝血酶原时间（PT）缩短或延长 3 秒以上或呈动态性变化，或活化的部分凝血活酶时间（APTT）延长 10 秒以上；⑤疑难或其他特殊患者，可考虑行抗凝血酶、因子Ⅷ：C 及凝血、纤溶、血小板活化分子标记物测定。

2. 肝病合并 DIC 的实验室诊断标准

（1）血小板 <50×10^9/L，或有两项以上血小板活化产物 [β- 血小板球蛋白（β-TG）、血小板第Ⅳ因子（PF_4）、TXB_2、P 选择素] 升高。

（2）纤维蛋白原 <1.0g/L。

（3）血浆因子Ⅷ：C 活性 <50%。

（4）PT 延长 5 秒以上或呈动态性变化。

（5）3P 试验阳性或血浆 FDP>60mg/L 或 D- 二聚体水平升高。

3. 白血病并发 DIC 的实验室诊断标准

（1）血小板 < 50×10^9/L 或呈进行性下降，或血小板活化、代谢产物水平增高。

（2）血浆纤维蛋白原含量 <1.8g/L。

（3）3P 试验阳性或血浆 FDP>40mg/L 或 D- 二聚体水平显著升高。

4. 基层医院 DIC 的实验室诊断参考标准　同时有下列三项以上异常。

（1）血小板 <100×10^9/L 或呈进行性下降。

（2）血浆纤维蛋白原含量 <1.5g/L 或呈进行性下降。

（3）3P 试验阳性或血浆 FDP>40mg/L。

（4）PT 缩短或延长 3 秒以上或呈动态性变化。

（5）外周血破碎红细胞比例 >10%。

（6）血沉 <10mm/h。

5. 前 DIC 的诊断标准

（1）存在易致 DIC 的基础疾病。

（2）有下列一项以上临床表现：①皮肤黏膜栓塞、灶性缺血性坏死及溃疡形成等；②原发病的微循环障碍，如皮肤苍白、湿冷及发绀；③不明原因的肾、肺、脑等脏器轻度或可逆性功能障碍；④抗凝治疗有效。

（3）有下列三项以上试验异常：①正常操作条件下，采集血液标本易凝固，或 PT 缩短 3 秒以上；②血浆血小板活化分子标记物，如 β-TG、PF$_4$、TXB$_2$、P 选择素含量增加；③凝血激活分子标志物，如 TAT、FPA、SFMC 等含量增加；④抗凝活性如 AT 活性降低，PC 活性降低；⑤血管内皮细胞损伤分子标志物，如 ET-1、TM 升高。

【治疗】

（一）治疗原发病及消除诱因

是治疗本综合征的关键。

（二）抗凝治疗

是阻断 DIC 病理过程最重要的措施之一。

1. 普通肝素（未组分肝素、标准肝素）：可抑制凝血活酶和凝血酶的形成，是 DIC 时常用的一种抗凝剂。

（1）适应证：a. DIC 早期；b. PLT 及血浆凝血因子急骤或进行性下降，迅速出现紫癜、瘀斑；c. 明显多发性栓塞现象；d. 顽固性休克伴其他循环衰竭症状、体征，常规抗休克治疗效果不明显。

（2）可用肝素抗凝治疗的几种引起 DIC 的基础疾病：a. 不合血型输血；b. 羊水栓塞；c. 恶性肿瘤；d. 急性白血病；e. 败血症；f. 中暑；g. 感染性流产；h. 死胎滞留；i. 暴发性紫癜；j. 重症病毒性肝炎。

（3）禁忌证：a. 既往有严重遗传性或获得性出血性疾病，如血友病；b. 手术 24 小时内，或大面积创伤、开放性创口未经良好的止血；c. 严重肝病，多种凝血因子合成障碍；d. 近期有咯血的活动性肺结核，有呕血或黑便的活动性消化性溃疡或已疑有颅内大出血；e. DIC 后期或以纤溶亢进为主型 DIC；f. 蛇（虫）咬伤所致 DIC。

（4）用法、用量：目前趋向小剂量、分次、皮下注射给药。a. 急性 DIC：首剂 50～100U/kg，静脉滴注，以后每 6～8 小时皮下注射 1 次；b. 慢性 DIC：每日总量 200U/kg，分 3～4 次给药，每 6～8 小时 1 次，皮下注射，8 小时为 1 个疗程。

（5）预防：每日总量 5000～6 000U，分 3～4 次给药，每 6～8 小时 1 次，皮下注射，连用 5～8 日。

2. 低分子量肝素（LMWH）

（1）预防：每日 50～100U/kg，1 次或分 2 次皮下注射，疗程 5～10 日。

（2）治疗：200U/（kg·d），分 2 次皮下注射，疗程 5～8 日。

3. 其他抗凝药物

（1）丹参或复方丹参注射液：30～60ml + 5% 葡萄糖注射液 100～200ml 静脉滴注，每日 2～3 次，每个疗程 7～10 日。

（2）水蛭素：0.005mg/（kg·h），持续静脉滴注，疗程 4～8 日，主要用于治疗急性 DIC。

（3）抗凝血酶：与肝素合用，首日 40～80U/（kg·d），静脉注射，逐日递减，维持活性在 80%～160%，疗程 5～7 日。

（4）活化蛋白 C：300～3000U/kg，静脉滴注，每日 1～2 次。

（三）抗血小板药物

可作为 DIC 的辅助性治疗，但须慎用。常用药物有右旋糖酐 40、双嘧达莫（潘生丁）、阿司匹林、磺吡酮、噻氯匹定和依前列醇（前列环素）等。

（四）补充凝血因子及血小板

DIC 过程中凝血因子和血小板被大量消耗，是 DIC 出血的主要因素。因此积极补充凝血因子和血小板是 DIC 治疗的一项重要措施。可通过输注新鲜血浆，凝血酶原复合物，单采血小板、纤维蛋白原等血液制品来解决。也可输注重组凝血因子Ⅷ、因子Ⅶ（rFVⅡa）等非血液制品来源的凝血因子，减少血液传播性疾病的感染率。

（五）抗纤溶治疗

抗纤溶药物只用于纤溶亢进期，必须在肝素治疗的基础上应用，否则有可能造成肾衰竭、DIC 恶化、出血不止。主要有氨甲苯酸、氨甲环酸、氨基己酸和抑肽酶。前三者只能抑制纤溶酶的生成，对纤溶酶的活性无影响，而抑肽酶则对纤溶酶的活性有抑制作用。

【疗效与预后】

（一）疗效标准

1. 痊愈：①基础疾病及诱因消除或控制；② DIC 的症状与体征消失；③实验室指标恢复正常。

2. 好转：上述指标中一项未达标准或两项未能完全达到标准者。

3. 无效：上述指标均未能达标或患者因 DIC 死亡。

（二）预后

DIC 的治愈率为 50% ~ 80%，好转率为 20% ~ 30%，病死率为 20% ~ 40%。

【病情观察】

1. 诊断明确者需立即进行抢救，在治疗过程中严密观察血压、心率、脉搏、神志的变化，治疗后体征、症状是否改善，密切监测相关指标的动态变化。

2. 诊断未明者，需密切观察病情变化，尽早行相关检查，并对有轻度异常的检验指标视病情变化人时复查。应告知家属有关本病的严重性及不良预后，建议立即进行相关检查以明确诊断。如有外伤、病理产科、严重感染者，在针对 DIC 抢救同时，应立即予积极治疗，消除诱因。

3. 对自发性、持续性出血患者，不明原因的休克、微循环衰竭、微循环栓塞患者，尤其是存在易引起 DIC 的基础疾病的患者，应立即收治入院，严密监测血小板、凝血方面的检查。一旦诊断明确，应立即抢救，输注抗凝剂、新鲜血浆、血小板。在应用抗凝剂治疗过程中，监测 DIC 的相关指标变化；在应用肝素时，监测指标最常用者为激活的部分凝血活酶时间；如肝素过量可用鱼精蛋白中和。治疗有效者，出血、休克、脏器功能不全等表现逐渐消失，低血压、瘀点、瘀斑等体征消失，血小板计数、纤维蛋白含量以及凝血和纤维蛋白降解产物恢复正常。治疗无效者，需仔细分析是否存在诱因尚未去除，以及原发病是否治疗、病情是否控制。

【病历记录】

（一）门急诊病历

记录患者就诊时间。记录患者就诊的主要症状，如出血的情况，出血的相关表现、部位、程度、出血量及发生、发展等。详细记录有无发病的诱因及基础疾病的诊断、治疗情况。体检记录血压、心率、呼吸等生命体征变化、出血部位、脏器栓塞的体征。辅助检查记录血常规、DIC 筛选、肝功能、肾功能等检测结果。

（二）住院病历

记录患者门急诊及外院的诊疗经过、治疗的效果如何，首次病程记录应提出本病相应的诊断依据，与相关疾病的鉴别诊断要点、详细的诊疗计划。详尽记录患者入院后的诊治结果、治疗后的病情变化、治疗效果、上级医师的查房意见等。如病情危重或需要特殊治疗者如输血，应记录危重病例的讨论结果，以及与患者或家属的谈话经过，无论同意与否，应请患者及家属署名。病危患者需根据情况变化随时记录相应的抢救经过及效果。对于有基础疾病的患者，需记录相应专科的会诊意见。

【注意事项】

（一）医患沟通

诊断明确者，应告知患者或家属此病的严重性，治疗的风险及不良预后。对于诊断不明者，应告知患者或家属尚需严密动态监测相关指标的目的及必要性。抢救治疗应在上级医师的指导下，根据病情的变化、动态监测的相关指标变化及时调整治疗方案，严密观察相应抢救治疗措施执行后的病情转归情况，对于需要输血者，应告知患者输血的必要性及风险，以征得患者及其家属的同意，并签字为据。病情危重者，应开病危通知书，告知患者家属相关病情并签字为据。

（二）经验指导

1. DIC 是在某些严重疾病基础上发生的一种临床综合征，临床表现与其原发病、临床类型以及所处的发展阶段有密切关系。本病早期高凝状态时，临床上并无更多的症状和体征，常为原发病的症状和体征所掩盖；同时，鉴于 DIC 的病理发展过程可有跳跃式的改变，故临床表现也有极大的变异性，有 1/5 左右的患者除原发病症状和体征外，可无明显的 DIC 特异性表现。

2. DIC 的发展过程中，多有短暂的高凝状态，实验室检查可有激活的部分凝血活酶时间缩短，凝血酶原时间往往正常，血小板数多正常或稍减少。近来已采用 D-D 二聚体、AT-Ⅲ 等测定来增强对 DIC 诊断的敏感性。

3. 需要注意医源性 DIC 的发生，一些药物、手术及一些医疗操作、肿瘤治疗、溶血性输血反应、革兰阴性菌等污染性输入、大量非等渗性液体所致的严重溶血反应等均可为诱发因素。

4. DIC 的治疗原则是序贯性、及时性、个体性及动态性。治疗应包括基础疾病处理及诱因清除、抗凝治疗、凝血因子补充、抗纤溶疗法、溶栓治疗及对症处理等。

5. 抗凝治疗主要适用于 DIC 早期高凝状态；晚期继发性纤溶为主的，抗凝治疗不一定有效。故在诊断 DIC 时，必须结合临床，全面考虑。

6. 肝素治疗目前主张以小剂量用药，一般总量可用 1.5 万 U/ 天，每 6 小时 1 次，皮下注射，每 6 小时用量不超过 7500U。

7. 输血多主张输注新鲜血浆，其优点是可以减少患者输入的液体总量，避免心脏负荷过量，还可以避免红细胞大量输注所致的血液黏度增高及因红细胞破碎、膜磷脂释放而出现的不利于 DIC 的因素。需要血小板输注的适应证有：①血小板计数 $< 20 \times 10^9$/L，疑有颅内出血或脏器出血广泛而严重的 DIC 患者；②已清除病因及抗凝治疗，DIC 未能得到良好控制；③病理产科及外伤等不宜使用肝素等抗凝治疗的患者。

第七节 原发性血小板增多症

原发性血小板增多症（primary thrombocythemia，PT），又称特发性血小板增多症、出血性血小板增多症，为多能干细胞克隆性疾病。其特征是血小板水平显著持续性增多而功能异常，骨髓中巨核细胞过度增殖，伴有出血及血栓形成，脾常增大。本病较少见，好发于中老年人，女性略多于男性。

【病因与发病机制】

病因不明。本病为造血干细胞克隆性疾病，骨髓巨核细胞持续增殖，血小板生成增多，血小板寿命正常，但功能异常，部分患者有凝血机制异常，毛细血管脆性增加。因血小板过多，活化的血小板产生血栓素，引起血小板聚集和释放反应，微血管内形成血栓。晚期可有脾和其他脏器的髓外造血。

【诊断】

（一）临床表现

1. 一般症状 起病隐匿，表现多不一致。轻者除疲劳、乏力外，无其他症状。偶尔发现血小板增多或脾大而被确诊。

2. 出血 本病大多因出血倾向就诊而发现。以牙龈出血、鼻出血、皮肤紫癜、消化道出血常见。少数因创伤和手术中止血困难得以发现。出血常呈发作性、间歇期较长。出血原因是血小板功能缺陷。此外，微循环中的小血栓形成及继发的纤溶亢进亦可增加出血。

3. 血栓和栓塞 本病由于血小板极度增多，部分患者血小板黏附性增高可致动脉或静脉内血栓形成。好发于脾、肝、肠系膜静脉和下肢静脉，腋动脉、颅内及肢端动脉，常引起相应症状，下肢静脉血栓脱落可并发致死性肺梗死。

4. 脾大 50% ~ 80% 患者有脾大，多为中度，巨脾少见。约半数患者肝轻度大，一般无淋巴结肿大。

20% 可有无症状脾梗死性并发症，危及生命。此外，一般手术亦可刺激血小板升高，亦应慎重考虑。

（二）实验室与特殊检查

1. 血象　血小板多为（1000 ～ 3000）× 10^9/L。部分有嗜酸和嗜碱粒细胞增高，可有中、晚幼粒细胞。中性粒细胞碱性磷酸酶活性增高。少数患者可伴红细胞增多。

2. 骨髓　各系细胞均明显增生，以巨核细胞增多，并有大量血小板形成。骨髓活检有时轻至中度纤维组织增多。

3. 血小板及凝血功能试验　多数患者血小板黏附率降低，ADP 诱发的血小板聚集功能异常，血小板因子Ⅲ有效性降低，凝血检查一般正常，少数患者呈高凝状态。出血时间、凝血酶原消耗试验及血块回缩等可不正常。

4. 染色体检查　结果不一。可出现异常核型，多为 C 组染色体的增加或缺失，另可有 Ph1 染色体、超二倍体、二倍体和 G 组染色体变化等。有认为 21q- 可能是本病染色体畸变的一个重要特征。

（三）诊断标准

《血液病诊断及疗效标准》（第 3 版）制订标准如下

1. 临床表现　可有出血、脾大、血栓形成引起的症状和体征。

2. 实验室检查

（1）血小板计数 >1000 × 10^9/L。

（2）血涂片中血小板成堆，有巨大血小板。

（3）骨髓增生活跃或以上，或巨核细胞增多、体大、胞浆丰富。

（4）白细胞计数和中性粒细胞增加。

（5）血小板肾上腺素和胶原的聚集反应可减低。凡临床符合，血小板 >1 000 × 10^9/L，可除外其他骨髓增生性疾病和继发性血小板增多症者，即可诊断为原发性血小板增多症。

【治疗】

（一）骨髓抑制性药物

羟基脲为常用有效的药物，2 ～ 4g/d，3 ～ 4 日后减至 1g/d。血小板可于 1 周内降至正常，环磷酰胺、苯丁酸氮芥、美法仑等也有效。血小板数下降或症状缓解后即可停药。如有复发可再用药。

（二）血小板分离术

用血细胞分离机去除血中过多的血小板，能迅速减少血小板数量，改善症状。常用于胃肠道出血、妊娠及分娩、选择性手术前和有栓塞证据者。

（三）干扰素 – α

干扰素可抑制巨核细胞生成及缩短血小板生存期。剂量为 3 ～ 5MU/d。

（四）其他

应用双嘧达莫、阿司匹林、吲哚美辛可防止血小板聚集。有血栓形成者用肝素或双香豆素类抗凝药。

（五）对难治性血小板增多症

可试用阿那格雷（Anagrelide，氯喹咪唑酮），开始每次 0.5mg，每 6 小时 1 次，口服，治疗 7 日后血小板未下降，可增量至 1mg，每 6 小时 1 次，若 7 ～ 14 日后血小板数 > 600 × 10^9/L，可逐渐增加剂量至每日最大剂量达 10mg。

【病情观察】

1. 门诊诊治时，要密切观察患者是否有出血倾向，如有，应观察出血部位及程度，如皮肤黏膜或内脏出血，或有内脏出血，常规入院治疗。有部分患者可发生静脉或动脉血栓形成，所以应注意是否有间歇性跛行、呕吐、腹痛及腹部、脾区压痛。如有肺、肾或颅内发生血栓，则可以致命。治疗过程中，应注意观察症状是否改善，血小板数是否下降，以评估疗效。

2. 诊断明确，原发性血小板增多症患者用骨髓抑制药物治疗时，需密切监测血常规。根据血小板、白细胞计数调整药物用量，一般在 4 ～ 8 周内使血小板数接近或降至正常范围，而后减少维持量，维持剂量大小及时间长短因人而异，一般在使血小板控制到正常范围一段时间后可停药。复发时可再用。

3. 疗效标准

（1）缓解：临床表现、血象、骨髓象恢复正常。

（2）进步：血小板计数下降至治疗前数值的 50% 以下，其他异常表现相应减轻。

（3）无效：达不到进步者。

【病历记录】

（一）门急诊病历

记录患者就诊的主要症状，如皮肤和黏膜有瘀点及瘀斑。有无头痛、腹痛等表现。有无脾大、服用药物史（如化疗药、非类固醇抗炎药、糖皮质激素等）等。以往有无类似发作史，如有，应记录诊疗经过，用药情况、效果如何。是否维持治疗，如有，则应记录用何药物、剂量、时间。体检记录皮肤出血情况、腹部情况、脾增大程度，有无浅表淋巴结肿大。辅助检查记录血常规、骨髓穿刺和凝血检测等检查结果。

（二）住院病历

应详尽记录患者门急诊及外院的诊疗经过、所用药物及效果如何。首次病程记录应提出相应诊断、鉴别诊断要点、诊疗计划等。病程记录应反映患者入院治疗后的病情变化、治疗效果、上级医师的查房意见。记录血常规、骨髓穿刺和凝血、大便潜血试验等检查结果。需要特殊检查或治疗者，应记录与患者或其亲属的谈话经过，无论同意与否，应请患者或其亲属署名为据。

【注意事项】

（一）医患沟通

明确诊断者，应告知患者或其亲属有关原发性血小板增多症的特点、治疗药物、疗程，特别是应用免疫抑制剂者，需监测血常规，按血象来调整药物用量。门诊时应告知患者或其亲属，严密观察出血表现，如有内脏出血的征象，需立即住院治疗。治疗中出现并发症，需要调整治疗方案时，应及时告知患者本人或家属，并签字为证。也需告知患者或家属，本病大多可生存多年，其中位生存期接近于正常相应年龄组人群的中位生存期。

（二）经验指导

1. 原发性血小板增多症需与反应性或继发性血小板增多症相鉴别。临床上应注意，其他骨髓增生性疾病如真性红细胞增多症、慢性粒细胞白血病及骨髓硬化症等均可伴有血小板增多，但真性细胞增多症以红细胞增多为突出表现；慢性粒细胞白血病以粒细胞系改变为突出表现，血中白细胞显著增多，出现幼稚细胞，中性粒细胞性磷酸酶明显降低，骨髓象亦以粒细胞系增生为主，可查见 Ph 染色体，外周血分类嗜碱粒细胞有不同程度增高；骨髓硬化症的外周血中泪滴状红细胞增多，可见幼红及幼粒细胞，骨髓穿刺不易抽出骨髓，造血细胞增生降低，骨髓活检有纤维化表现可资鉴别。

2. 本病与真性红细胞增多症、慢性粒细胞白血病关系密切，可以相互转化。

3. 既往应用烷化剂（白消安、美法仑、噻替哌等）或 32p 治疗本病，均可控制巨核细胞系的过度增生，使血小板数降至或接近正常水平，控制出血或血栓形成。但由于这些药物可能引起继发性肿瘤，故近年来已逐渐少用。

4. 羟基脲为非烷化剂的抗代谢药，既能控制骨髓增生，又较少引起继发性肿瘤，故近年来以应用该药为主。

5. 大多数原发性血小板增多有脾大，但禁忌脾切除。因脾切除后可促进血小板更多，导致致命性出血和血栓形成。

6. 根据血小板增多的程度，病程不一。大多数病例进展缓慢，其中部分病例临床呈良性过程。中位生存期常在 10 ~ 15 年以上。有反复出血或血栓形成者，预后较差，是本病主要致死的原因。少数患者转化成其他骨髓增殖性疾病。

第五章　其他血液系统疾病

第一节　新生儿溶血病

新生儿溶血病（hemolytic disease of newborn，HDN）是指孕期母亲对自身缺乏的胎儿/新生儿红细胞抗原产生的抗体（IgG），经胎盘传入到胎儿/新生儿体内所产生的溶血性贫血。人类红细胞血型系统共有26个，临床上以ABO和Rh血型不合引起的溶血最为多见，而后者的溶血程度较重。MNSs血型系统中，抗-M、抗-N、抗-S、抗-s及抗-U都可能引起HDN，其发生率仅次于ABO及Rh系统的HDN；Diego血型系统中，抗-Dia及抗-Dib引起的HDN国内外亦有报道；Kidd血型系统中有关Jk、JK及JK3引起HDN的报道近年亦多见。另外，抗-Can、抗-Lw、抗-Fan和抗-Wa均可引起本病。上海市统计18年中确诊新生儿溶血病835例，其中ABO血型不合占85.3%，Rh血型不合占14.6%。

一、Rh血型不合溶血病

Rh血型抗原来自第1对染色体上3对高度连锁的等位基因编码的6个抗原，即CcDdEe。Rh血型系统中，以D抗原性最强，其次为E抗原。具有D抗原（DD和Dd）即为Rh阳性，无D抗原（dd）则为Rh阴性。Rh血型不合溶血病主要见于母亲为Rh阴性而胎儿为Rh阳性，并具有D或E抗原。母亲孕期胎儿红细胞进入母体先被巨噬细胞所吞噬，在巨噬细胞调理和抗原提呈作用下，经过相当长时间（2~6个月）才能释放出足够量的Rh抗原，并刺激相应的淋巴细胞产生抗Rh抗体。母体首次产生的抗D抗原IgM含量低，且存在时间短，亦不能通过胎盘，并不对胎儿构成威胁。但当致敏孕妇再次怀孕具有Rh血型阳性胎儿后，一旦胎儿红细胞进入母亲，即迅速产生大量IgG型抗Rh抗体，通过胎盘致胎儿或新生儿发生溶血性贫血。Rh阴性在白种人占15%，黑人占5%，我国汉族中仅占0.2%~0.5%。

（一）病因和发病机制

胎盘作为屏障可阻止胎血进入母体血循环，但仍可发生少量的渗透（经胎盘失血）。一旦胎儿红细胞抗原与母亲不合，使母亲产生相应的同种血型抗体（均为IgG型），经胎盘输入胎儿体内后作用于胎儿（或新生儿）红细胞，从而导致溶血。

应用酸溶解技术可测出在妊娠3个月时，约有1/15孕妇血循环中出现胎儿红细胞。胎儿红细胞渗透至母体内的比例及胎盘失血量随着妊娠的进展而增加，至分娩时达75%的胎儿红细胞可渗透到母体内；因子宫肌肉收缩逐渐增强，胎盘失血量于分娩时达到其峰值。在正常妊娠期间，胎盘失血量一般不超过0.1ml，但于分娩时，可能有大约0.2ml的胎血进入母体血循环，从而增加母体同种免疫机会。侵入性产科操作（如人工流产和剖富产等）、宫外孕、妊娠高血压综合征、前置胎盘及胎盘早剥等可显著增加胎盘失血量，并进而增加母体对胎儿红细胞致敏可能性。此外，某些产科检查，如羊膜穿刺术及绒毛取材术亦可致胎盘失血量增加。临床研究报道1 200例孕妇于32~38周行羊膜穿刺术，其中2.3%胎儿胎盘失血量超过0.1ml，1.8%胎盘失血量超过1ml。11例行绒毛取材术孕妇血循环中均可检测到胎儿红细胞抗原。大量胎盘失血（失血量＞25ml）见于0.1%孕妇，其原因未明，可能与母体受创伤有关。值得指出的是，有输血史的孕妇体内可产生抗Rh血型系统中次要抗原，如c、C、E或Kell抗原的同种抗体，上述抗体可能为部分新生儿溶血病病因。

Rh溶血病除有骨髓代偿增生外，还有发生于肝脾的髓外造血，致肝脾肿大和外周血出现大量有核红细胞。严重者可出现门静脉和脐静脉高压及肝功能损害，继而引起血浆白蛋白降低、腹腔积液及全身性水肿。尽管胎儿时期溶血明显，但由于间接胆红素可通过胎盘进入母体，故不易引起明显的高胆红素血症，刚出生时的新生儿黄疸一般不很明显，由于溶血持续发展，新生儿转运间接胆红素的白蛋白水平有限，肝内葡萄糖醛酸转移酶活性低下，产生葡萄糖醛酸胆红素减少，加之Y22种转运蛋白缺乏，使胆红素从肝细胞转运至胆管系统发生障碍，故新生儿血浆间接胆红素可于出生几小时后迅速增高，如果新生儿的血浆间接胆红素浓度过高，持续过久，它可通过血脑屏障进入中枢神经系统的基底核、视丘下核、大脑半球的灰质和白质等处而发生脑病（核黄疸），导致死亡或严重后遗症。

（二）临床表现

Rh溶血病多于第二胎发病，其临床表现取决于胎儿红细胞破坏速度和红细胞生成的代偿程度。轻症者仅表现为轻度贫血伴轻到中度黄疸。重症者贫血、黄疸、肝脾肿大明显且进行性加重，易发生高胆红素血症所致的脑损伤（核黄疸），重症者可表现为胎儿水肿综合征致宫内死胎或产后死亡。

1. 黄疸 在日光或白色荧光灯下最易发现黄疸。1g降解的血红蛋白产生35mg胆红素，重度溶血的患儿因无力处理过多的胆红素而出现重症黄疸。重症黄疸多于生后24小时出现，48小时黄疸加重，随之出现肝脾肿大、贫血或伴有出血。

2. 胆红素脑病 新生儿发生高非结合胆红素血症时，游离胆红素通过血脑屏障，沉积于基底神经核、丘脑、丘脑下核、顶核、脑室核、尾状核、小脑、延脑、大脑皮质及脊髓等部位，抑制脑组织对氧的利用，导致脑损伤，称胆红素脑病，以往也称为核黄疸。血清胆红素如升至342μmol/L（200mg/L）则发生核黄疸，即非结合胆红素对中枢神经系统毒性所致脑病的先兆，由血红素降解而来的非结合胆红素是一种极性化合物，不溶于水，此种极性分子可进入脑部。胆红素对脑的损害由其在脑内的沉积引起，取决于以下三种机制：①在"生理性高胆红素血症"时，胆红素也可连续通过血脑屏障，但多数情况下不引起永久性神经损害；②在病理条件下，血浆游离胆，红素明显增加，使进入中枢神经系统的胆红素明显增加，胆红素与神经细胞结合并沉积于先前提及的脑组织部位；③某些致病因素如感染、酸中毒、缺氧和失水等可进一步损伤血脑屏障，增加胆红素向脑内渗透，此时更易发生核黄疸。早期表现为肌肉松弛、吮吸反射消失和嗜睡，继而肌肉痉挛、抽搐或角弓反张。严重者多于发病数日因呼吸衰竭而死亡。重症患儿2～3个月后发生大脑瘫痪、手足抽动、耳聋及智能低下等持久性后遗症。

3. 溶血与贫血 溶血为进行性，一般不甚明显。随黄疸消退，贫血可能逐渐明显。轻症者出生时无或仅有轻度贫血，而出生后贫血可渐加重。中度贫血约在出生5～8天后才较明显。重度贫血者常伴肝脾肿大。由于体内抗体存在时间较久而发生持续缓慢溶血，在出生后3～6周可发生"晚期贫血"，血红蛋白可降至50～60g/L。妊娠34周以上，出生后48小时内Hb＜160g/L，49小时～7天Hb＜145g/L，一周后Hb＜100g/L者为新生儿贫血。

4. 胎儿水肿综合征 重度贫血者可并发充血性心力衰竭、水肿、腹腔积液和胸腔积液，构成胎儿水肿综合征，大多数于出生后数小时内死亡或死于宫内。部分胎儿水肿综合征患儿并无贫血表现，但存在严重低蛋白血症，原因未明。

5. 其他 少数病例可出现严重血小板减少症和低血糖，前者可能为红系前体细胞的增殖影响了粒系与巨核系细胞的成熟过程；后者与血中胰岛素含量增高有关，此二症状为预后不良的表现。产妇的并发症包括羊水过多和先兆子痫；死胎后可继发DIC。

（三）实验室检查

1. 血常规 可出现不同程度贫血、网织红细胞增高及血小板数降低，血涂片可见红细胞大小不均、多嗜性红细胞、有核红细胞及球形红细胞增多（ABO溶血时更常见）。溶血时可有不同程度白细胞增高，可见核左移。

2. 骨髓象 新生儿溶血病的骨髓象主要表现为红细胞系统过度增生，粒系比例相对减少。骨髓穿刺检查仅在高度怀疑溶血以外的其他疾病时进行。

3. 血清胆红素水平增高 脐血血清胆红素 > 40mg/L 提示溶血严重，50 ~ 150mg/L 时核黄疸发生率约 3.3%，151 ~ 300mg/L 时发生率为 18%，>300mg/L 时发生率约 50%，羊水因有胆红素而呈黄绿色。

4. 血型鉴定 Rh 溶血病血型鉴定：母亲为 Rh（－），子女为 Rh（＋），父亲为 Rh（＋）[或母亲有 Rh（＋）输血史]。同样的 Rh 血型不合，母子 ABO 血型相同比不相同者容易发病。推测因母子 ABO 血型相同时，进入母体的胎儿红细胞（含 Rh D 或 E 抗原）不被迅速破坏，使 Rh 不合的胎儿红细胞对母体的刺激时间延长，母体更容易产生抗 Rh 抗体。

5. 免疫学检查 Rh 溶血病抗体是来自母亲血清中抗 Rh 的 IgG 抗体，产后诊断主要检查：①若新生儿间接 Coombs 试验阳性及直接 Coombs 试验阳性，表示其红细胞上及血清中有不完全抗体，大多为 Rh 血型不合所致，结合临床即可确诊；②用 Rh 阳性（及阴性对照）红细胞，通过直接 Coombs 试验和木瓜酶试验检查母体血清有无不完全抗 Rh 抗体。如果夫妇、母子 ABO 血型相合而 Rh 血型不合，可用新生儿或其父红细胞检查母体血清有无不完全抗体。

6. 超声检查 目前预测胎儿贫血最好的无创伤检查方法是应用多普勒超声评价胎儿大脑中动脉（MCA）收缩速率的峰值。研究显示，胎儿贫血时由于血液黏稠度降低，大脑中动脉收缩速率会增加，根据大脑中动脉增加的收缩速率能较准确地预测胎儿贫血状况。有文献报道，当选择 MCA 峰值为正常值的 1.5 倍作为阈值时，检测出胎儿贫血但无水肿的平均敏感度为 100%，假阳性率为 12%。结合临床对诊断有辅助意义。

7. Rh 溶血病产前诊断 Rh 溶血病的产前诊断包括下列各点：①妊娠史和输血史：注意既往妊娠有无流产和新生儿黄疸等。初次妊娠症状较轻；妊娠次数越多，病情越重。即使既往仅有一次输血史，初次妊娠即可发生严重 Rh 溶血病。②孕妇及其丈夫 Rh 血型鉴定：如孕妇为 Rh（－），应于 16 ~ 20 周后以 Rh（＋）对照红细胞及其丈夫红细胞检查孕妇血清中有无 IgG 型抗体及其效价，并每隔数周检测一次。③根据需要可作羊水胆红素测定。

（四）诊断与鉴别诊断

根据病史、临床表现、血型鉴定及免疫学检查可确诊。新生儿黄疸尚需与下列几种情况相鉴别：①先天性非免疫性溶血性疾病，如遗传性球形红细胞增多症、先天性红细胞酶缺陷所致的溶血性贫血和珠蛋白异常导致的溶血性贫血等；②其他非血型不合的免疫性溶血，如微小病毒 B19 感染导致的新生儿免疫性溶血；③新生儿水肿尚需与胎儿先天性心脏畸形、先天性遗传或代谢异常、胎儿宫内梅毒或弓形体感染等继发的胎儿水肿相鉴别。

（五）治疗

治疗原则以预防为主。一旦发生新生儿溶血病，其治疗主要针对高胆红素血症，防止胆红素脑病的发生。

1. 产前预防措施

（1）预防措施：对 Rh 阴性的流产孕妇，特别是妊娠期已超过 12 周者，或在分娩 Rh 阳性婴儿后 72 小时，立即肌内注射抗 RhD IgG 300μg，使产妇脱敏，以免因再度妊娠而发生 Rh 血型不合溶血病。Avent 等报道采取孕妇血浆进行非侵袭性的产前诊断（moninvasive prenatal diagnosis，MPD），可使 RhD 阴性的孕妇免受抗 RhD 球蛋白的预防性治疗，可大大减少孕妇感染血制品输注传播病毒的风险。

（2）产前治疗：既往有死胎及胎儿水肿史；孕妇血清抗 Rh 抗体效价 >1：64；羊水胆血素超过 7.99μmol/L；450nm 光密度读数位于第Ⅱ区上方或接近第Ⅲ区带，说明胎儿已有溶血现象，应考虑为孕母作血浆置换术，以减少抗体。有条件应于妊娠第 35 ~ 38 周提早分娩，以防死产。若孕周 >22 周，胎儿肺脏尚未发育成熟；或严重贫血，Hb< 80g/L，HCT< 25%，及胎儿发生水肿者可试输注 O 型 Rh 阴性新鲜浓缩红细胞至胎儿腹腔内，每次 50 ~ 100ml，每 2 周重复一次，直至妊娠终止，红细胞可通过腹腔间皮细胞间隙进入淋巴管转至血循环。

（3）产时处理：临产前做好交换输血准备，以自然分娩为宜，尽可能防止窒息。

2. 产后治疗主要目的在于防治高胆红素血症。

（1）换血疗法：换血疗法仍为治疗严重高胆红素血症和改善神经毒性的主要方法。换血疗法可置换出新生儿体内的高浓度胆红素、致敏的红细胞及来自母体的抗体。Rh 溶血病用 ABO 同型的 Rh 阴性血液，ABO 溶血病用 O 型或患儿同型血液；且尽量使用肝素抗凝的新鲜血。所有血制品必须与婴儿红细胞及母亲血浆作交叉配型。换血量约为被换血新生儿血量的 2 倍，约 150 ~ 180ml/kg 体重，换血后继之光疗。在换血前或换血期间可给予白蛋白，结合间接胆红素，减少游离胆红素，剂量为 1g/kg 体重。

遵守规范操作程序，则换血疗法较为安全，但应警惕以下严重并发症：①循环系统：心律失常、心脏骤停、血容量减低或增多、贫血和栓子形成等；②出凝血功能障碍：血小板水平降低或肝素过多；③代谢紊乱：血钙降低、低血糖和酸中毒等；④细菌性及病毒性感染并发症等。

胎儿水肿综合征常出现致命性贫血和充血性心力衰竭，此时不宜行换血疗法，应小量输注浓缩红细胞，控制心力衰竭，纠正酸中毒，改善通气等。

（2）光疗：取波长 420 ~ 470nm 的蓝光光源，以 160 ~ 320w 的光度光照裸体新生儿，可使体内的间接胆红素转化为水溶性胆红素排出体外，持续 1 ~ 3 天，或间歇光照，直至胆红素降至 205 μmol/L 以下。光疗时应注意保护新生儿眼睛，且照射周身。光疗指征为：①患儿总胆红素在 205 ~ 255μmol/L 以上者；②生后 36 小时内出现黄疸并进行性加重者；③胎儿产前已证实为 Rh 溶血病，产后一旦出现黄疸应即行光疗；④换血疗法前后应行光疗，以避免或减少换血疗法后血清胆红素水平"反弹"。光疗期间应每 6 小时测定一次胆红素水平，以判断其疗效；此外，光疗并不能纠正贫血，可同时输注适量红细胞。光疗的常见并发症为腹泻、发热和皮疹；一旦出现青铜综合征则应停止光疗。

（3）药物治疗：苯巴比妥 5 ~ 8mg/（kg·d），或尼可刹米 100mg/（kg·d）；或二者合用以诱导肝细胞葡萄糖醛酸转换酶的活性，加速胆红素的排泄，其疗效不及光疗。静脉注射大剂量免疫球蛋白（IVIG），可以通过封闭单核—吞噬细胞系统的 Fc 受体来减轻溶血，从而降低新生儿的胆红素水平和减少换血疗法的次数。促红细胞生成素（EPO）可以减少新生儿溶血患儿的输血。

（六）病程和预后

重症 Rh 溶血病主要死因为高胆红素血病所致的中枢神经系统毒性，现在由于治疗水平的显著提高，病死率已降至不足 1%。

二、新生儿 ABO 血型不合溶血病

新生儿 ABO 血型不合溶血病是新生儿溶血病的主要类型，约占整个新生儿溶血病的 80%。40% ~ 50% ABO 溶血病见于第一胎，病情相对较轻或无症状而不易被察觉。重症者可在 24 小时内出现黄疸，3 ~ 5 天达高峰；但胎儿水肿、肝脾肿大及流产者均少见。ABO 溶血病最多见于母亲为 O 型、胎儿为 A 型或 B 型。第 1 胎即可发病，通常发病较轻。但随着分娩次数增加，发病率会相应增高，病情相对严重，其原因为 O 型母亲可自发性地产生抗 A 或抗 B 的 IgG 抗体。据统计，孕妇与胎儿发生 ABO 血型不合的概率为 20% ~ 25%，而其中发生溶血病的概率仅为 10% 左右。ABO 血型不合的双亲，其子代 Rh 溶血病的发生率低，原因为主要血型抗原不配合，使胎儿血在母体内很快被抗 A 或抗 B 凝集素所破坏，从而降低 Rh 抗原的致敏作用，减少 Rh 溶血病的发生机会。

（一）临床表现

ABO 血型不合新生儿溶血病的临床表现与 Rh 血型不合新生儿溶血病相似，可发生贫血和黄疸，但程度较轻，无须特殊处理均可恢复，仅个别重症溶血患儿表现为中、重度贫血、黄疸、肝脾肿大明显且进行性加重，甚至发生高胆红素血症所致的脑损伤（核黄疸）。

（二）诊断与鉴别诊断

ABO 血型不合溶血病的诊断：

1. 既往史 母亲既往有不明原因流产史、死产史或严重新生儿黄疸史。

2. 临床表现 新生儿有不同程度贫血、黄疸和肝脾肿大，甚至发生胆红素脑病。

3. ABO 溶血病血型鉴定　了解父亲、母亲及子女 ABO 血型。绝大多数母亲为 O 型，子女为 A 型或 B 型（也可 AB 型）。母亲 O 型时，如父亲为 A 型，则子女为 O 或 A 型；如父亲为 B 型，子女为 O 或 B 型；如父亲为 AB 型，子女为 A 或 B 型。

4. 血清胆红素水平增高　脐血血清胆红素 > 40mg/L 提示溶血严重，50 ~ 150mg/L 时核黄疸发生率约 3.0%，151 ~ 300mg/L 时发生率为 18%，>300mg/L 时发生率约 50%，羊水因有胆红素而呈黄绿色。

5. 免疫学检查　ABO 溶血病抗体检测。检查患儿 IgG 型抗 A（B）抗体可用血清学"三项试验"检查：①抗体释放试验：患儿的致敏感红细胞经加温使抗体释放到释放液中，能被菠萝蛋白酶处理的红细胞通过 Coombs 试验检测出。②改良间接 Coombs 试验：ABO 溶血病间接 Coombs 试验往往阴性，原因不明。该法改良后常呈阳性，提示婴儿可能受累及。③游离抗体测定：患儿血清加同型（A 或 B）或 O 型红细胞悬液，37℃致敏，若凝集，说明存在抗体；若不凝集，用生理盐水洗涤红细胞后加抗人球蛋白血清，离心、观察。测定母体 IgG 型抗 A（B）时需除去 IgM 型抗 A（B）抗体的影响。根据 IgG 型抗 A（B）比 IgG 型抗 A（B）更易被血型物质中和及单抗 IgG Coombs 血清能提高 IgG 型抗 A（B）滴度而不提高 IgM 型抗 A（B）滴度的特点，先用一定量血型物质（为分泌型 A 或 B 型人唾液）中和 IgM 型抗 A（B）抗体后再作 Coombs 试验，可较准确地测出 IgG 型抗 A（B）抗体的滴度。

6. 少见类型新生儿溶血病　Rh 和 ABO 溶血病约占新生儿溶血病的 95%，尚有少数由次要血型抗体引起的溶血病，如抗 Kell、抗 Duffy 和抗 Kidd 抗体等。因同种致敏的缘故，患儿红细胞呈直接抗人球蛋白反应阳性。以母体血清与一系列已知抗原的红细胞作用是检测抗体特异性的简便且实用的方法。生理性黄疸开始出现于生后第三天，但程度轻，无贫血和肝脾肿大。ABO 溶血病应注意与 G-6-PD 缺乏所致新生儿溶血病相鉴别；还须与重型遗传性球形红细胞增多症相鉴别。胎儿水肿综合征也可发生于纯合子 α 海洋性贫血、充血性心力衰竭、低蛋白血症或全身感染，应注意鉴别。

（三）治疗与预后

ABO 溶血病大多不需特殊治疗。如果黄疸和贫血较严重，可行换血治疗和光疗。ABO 溶血病一般病情较轻，病程为一过性，预后良好。

第二节　葡萄糖 -6 - 磷酸脱氢酶缺乏症

葡萄糖 -6 - 磷酸脱氢酶缺乏症为葡萄糖 -6 - 磷酸脱氢酶（G-6 - PD）显著缺乏所致的一组异质性疾病。为性连锁的不完全显性遗传，G -6 - PD 缺乏症在遗传性红细胞酶缺乏症中最为常见。

一、发病机制

葡萄糖 -6- 磷酸脱氢酶缺乏症（G-6 -PD）患者的红细胞在磷酸己糖旁路的代谢中，由于葡萄糖 -6 - 磷酸脱氢酶缺乏使氧化型辅酶Ⅱ（NADP）不能还原为还原型辅酶Ⅱ（NADPH），NADPH 生成不足，导致 GSH 生成低下，功能性缺乏 Cat 和 GSHPX，抗氧化功能障碍，氧化型谷胱甘肽（GSSC）及 GSS -Hb 在红细胞内蓄积，变性形成 Heinz 小体，使红细胞可塑性、变形性降低，在经脾窦时，红细胞不易变形而被阻留破坏，最终溶血，溶血与服用某些药物、感染、新生儿期或服用蚕豆等应激状态有关。应用克隆 G-6-PD 基因技术或 PCR 联合直接测序分析已鉴定出 120 余种遗传学变异型。

二、诊断步骤

（一）病史采集要点

1. 大多数红细胞 G-6 - PD 缺乏的患者平时无临床表现。

2. 主要临床表现：自幼起，当感染、药物、食用蚕豆、蚕豆制品或接触豆花粉后等诱发急性溶血，起病急，可有发热、腰背痛，伴头痛、呕吐、寒战等，贫血、黄疸、血红蛋白尿，严重者可有周围循环衰竭和急性肾衰竭。病程多为自限性。

3. 家族中有 C-6 - PD 缺乏。

（二）体格检查要点

平时无体征，当溶血时可有不同程度的贫血表现，黄疸，部分患者肝脾肿大。

（三）门诊资料分析

1. 血常规检查　溶血时轻重不等的血红蛋白降低，网织红细胞增多，外周血出现有核红细胞，白细胞、血小板正常。

2. 尿常规　提示尿胆原阳性，而尿胆红素阴性，可有尿隐血（尿血红蛋白）阳性。

3. 生化检查　多提示总胆红素轻 – 中度升高，以间接胆红素升高为主。

（四）进一步检查项目

1. 红细胞 G-6-PD 缺乏筛选试验　如下所述。

（1）高铁血红蛋白还原试验：正常还原率在 75% 以上，中间缺乏值 31% ~ 74%，严重缺乏值 30% 以下。

（2）荧光斑点试验：正常 10 分钟内出现荧光，中间缺乏值 10 ~ 30 分钟出现荧光，严重缺乏值 30 分钟仍不出现荧光。

（3）硝基四氮唑蓝（NBT）纸片法：正常滤纸片呈蓝色，中间缺乏值滤纸呈淡紫蓝色，严重缺乏值滤纸呈红色。在筛选试验中以荧光斑点试验的特异性最高，而高铁血红蛋白还原率的敏感性最强，但后者易出现假阳性。在人群普查应先进行高铁血红蛋白还原率试验筛查，临床上以荧光斑点试验作为筛查手段。

2. 红细胞 G-6-PD 活性定量测定酶活性定量测定能准确反映酶活性，通常应用的方法有：

（1）WHO 推荐的 Zinkham 法：正常值为在 37℃时，12.1 u/gHb（偏差为 2.09 u/gHb）或 G-6-PD/6-PGD 比值大于或等于 0.95。

（2）疑诊者采用一般的 G-6-PD 活性定量检测；对女性杂合子可进行 G-6-PD/6-PGD 比值法检测。

3. 变性珠蛋白小体（Heinz 小体）试验阳性，可见于 G-6-PD 缺乏，也可见于其他原因引起的溶血。

三、诊断对策

（一）诊断要点

G-6-PD 缺乏诊断主要依靠检测红细胞 G-6-PD 活性的实验室检查，阳性家族史或过去病史均有助于临床诊断。病史中有急性溶血特征，并有食蚕豆或服药物史，或新生儿黄疸，或自幼即出现原因未明的慢性溶血者，应考虑本病，加上以下任一项者可确定诊断。

1. 一项筛选试验 G-6-PD 活性为严重缺乏值。

2. 一项 G-6-PD 活性定量较正常平均值降低 40% 以上。

3. 两项筛选试验 G-6-PD 活性均为中间缺乏值。

4. 一项筛选试验 G-6-PD 活性属中间缺乏值，伴有明确的家族史。

5. 一项筛选试验 G-6-PD 活性为中间缺乏值，伴有 Heinz 小体生成试验阳性，但要有 40% 的红细胞有 Heinz 小体，每个红细胞要有 5 个以上的 Heinz 小体，并排除血红蛋白病。

（二）鉴别诊断要点

C-6-PD 缺乏所致溶血性贫血需与下列溶血性疾病相鉴别：

可以被药物或感染等诱发的急性溶血，例如不稳定血红蛋白病、阵发性睡眠性血红蛋白尿症、自身免疫性溶血性贫血。

其他遗传性溶血性疾患，例如地中海贫血、血红蛋白病、球形红细胞增多症等。

新生儿高胆红素血症应与由于 ABO 或 Rh 血型不合引起的新生儿黄疸鉴别。

（三）临床类型

C-6-PD 缺乏症临床可引起不同类型的溶血性贫血，主要分为五种：

1. 先天性非球形红细胞溶血性贫血　主要为不同程度的慢性自发性血管外溶血表现，感染或药物常加重溶血。典型病例发病通常在婴儿期，多数情况下骨髓能完全代偿。输血及糖皮质激素可缓解病情，而脾切除疗效不满意。

2. 蚕豆病　患者在食用蚕豆、蚕豆制品或接触蚕豆花粉后而发生的急性溶血性贫血表现。广东、四川、广西、湖南、江西等地为农村常见的血液病。也可发生于意大利和希腊，而非洲和拉丁美洲少见。

患者大多为 1～5 岁的儿童，男性明显多于女性。起病急骤，在进食蚕豆 5～24 小时内即可出现急性血管内溶血的表现，严重的需要紧急输血维持生命。应该指出，溶血的严重程度与进食蚕豆的多少无关。

3. 新生儿黄疸　一般在出生后 2～4 天发现黄疸，也可迟至 1 周后，一般在生后 5～8 天起黄疸开始消退。新生儿出生后数小时至数日出现黄疸、贫血、肝脾肿大，严重者可有核黄疸、胎儿水肿等。贫血程度轻重不一，与黄疸程度无线性关系。

4. 药物诱导的溶血性贫血　患者服用诱发溶血的药物后 1～3 天内出现急性溶血表现，典型表现为服用药物 2～4 天发作血管内溶血，出现头晕、倦怠、食欲不振、恶心、呕吐、发热、黄疸、血红蛋白尿以及肝脏肿大。严重者有脱水、酸中毒、休克甚至肾功能衰竭，急性期大约持续 7 天，恢复期约为 10～40 天。溶血大多为自限性。重复用药可反复发作，如果间歇或持续少量用药，可引起慢性溶血。糖尿病、酸中毒及继发感染等可加重病情。

现已将与 G-6-PD 缺乏者引起溶血的有关药物分为三类：

（1）肯定 G-6-PD 缺乏者溶血的药物，应禁忌使用。

（2）对非先天性非球形红细胞性溶血性贫血（CNSHA）患者，在常规剂量下不引起溶血的药物，只有在下列情况下才会引起溶血：①CNSHA 患者；②超过治疗用量；⑧患者并发感染或同时使用其他氧化性药物。

（3）国内有个别报道可引起 G-6-PD 患者溶血的药物。

5. 感染诱发的溶血性贫血可能比药物诱发的溶贫更为常见，患者在感染后数日出现血管内溶血表现，常见于细菌性肺炎、病毒性肝炎、伤寒等，另外流感、传染性单核细胞增多症、水痘、腮腺炎、坏死性肠炎、结核病等也有报道。贫血一般相对较轻，黄疸一般不明显。

四、治疗对策

（一）治疗原则

尽早明确诱发溶血原因，积极去除诱因，对症支持治疗，防治并发症。

（二）治疗计划

1. 急性溶血发作　如下所述。

（1）去除或避免诱因：停用诱发药物、不吃蚕豆或豆制品、治疗感染。疟疾流行病区应用抗疟药时应监护。

（2）输血：Hb 70～90g/L，有血红蛋白尿，或 Hb<70g/L，无论有无血红蛋白尿，都应立即输注浓缩红细胞，使 Hb 达到 100～110g/L 为宜。在 G-6-PD 缺乏高发区要注意选择健康供者，否则易导致再次溶血。

（3）纠正水电解质酸碱平衡：溶血期常有酸中毒和高钾血症，应及时纠正。同时需输注足够液体，适当碱化尿液，防止肾功能衰竭。

（4）糖皮质激素：急重患者可用地塞米松 10～20mg/d，静滴数日后改为口服泼尼松。

2. 新生儿黄疸　如下所述。

（1）换血疗法：若新生儿血胆红素 >250μmol/L，即可进行换血，换血的供体应为 G-6-PD 含量正常者，该疗法起效快。

（2）光线疗法：用于轻症或换血疗法之后，使用波长 440～470μm 蓝灯照射，第 1 天持续 24 小时，血胆红素定量 <140μmol/L 即可停止照射，多数照射 48 小时可好转，照射中有脱水，注意补液。

（3）苯巴比妥：对降血胆红素疗效较好，每天 5mg/kg，分 3 次口服，疗程 5 天。

五、病情观察要点

下列几种自然病程类型，供病情观察时参考。

（一）G－6－PD 缺乏导致的新生儿高胆红素血症

1. 溶血开始时间　以出生 24 ~ 72 小时为最多（78%），最晚发病时间是生后 9 天。
2. 溶血高峰时间　以生后 4 ~ 7 天最多（68.1%），最迟出现溶血高峰的时间是生后 17 天。
3. 黄疸开始消退时间　大多数在生后 5 ~ 9 天（61.1%），最迟者在生后 20 天。
4. 溶血持续天数　平均为 6 天。

（二）蚕豆病

蚕豆病的一般病程为 2 ~ 6 天，发热和血红蛋白尿在 5 ~ 6 天消失，血红蛋白尿消失后黄疸才消退，贫血可持续 1 个月以上。

（三）药物性溶血

1. 起病时间多在服药后 12 ~ 48 小时发生急性溶血。
2. 急性期 7 ~ 12 天。
3. 恢复期 10 ~ 40 天。

六、治疗方案选择

G-6-PD 缺乏者无溶血时无须治疗，需要避免服用可以诱发溶血发作的药物和蚕豆；对急性溶血者，应去除诱因，停用可疑药物，有感染者积极控制感染，供给足够水分，纠正电解质平衡失调；若有显著的血红蛋白尿，使用碱性药物使尿液碱化，防治急性肾功能衰竭；重度贫血者可输血；药物或蚕豆诱发可用糖皮质激素；去除诱因后溶血一般在 1 周左右可自行停止。

七、预后评估

该病呈自限性，度过急性期后，一般预后良好，但应注意强调避免诱发因素，包括禁食蚕豆等。

八、出院随访

向患者交代避免服用诱发溶血的药物、食物等。

第三节　丙酮酸激酶缺乏症

丙酮酸激酶缺乏症（pyruvate kinase deficiency，PKD）是红细胞糖无氧酵解通路中的红细胞酶病，它是丙酮酸激酶（pyruvate kinase，PK）基因缺陷导致 PK 活性降低或性质改变所致的溶血性贫血。其发生频率明显少于 G-6－PD 缺陷，到目前为止，有超过 300 例的红细胞 PK 缺乏症的病例报道，病例分布遍及世界各地，并且不同地区本病的基因频率差异颇大。

一、病因和发病机制

丙酮酸激酶缺乏症属于常染色体隐性遗传，但偶有呈常染色体显性遗传家系的报道。一般说来，只有纯合子及双杂合子才会表现为溶血性贫血，单纯杂合子患者尽管红细胞中有葡萄糖中间产物改变，但临床上无贫血表现。

PK 是糖酵解通路的一个酶，在葡萄糖无氧酵解的过程中，该酶催化磷酸烯醇式丙酮酸转变为丙酮酸，同时 ADP 转变为 ATP。在红细胞中，糖酵解是供能的主要途径，PK 缺乏引起红细胞内 ATP 生成减少，从而引起红细胞内 K^+ 和水的丢失，红细胞内渗透压降低，红细胞皱缩成棘细胞，该种细胞因变形性降低而在脾中被阻留破坏，导致溶血性贫血的发生。PK 缺乏导致红细胞中 ADP 和 NAD^+ 合成受损，加剧了红细胞葡萄糖代谢量的减低，由此而加重 PK 缺乏患者的溶血。此外，PK 缺乏症红细胞中 2，3- 二磷酸甘油酸（2，3- DPG）积聚，而 2，3- DPC 是己糖激酶的抑制物，这样亦加剧 PK 缺乏引起的葡萄糖代谢量的减低，ATP 生成量进一步减少使 PK 缺乏症患者的溶血加重。

二、诊断步骤

（一）病史采集及体征要点

1. 起病情况　自幼发病，也有青少年或成人发病。

2. 主要临床表现　有些患者贫血很轻微，一直到青少年或成人才出现，甚至极个别者由于溶血被完全代偿而不出现贫血，黄疸为唯一的临床表现；多数患者表现为终生存在的慢性溶血性贫血表现，如贫血、黄疸和脾肿大，不像 G-6-PD 缺乏症受药物诱发溶血；严重者可在婴儿早期即出现症状，可出现中度以上的贫血、黄疸，需反复多次输血才能存活。新生儿的患者可有高胆红素血症。

3. 溶血危急　少数在急性感染或妊娠时，慢性溶血过程加剧，甚至出现"溶血危象"。

4. 并发症　本病可以并发再障危象，其特征为突然而短暂的红细胞造血停滞，血红蛋白浓度急速下降。胆石症为 PKD 较常见的并发症，较少见的并发症有核黄疸、慢性腿部溃疡、继发于胆管疾病的急性胰腺炎、脾脓肿、髓外造血组织的脊髓压迫和游走性静脉炎等。

（二）门诊资料分析

1. 血常规　血红蛋白一般在 50 ~ 60g/L 以上，网织红计数大多在 2.5% ~ 15.0%，外周血涂片镜检可见棘形红细胞和有核红细胞。白细胞和血小板的形态和计数均为正常。

2. 其他常规检查　胆红素增高以间接为主，尿内尿胆原增多，而胆红素阴性，并发胆结石者可伴直接胆红素升高。

3. 腹部 B 超　绝大多数有脾肿大。

（三）进一步检查项目

（1）骨髓涂片检查：增生性骨髓象，以红系为主。

（2）丙酮酸激酶缺乏症（PK）活性测定：红细胞的 PK 活性测定能特异地显示 PK 活性的改变。目前常用的方法有荧光斑点法、PK 活性筛选试验和国际血液学标准化委员会推荐的 Blume 法 PK 活性定量测定法。大部分有贫血表现的纯合子或复合杂合子 PK 的活性水平约为正常值的 5% ~ 40%，而临床正常的杂合子其酶活性约为正常的 50%。

（3）对于不明原因的非球形红细胞溶血性贫血病例，可以进行糖酵解通路中间代谢产物的检查。目前认为，2，3 - DPG/ATP 比值的升高，对诊断 PK 缺乏具有较大的意义。自身溶血试验为非特异性的，现在不再用此试验作为对红细胞酶病的实验诊断手段。

三、诊断对策

（一）诊断要点

如果患者有溶血的证据，有 PK 活性缺乏，即可诊断为 PK 缺乏症。

1. 细胞 PK 缺乏的实验诊断标准　①PK 荧光斑点试验为 PK 活性缺乏；②PK 活性定量测定属纯合子范围；③PK 活性定量测定属杂合子范围，伴有明显的家族史和 / 或 2，3- DPG 2 倍以上增高或其他中间代谢产物的改变。符合以上三项中任一项，均可建立 PK 缺乏的实验诊断。

2. PK 缺乏所致溶血性贫血的诊断标准如下所述。

（1）红细胞 PK 缺乏所致新生儿高胆红素血症：①生后早期（多为 1 周内）出现黄疸，其血清总胆红素超过 205. 2μmol/L，未成熟儿超过 256. 5μmol/L，主要为非结合胆红素增高。②溶血的其他证据（贫血、网织红细胞增多、尿胆红素阳性等）。③符合 PK 缺乏的实验诊断标准。具备以上三项，又排除其他原因所致的黄疸者，可确诊；不具备上述两项和（或）有其他原因并存者，应疑诊为红细胞 PK 缺乏所致。

（2）红细胞 PK 缺乏所致先天性非球形细胞性溶血性贫血（CNSHA）：①呈慢性溶血过程，有脾大、黄疸、贫血；②符合 PK 缺乏的实验诊断标准；③排除其他红细胞酶病及血红蛋白病；④排除继发性 PKD。符合以上 4 项方可诊断为遗传性 PKD 所致的 CNSHA。

（二）鉴别诊断要点

1. 与其他慢性溶血性贫血性疾病 G-6-PD 缺乏症相鉴别，但 G-6 -PD 缺乏症者 G-6 - PD 酶的活性减低则易鉴别。

1. 与继发性 PK 缺乏症相鉴别，如白血病、再生障碍性贫血、骨髓增生异常综合征等，化疗后都可以引起继发性 PK 缺乏。

四、治疗对策

目前尚无特异性治疗方法。

1. 输血 不同的 PK 缺乏症患者贫血的程度差异极大，贫血轻微者无须输血，红细胞 PK 缺乏症所致新生儿高胆红素血症时需要置换输血，贫血严重时也需要输注浓缩红细胞，但决定是否给予输血，应根据贫血时贫血的耐受程度而非血红蛋白值。

2. 药物治疗 PK 缺乏目前尚无特异性药物治疗。但有研究提示，大剂量水杨酸制剂对严重 PK 缺乏症患者有诱发溶血的潜在危险性。因此，PK 缺乏症患者应尽量避免使用水杨酸制剂。

3. 脾切除 脾切除对 PK 缺乏症的疗效不如遗传性球形细胞增多症，但可减少输血次数。由于出生后前几年在无脾状态下有发生严重败血症的危险，故患者行脾切除术至少要 5 ~ 10 岁后。脾切除术可使预后改善，但并不能纠正溶血状态。

4. 异基因造血干细胞移植 对因 PK 缺乏引起的严重溶血性贫血患者，如需反复输血才能维持生命，异基因造血干细胞移植是唯一的根治手段。

五、预后

由于病情轻重不一，因而预后不一致。婴幼儿可以导致死亡。本症随年龄增长有减弱趋势。大多数患者可以过相对正常的生活，对寿命无明显影响。

第四节 镰状细胞贫血与地中海贫血

一、镰状细胞贫血

（一）定义

镰状细胞贫血（HbS）是一类遗传性疾病，由于异常血红蛋白 S 所致的血液病，因红细胞呈镰刀状而得名。

（二）流行病学

主要见于非洲黑种人，杂合子状态者占非洲黑种人的 20%，美国黑种人群的 8%，此外也见于中东、希腊、土籍印第安人及与上述民族长期通婚的人群。杂合子之间通婚，其 1/4 子女为纯合子，导致镰状细胞贫血。

（三）发病机制

镰状细胞贫血患者因 β 链第 6 位上的谷氨酸被缬氨酸替代形成 HbS，HbS 在脱氧状态下相互聚集，形成多聚体，故当有足够的多聚体形成时，红细胞即由正常的双凹形盘状变为镰刀形（或称新月形），此过程称为"镰变"。红细胞镰变的初期是可逆的，给予氧可逆转镰变过程。但当镰变已严重损害红细胞膜后，镰变就变为不可逆。镰变红细胞僵硬，变形性差，在微循环中易遭破坏而发生溶血。未被破坏者因含有包涵体容易在脾内破坏，导致血管外溶血。镰变红细胞也使血流黏滞性增加，血流缓慢，加之变形性差，易堵塞毛细血管引起局部缺氧和炎症反应导致相应部位产生疼痛危象，多发生于肌肉、骨骼、四肢关节、胸腹部，尤以关节和胸腹部为常见血流滞缓、血管堵塞又加重缺氧、酸中毒，从而诱导更多红细胞发生镰变。如此恶性循环加重溶血、血管堵塞，引起组织器官损伤以致坏死，导致多发性肺、肾、肝、脑栓塞等严重并发症。

（四）临床表现

患者出生后半年内血红蛋白主要是 HbF，故表现无异常。半年后，HbF 逐渐由 HbS 代替，症状和体征逐渐出现。一方面表现为慢性溶血性贫血，伴有巩膜轻度黄染、肝轻、中度增大、婴幼儿可见脾大。另一方面由于毛细血管微血栓而引起疼痛危象。婴幼儿指（趾），手（足）背肿痛多见，儿童和成年人四肢肌痛，大关节疼痛和腰背痛多见，另外尚有剧烈腹痛，头痛，甚至昏迷和肢体瘫痪等。由于早年发病，患者多有生长和发育不良，一般状况较差，易发生感染。心、肺功能常受损，可发生充血性心力衰竭。肾受累可表现为等渗尿、血尿、多尿，部分患者发展为肾病综合征、肾衰竭。骨髓造血组织过度代偿性增加使骨皮质变薄、骨质疏松，导致脊柱变形，股骨头无菌性坏死，而另一方面，骨骼梗死又可导致骨小梁增加和骨质硬化。眼部症状由视网膜梗死、眼底出血、视网膜脱离等病变引起。神经系统表现有脑血栓形成、蛛网膜下隙出血。男性患者可有性功能不全。下肢皮肤慢性溃疡是常见的体征。本病在病情稳定时，患者可耐受贫血及其他临床症状；但当病情突然加重时，称"镰状细胞危象"，则有严重临床表现，甚至导致死亡。感染、代谢性酸中毒、低氧条件可能诱发危象，但有时难以发现明显诱因。根据临床表现特征的不同，可将镰状细胞危象分为 5 型：梗死型（疼痛型）、再生障碍型、巨幼细胞型、脾滞留型和溶血型。

（五）辅助检查

1. 血常规　血红蛋白为 50 ～ 100g/L，危象时进一步降低。网织红细胞计数常在 10% 以上。红细胞大小不均，多染性、嗜碱性点彩细胞增多，可见有核红细胞、靶形红细胞、异形红细胞、Howell - Jolly 小体。镰状红细胞并不多见，若发现则有助于诊断。红细胞渗透脆性显著降低。白细胞和血小板计数一般正常。

2. 骨髓象　红系显著增生，但在再生障碍危象时增生低下，在巨幼细胞危象时有巨幼细胞变。

3. 血清胆红素　轻至中度增高，溶血危象时显著增高。本病的溶血虽以血管外溶血为主，但也存在着血管内溶血。血浆结合珠蛋白降低，血浆游离血红蛋白可能增高。

4. 血红蛋白电泳　显示 HbS 占 80% 以上，HbF 增多至 2% ～ 15%，HbA2 正常，而 HbA 缺如。

（六）诊断

镰状细胞贫血的诊断标准：①临床表现为黄疸、贫血、肝脾大、骨关节及胸腹疼痛等；②红细胞镰变试验阳性；③遗传史；④种族地区发病；⑤血红蛋白电泳显示主要成分为 HbS。

（七）治疗

目前尚缺乏有效治疗办法，对症治疗可以减轻症状与痛苦，帮助患者度过危象时期非常重要。

1. 感染　预防和治疗感染可以减少引发危象的发生。

2. 输血治疗　患者大都已经适应慢性贫血，若非必需，不宜经常输血。当发生再生障碍型危象时，应予输红细胞。发生巨幼细胞危象时，应予叶酸治疗。一旦发生梗死危象、溶血危象或其他严重临床情况（如严重感染、重度下肢溃疡、患者需行全身麻醉和手术）时，可进行换血疗法，输入洗涤红细胞并补充右旋糖酐 –40（低分子右旋糖酐）或 5% 葡萄糖水，目的是使含 HbS 的红细胞减少至 25% ～ 50% 以下，维持血液循环畅通。

3. 支持及对症治疗　给氧、止痛药等可减轻患者痛苦。

4. 药物治疗　应用羟基脲、红细胞生成素并配合补铁，可显著提高 HbF 水平，减少栓塞危象和输血量。

5. 骨髓移植　在少数病例取得成效，然而神经系统后遗症似有增加。

（八）预后

镰状细胞贫血是一种严重疾病，患者多于幼年死亡。如活到成年常死于肺部并发症、肾衰竭、败血症或脑血管意外。预后不佳且缺乏有效疗法，故应注重预防，提倡优生，进行婚前和产前检查。

二、地中海贫血

（一）定义

地中海贫血（Thalassemia）简称地贫，是由于珠蛋白基因突变或缺失导致珠蛋白肽链合成不足而引起的遗传性溶血性贫血。α珠蛋白链缺乏者称为α地中海贫血；β珠蛋白链缺乏者称β地中海贫血。

（二）流行病学

临床上根据其贫血严重程度分为轻型、中间型和重型。本病广泛分布于世界许多地区，广泛流行于地中海流域、中东、非洲、东南亚及中国南部等，在我国广西、广东、四川、香港、台湾地区北部、云南、贵州、海南、福建、湖南、湖北较多见，北方则少见。

（三）病因与发病机制

血红蛋白（Hb）是一种由血红素和珠蛋白组成的结合蛋白。珠蛋白有两种肽链，一种是α链，α链基因位于16号染色体；另一种是非α链（β、γ及δ链），位于11号染色体。正常人出生后有3种Hb。①HbA：由一对α链和一对β链组成（α2β2），为成年人主要的Hb，占95%以上；②HbA2：由一对α链和一对δ链组成（α2δ2），占Hb的2%~3%；③胎儿Hb（HbF）：由一对α链和一对γ链组成（α2γ2），出生6个月后含量仅1%左右。

正常人自父母双方各继承2个α珠蛋白基因（αα/αα），若自父母继承1个或1个以上有缺陷的α珠蛋白基因，可致α珠蛋白链合成受到部分或完全抑制，引起α地中海贫血。α珠蛋白链的两个α基因的mRNA完全缺失可导致α珠蛋白链合成完全受抑制，称为α0基因或α1基因；若只有一个α基因的mRNA部分缺失则引起α珠蛋白链部分受抑制，称为α+基因或α2基因。当正常人与α地中海贫血基因携带者结合，或是夫妇双方都是α地中海贫血基因携带者，就会产生四种表现型：①α+基因与正常α基因携带者结合，产生静止型基因携带者（α2杂合子）；②α0基因与正常α基因携带者结合，产生α地中海贫血特征（α1杂合子）；③α0基因与α+基因携带者结合，产生HbH病（α1与α2双重杂合子）；④α0基因的纯合子，完全不能合成α链，即Hb Bart胎儿水肿综合征。

正常人自父母双方各继承1个正常β珠蛋白基因，若自父母继承了异常β珠蛋白基因，引起β地中海贫血。由于β珠蛋白基因突变部位和类型不同，β珠蛋白完全不能合成者称为β地中海贫血；β珠蛋白尚能合成但合成量不足者称为β+地中海贫血。由于β珠蛋白基因发生突变，导致β珠蛋白基因的转录、前体mRNA的加工、mRNA的翻译及β珠蛋白链的完整性发生障碍，导致β珠蛋白链的合成不足或完全不能合成，引起α珠蛋白链与非α珠蛋白链的合成比例不平衡，影响正常的血红蛋白（HbA）的合成。此外，由于α珠蛋白链的相对过剩，剩余的α珠蛋白链在红细胞内形成包涵体，导致红细胞膜的氧化损伤，造成红细胞破坏及骨髓的无效造血，临床上引起贫血、黄疸、脾大、骨髓腔扩大引起的地贫外貌等症状及体征，这是β地中海贫血主要病理基础。

（四）临床表现

1. 仅地中海贫血　分为4种类型：静止型基因携带者、α地中海贫血特征、HbH病和Hb Bart胎儿水肿综合征。静止型基因携带者及α地中海贫血特征者无任何症状及特征。HbH患者出生时与正常婴儿一样，未满1岁前多无贫血症状，以后随着年龄增长逐渐出现典型的HbH病特征，主要表现为轻至中度的慢性贫血。约2/3以上患者有肝脾增大，间歇发作轻度黄疸，但无地中海贫血外貌，生长发育正常，可长期存活。并发感染、妊娠或服磺胺类药、氧化剂类药时贫血可因溶血而明显加重。Hb Bart胎儿水肿综合征往往在妊娠30~40周成为死胎，流产或早产后胎儿绝大部分在数小时内死亡，流产及早产胎儿小，皮肤苍白、全身水肿、胸腔积液、腹腔积液、心包积液。可有黄疸及皮肤出血点，肝脾增大明显，心脏明显肥大，胎盘大而脆，易碎裂，脐带亦常有水肿。

2. β地中海贫血　分为轻型、中间型和重型。轻型为杂合子β地中海贫血，多数患者没有任何症状；少数有轻度贫血，生长发育正常，骨骼无畸形，贫血可因感染、妊娠等情况加重，脾可轻度增大。重型β地中海贫血又称Cooley贫血，为纯合子β地中海贫血，初生时与正常婴儿无异，但出生后3~6个月，患者开始出现临床症状，贫血呈进行性加重，须定期输血维持生命。肝脾进行性增大，巩膜黄染，生长发育迟缓，骨骼变形，头颅增大，额部、顶部、枕部隆起，颧骨隆起，鼻梁塌陷，上颌及牙齿前突，形成典型的"地中海贫血外貌"。长期多次输血常引起铁过载、免疫力低下、反复感染、心肌损害，常使多数患儿夭折。如能活到10多岁则常伴性幼稚征，出现第二性征不发育、肾上腺功能不全等症状。中间型是指不依赖输血，临床表现介于重型与轻型 β 地中海贫血之间的 β 地中海贫血患者。

（五）辅助检查

1. 血常规　静止型基因携带者血常规正常，红细胞内无包涵体；α 地中海贫血特征者及轻型 β 地中海贫血 Hb 正常或轻度下降；HbH 病患者 Hb 在 70 ~ 100g/L；Hb Bart 胎儿水肿综合征和重型 β 地中海贫血 Hb 在一般 50g/L 以下，需定期输血维持生命。MCV、MCH、MCHC 显著降低，红细胞渗透脆性降低。血涂片可见红细胞大小不均、异形及靶形红细胞，可见有核红细胞，网织红细胞显著增多。HbH 病患者血涂片经煌焦油兰染色后可见红细胞中含有灰蓝色、均匀、圆形的颗粒状 HbH 包涵体。白细胞数多正常，血小板计数常增高，脾功能亢进时白细胞、血小板计数减少。

2. 骨髓象　呈溶血性贫血骨髓象，红细胞增生显著，铁染色阳性，铁粒幼细胞增多。HbH 病患者有核红细胞亦可见 HbH 包涵体。Hb Bart 胎儿水肿综合征者常有髓外造血灶。

3. 血红蛋白电泳　静止型基因携带者及 α 地中海贫血特征者 Hb 电泳正常。HbH 病患者 HbH 占 5% ~ 40%，HbA2 及 HbF 多正常。Hb Bart 胎儿水肿综合征者 Hb 电泳几乎全部为 Hb Bart，可有微量 HbH，无 HbA、HbA2 及 HbF。轻型 B 地中海贫血 HbA2 显著增高，范围 3.5% ~ 7%；HbF 可以正常，部分病例可以轻度增高，一般不超过 5%。重型 B 地中海贫血 HbF 增高明显，可达 60% 以上，HbA2 多正常或轻度增高。

4. 铁代谢检查　静止型基因携带者、α 地中海贫血特征者及轻型 β 地中海贫血患者的血清铁、铁饱和度、血清铁蛋白浓度多数正常，并发缺铁时上述指标可降低。中间型及重型 β 地中海贫血患者的血清铁、铁饱和度、血清铁蛋白浓度常增高，呈铁过载状态；重型 β 地中海贫血铁过载更为严重，其中血清铁蛋白浓度常 >2 500 μg/L。

5. X 线检查　重型 B 地中海贫血患者骨髓长期和显著增生，使骨髓腔增宽、骨皮质变薄，颅骨板障增宽。颅骨 X 线片上常能看到骨皮质间的髓梁有垂直条纹，呈典型短发状变化，如"头发直立""太阳光线"状。偶在胸腔内或脊柱旁可以见到大小不等的髓外造血灶。

6. 基因诊断　通过 DNA 限制性内切酶图谱、PCR 技术、寡核苷酸探针、斑点杂交、DNA 测序等基因诊断技术可对地中海贫血确诊基因型。

（六）诊断

根据临床表现、血常规及 Hb 分析、红细胞包涵体检查，可以诊断 HbH 病和 Hb Bart 胎儿水肿综合征。但诊断静止型携带者及 α 地中海贫血特征困难，需通过 DNA 限制性内切酶图谱、PCR 技术、寡核苷酸探针、斑点杂交、DNA 测序等基因诊断技术确诊，HbH 病及 Hb Bart 胎儿水肿综合征有条件也应进行上述基因诊断技术检查以明确基因型。

纯合子 β 地中海贫血的临床和血液学表现很典型，诊断并不困难。对于进行性严重贫血的患儿，有脾大，外周血片显示红细胞大小不均、有靶形红细胞，红细胞渗透脆性降低，HbF 含量显著增高，大多可以确诊。家族史和籍贯对诊断有重要意义，必要时作颅骨 X 线检查及血红蛋白分析，疑似病例需作基因诊断。轻型及无症状 β 地中海贫血的诊断依据：①小细胞低色素性贫血；②外周血涂片可见靶形红细胞；③红细胞渗透脆性减低；④HbF 正常或轻度增多，HbA2 轻度增多；⑤家族调查对诊断很有价值。杂合子 β 地中海贫血需与缺铁性贫血、巨幼细胞贫血相鉴别，纯合子 β 地中海贫血需与新生儿黄疸、再生障碍性贫血等相鉴别。

（七）治疗

静止型基因携带者、α 地中海贫血特征及轻型 β 地中海贫血无须治疗。Hb Bart 胎儿水肿综合征多于出生前死亡，目前无治疗办法，重点在于预防。HbH 病、中间型及重型 β 地中海贫血采用以下措施治疗。

1. 输血　目的是维持患儿的正常血红蛋白水平，以防慢性血氧不足，减轻代偿性骨髓增生，减少肠道对铁的吸收。重型 β 地中海贫血目前主张采用高输血法维持患者 Hb 为 100 ~ 120g/L。一般每 3 ~ 4 周输血 1 次。HbH 病、中间型 β 地中海贫血大多数平时能维持 Hb 在 75g/L 以上，无须依赖长期规则输血。只有在临床症状表现如重型 β 地中海贫血时，才需长期规则输血，对孕妇期间的中间型地中海贫血患者，需规则输血。

2. 祛铁治疗　长期反复输血及骨髓红系细胞造血过盛、肠道吸收铁增加，使体内铁过载，过多的铁沉积于心肌、肝、胰、脑等全身器官，引起组织细胞损伤和器官功能衰竭。故祛铁治疗对 HbH 病、中间型及重型 β 地中海贫血十分重要。故常须对患者密切监测和准确评估其铁过载状况。最普遍使用的评估方法是测定血清铁蛋白浓度。磁共振检查（MRI）评估脏器铁沉积（心脏 T2* 值及肝 R2 值）。接受输血 10 ~ 20 单位红细胞或血清铁蛋白浓度在 1000μg/L 以上时应开始应用祛铁治疗。目前可选择的铁螯合剂有：去铁胺（Desferrioxamine，DFO）、去铁酮（Deferiprone，L1）及地拉罗司（Deferasirox，Exjade）。DFO 需要静脉或皮下缓慢注射，每天剂量 20 ~ 60mg/kg 维持 8 ~ 12h，每周 5 ~ 6d。L1 为二配基口服铁螯合剂，有效剂量为 75mg/（kg·d）。Exjade 是一种新型的口服三配基铁螯合剂，每天剂量 20 ~ 40mg/kg。

3. 脾切除及脾动脉栓塞　HbH 病、中间型及重型 β 地中海贫血出现巨脾或及脾功能亢进者可行脾切除术或脾动脉栓塞术，以减轻溶血。切脾指征：①脾大 6cm 以上或脾功能亢进；②每年输血量超过 200 ~ 250ml/kg 红细胞者；③5 岁以上（5 岁以前小儿机体免疫功能发育未完善，术后常并发严重感染）。脾切后因免疫功能减低容易并发感染，同时血小板明显增高，易导致血栓栓塞，肝含铁血红素沉积加重并明显增大，其他器官亦受累。脾切后应立即给予抗生素预防感染 1 ~ 2 个月。血小板计数 >800×10⁹/L 者应给予阿司匹林、双嘧达莫（潘生丁）等抗凝治疗。

4. γ 珠蛋白基因活化剂　如羟基脲（Hydroxycarbamide）剂量为 25 ~ 50mg/（kg·d），5- 氮胞苷（Azacytidine，5- Aza）、白消安（Busulfan）、丁酸钠类等药物，能活化 γ 珠蛋白基因的表达，增加 γ 珠蛋白链的合成，增加 HbF 的合成，改善贫血症状。该类药物对中间型 β 地中海贫血和血红蛋白 E/β 地中海贫血效果较好，但对重型 β 地中海贫血效果较差。

5. 造血干细胞移植　造血干细胞移植是目前根治重型 β 地中海贫血的唯一方法。对有 HLA 相合同胞供体的重型 β 地中海贫血患者应作为首选治疗。移植效果与患者年龄、身体状况、预处理方案、供者来源、HLA 相合程度及对并发症的处理等因素密切相关。根据地贫患者是否肝大，肝纤维化，是否规则应用铁螯合剂 3 种危险因素，将患者分为 3 级：一级为无上述 3 种危险因素；二级有 1 ~ 2 种危险因素；三级有 3 种危险因素。目前上述 3 级患者获得 HLA 配型相合供者的骨髓移植后，无病生存率分别为 87%、85% 和 80%。对于没有 HLA 相合同胞供体的重型 β 地中海贫血患者而言，可选择无关供者造血干细胞移植根治疾病。

（八）预防

应加强社区筛查及优生遗传咨询，对家族史中母亲有死胎史或发生过水肿婴儿史、有重型地贫患儿出生史、夫妻均为地贫携带者的高危孕妇应严格进行产前诊断，产前诊断包括取胎儿绒毛、羊水及胎儿脐带血作基因分析，检出重型 β 地中海贫血患儿及 Hb Bart 胎儿水肿综合征胎儿应当即终止妊娠。产前诊断是控制重型地贫患儿出生，预防地贫的关键。

第五节　血红蛋白病

一、不稳定性血红蛋白病

（一）定义

不稳定性血红蛋白病是由于 α 或 β 珠蛋白链氨基酸组成改变致使血红蛋白分子结构不稳定，发生变性和沉淀，形成红细胞内变性珠蛋白小体（Heinz 小体），称不稳定性血红蛋白。不稳定性血红蛋白可引起溶血性贫血。目前已发现 100 余种不稳定性血红蛋白，80% 以上系 β 链异常，余为 α 链异常。

（二）病因和发病机制

α 珠蛋白基因或 β 珠蛋白基因突变导致相应珠蛋白链氨基酸成分改变。部分患者的突变基因继承自父母，表现为常染色体显性遗传；至今所发现的病例均为杂合子，尚未发现纯合子患者。珠蛋白链的氨基酸组成和排列顺序对维持血红蛋白的结构和功能起着决定性作用。珠蛋白链氨基酸的替代、插入或缺失可改变血红蛋白的结构和功能，可导致不稳定性血红蛋白的产生，可使血红蛋白变为不稳定而发生沉淀，在红细胞内形成变性珠蛋白小体，附着于红细胞膜上，使膜的变形性降低，变为僵硬，最终在微循环中，尤其在脾内破坏。

（三）临床表现

不稳定性血红蛋白有百余种，不同的不稳定性血红蛋白所引起的临床表现有很大差异。多数不稳定血红蛋白患者由于骨髓红系代偿性增生而不出现贫血，或仅有轻度的溶血性贫血，但当发生感染或服用氧化剂类药物时，不稳定性血红蛋白沉淀加剧，溶血性贫血加重，患者往往因此就医而明确诊断。γ 链异常患者在出生时可有溶血性贫血，而后 γ 链逐渐被正常 β 链取代，6 个月后溶血性贫血逐渐消失。β 链异常患者在出生时正常，而后 γ 链逐渐被异常 β 链取代，0.5 ~ 1 岁后出现慢性溶血性贫血。少数不稳定性血红蛋白（如 HbDuaree）的氧亲和力高于正常，向组织释放氧减少，故引起血红蛋白浓度升高达正常血红蛋白浓度上限或稍高于正常。除贫血外，患者还可有黄疸、脾大。若不稳定性血红蛋白被氧化形成高铁血红蛋白，则出现发绀。

（四）辅助检查

1. 血常规　血红蛋白正常或降低；红细胞呈低色素性、大小不均，可见多染性、嗜碱性点彩红细胞；网织红细胞增多。

2. 热变性试验、异丙醇试验及乙酰苯肼试验　热变性试验易有假阳性，需做正常对照。

3. 氧解离曲线检查　可发现不稳定性血红蛋白的氧亲和力是否异常。

（五）诊断

对原因不明的先天性非球形溶血性贫血患者均应考虑到本病的可能性。诊断的主要依据是证明不稳定性血红蛋白的存在。若发现血红蛋白的氧亲和力异常，对诊断也很有价值。部分患者有阳性家族史。热变性试验及异丙醇试验是诊断本病简便、敏感并具有一定特异性的试验。

（六）治疗

目前无特殊治疗。应避免发生感染或服用氧化剂类药物 [如磺胺类、伯氨喹、呋喃唑酮、亚甲蓝（美蓝）等]，以免诱发溶血性贫血加重。脾切除对部分溶血性贫血明显且伴有脾大患者有一定疗效，但对氧亲和力增高的不稳定血红蛋白患者应避免切脾手术，因切脾可能导致病情加重。妊娠时贫血可能会加重。

（七）预后

平时溶血较轻者预后较好。平时贫血及溶血严重者，可因并发感染引起急性溶血危象而死亡。氧亲和力增高的不稳定血红蛋白患者切脾后发生血红蛋白增多症和血栓形成，也可导致死亡。

二、氧亲和力增高血红蛋白病

（一）定义

氧亲和力增高血红蛋白，由于血红蛋白氨基酸组成改变，使血红蛋白对氧的亲和力增高，向组织释放氧减少，组织缺氧引起代偿性红细胞增多症。本病系遗传病，故又称"家族性红细胞增多症"，但并非所有家族性红细胞增多症都由异常血红蛋白引起。

（二）病因和发病机制

本病系常染色体显性遗传病。珠蛋白基因突变引起珠蛋白链氨基酸组成改变，使血红蛋白的氧亲和力增高，向组织释放氧减少，组织缺氧刺激红细胞生成素增加，造成红细胞增多。少数患者无家族史，可能是患者本人自发的体细胞性基因突变引起。临床上所见患者均为杂合子状态。目前已发现四十余种氧亲和力增高的异常血红蛋白。

（三）临床表现

可能纯合子不能生存，临床所见的都是杂合子，主要表现为红细胞增多，眼结合膜、口唇、颜面及四肢末端充血，可有头胀、头晕、头痛、失眠、易激动、四肢麻木等症状，但多数患者的症状不明显。脾一般不增大。妊娠时可能发生流产或死胎。

（四）辅助检查

1. 血常规 血红蛋白浓度可正常或不同程度升高，血细胞比容 0.42 ~ 0.70。白细胞和血小板计数正常。

2. 血红蛋白电泳 可显示出部分氧亲和力增高异常血红蛋白的泳动速度与 HbA 不同，而出现一异常医带。另有部分异常血红蛋白需用 pH 6.2 缓冲液或等电聚焦电泳方能与 HbA 区分。还有一些异常血红蛋白不能用电泳方法鉴别，而需测定氧亲和力（P50 值）方能肯定，此类异常血红蛋白的氧亲和力较正常高 4 ~ 6 倍。

（五）诊断

有红细胞增多症及家族史者，应考虑本病。血红蛋白电泳发现异常血红蛋白区带和（或）血红蛋白氧亲和力显著增高可肯定诊断。珠蛋白链氨基酸组成分析或珠蛋白基因分析可明确本病的分子病理。

（六）治疗

患者大多不需要治疗，有轻微症状者对症处理。仅当红细胞显著增多（如血细胞比容 >0.60）而有可能发生血栓形成或其他并发症时，方考虑静脉放血治疗。

（七）预后

预后较好，一般不影响寿命，但没有氧亲和力的妇女妊娠期间，易发生流产或死胎。

三、血红蛋白 M 病

（一）定义

血红蛋白 M 病是由于珠蛋白链氨基酸组成改变导致的高铁血红蛋白，血红蛋白 N 病的产生不是因为红细胞酶的还原系统发生障碍，而是珠蛋白链上的一些位置与血红素中铁原子结合的氨基酸发生突变，使血红素固定在高铁状态，血红蛋白一病患者的血呈深棕色，患者无先天性心脏病，但自幼发绀，此种发绀与自身劳累无关。

（二）发病机制

本病因珠蛋白基因突变引起，系常染色体显性遗传病，故又名为"家族性发绀症"。临床上所见均为杂合子状态。

本病高铁血红蛋白的产生是由于发生珠蛋白 α、β 或 γ 链氨基酸替代，使血红素的铁易于氧化为高铁（Fe^{3+}）状态。至今已发现 7 种高铁血红蛋白变异型，其中 6 种是血红素囊部位的组氨酸由酪氨酸替代。酪氨酸的酚基与血红素铁共价结合，使铁处于稳定的氧化高铁状态。HbM Milwaukee 是 β 链第 67 位的缬氨酸被谷氨酸替代。

（三）临床表现

主要表现为发绀，其他临床表现不明显。累及 α 链者自出生时即有发绀，累及 β 链者在出生后 3 ~ 6 个月才出现发绀，而累及 γ 链者仅生后 1 周呈现短暂发绀。患者除发绀外，一般无其他临床症状，生活如常人。某些 β 链变异型可有轻度溶血。服用氧化剂类药物（如磺胺类）可使症状加重。

（四）辅助检查

1. 血常规 血红蛋白可有轻度至中度减低，网织红细胞升高，血清间接胆红素增高。

2. 血红蛋白电泳 适当条件下血红蛋白电泳，如中性 pH 琼脂凝胶电泳可识别 HbM。

3. 血红蛋白光谱分析 本病高铁血红蛋白有特殊的光谱吸收特征，可资鉴别。

4. 热不稳定反应 可呈阳性。

（五）诊断

凡自幼即出现发绀的患者，均应考虑本病的可能。注意与其他原因引起的高铁血红蛋白发绀症相鉴别，如遗传性高铁血红蛋白症、中毒性高铁血红蛋白症等。进行血红蛋白光谱分析检查可明确诊断。

（六）治疗

目前尚缺乏有效地治疗手段。

（七）预后

病程良性不影响患者的寿命。

四、血红蛋白 E 病

血红蛋白 E（HbE）病亦是由于 β–珠蛋白基因发生突变，使 β–珠蛋白链第 6 位上的谷氨酸被赖氨酸取代的异常血红蛋白。但因谷氨酸和赖氨酸理化性质相似，对血红蛋白分子的稳定性和功能影响不大。本症属常染色体不完全显性遗传，多见于东南亚，为我国各族人民中最常见的异常血红蛋白，遍布南北 16 个省、区，以广东省及云南省多见。

（一）血红蛋白 E 病

是 HbE 纯合子。常伴有轻度溶血性贫血，呈小细胞、低色素性。靶形红细胞可达 25% ～ 75%。感染时贫血加重。血红蛋白电泳，HbE 高达 90% 以上。HbA2 即使在病理情况下，亦罕有高于 10% 者，HbF 正常或略增高，HbA 则缺如。

（二）血红蛋白 E 性状

是 HbA 与 HbE 基因杂合子。患者无贫血也无临床症状，血片中靶形红细胞 <5%，HbE 30% ～ 40%，其余为 HbA。

（三）HbE-β 地中海贫血

是 HbE 与 β 地中海贫血基因的双重杂合子，症状与重型 β 珠蛋白生成障碍性贫血相似。血红蛋白电泳，HbE 60% ～ 80%，HbF 15% ～ 40%。治疗方法与重型珠蛋白生成障碍性贫血相似。切脾后症状可有好转，但数年后贫血又渐加重。另外，服用羟基脲可以使一部分患者的血红蛋白维持在一定的水平。

第六节　特发性红细胞增多症

除了真性红细胞增多症和有明确病因的继发性红细胞增多症以外，仍有一部分红细胞增多症的患者在接受了全面检查后并未发现任何致病因素，目前将这部分患者的红细胞增多症称为特发性红细胞增多症。临床研究发现约 1/3 的特发性红细胞增多症患者 EPO 水平降低，剩下的 2/3 其 EPO 水平正常或升高。在这些患者中，只有少数可以查到致病机制，大多数患者的发病机制目前仍无法解释。

一、特发性红细胞增多症的诊断

确诊为红细胞增多症后可按如下步骤明确致病原因：

1. 询问详细全面的病史，是否有继发性因素：如慢性肺部疾病等；以及复查全血细胞计数。

2. 根据临床表现及明确致病因素，患者进行进一步的检查：如真性红细胞增多症可以通过检查 JAK2 突变确诊。

3. 对那些没有明确病因或不是真性红细胞增多症的患者，检查血 EPO 水平。EPO 水平降低的患者可能有 EPO 信号传导通路上的异常，可进一步针对信号传导通路进行相关检查。那些 Hb 显著升高但 EPO 水平却依然正常或 EPO 升高的患者，则可能有氧感应信号通路的异常。

4. 当除外原发性及继发性真性红细胞增多症后，才可诊断特发性红细胞增多症。

二、特发性红细胞增多症的治疗

目前有关特发性红细胞增多症的靶向性治疗研究很少，通过放血降低血 HcL 及血液黏稠度可能对这类患者有益，但尚无相关临床研究证据支持。

第七节 卟啉病

一、皮肤光敏型卟啉病

卟啉的光敏性是由于卟啉可吸收 400nm 波长的光，在有氧条件下，卟啉被光激活并可把激活能传递给氧分子，形成激发态氧。后者可引起：①膜脂质的过氧化和初级溶酶体的损伤。②膜蛋白直接氧化和交联，结果导致组织损伤。此外，组织损伤可激活补体。在卟啉病，过量的卟啉沉积在皮肤上皮和血管内，成为皮肤光敏损伤的主要原因。同时，卟啉对骨髓和牙齿有特殊亲和力，使牙齿呈棕黄色。本病为一种极为罕见病，自 1874 年报道至今，临床仅有 200 余例。

（一）先天性红细胞生成性卟啉病

1. 发病机制

尿卟啉原Ⅲ合成酶基因位于染色体 10q25.3，q26.3。患者的基因缺陷类型包括点突变、插入和缺失。基因点突变类型多，国外报告在 39 个患者中发现 22 种不同点突变，发生率高的部位为：Cys73 → Avg，达 38.5%。纯合子等位基因突变者临床症状重，常出生后即发病，依赖输血。而杂合子或单一等位基因点突变者临床症状轻。基因突变导致尿卟啉原Ⅲ合成酶活性减低。使尿卟啉Ⅲ生成减少，而尿卟啉Ⅰ生成过多，进而转为尿粪卟啉在红细胞和血浆中蓄积而发病。但尿卟啉Ⅲ合成酶活性降低一般不影响血红素合成，原因为其酶活性较氨基 - γ 酮戊酸（ALA）酶活性大 1 000 倍以上，ALA 为合成限制酶，仅少量尿卟啉Ⅲ合成酶即可满足血红素合成的需要。此外，个别先天性红细胞生成性卟啉病（congenital erythropoietic porphyria，CEP）患者有尿卟啉原脱羧酶活性的缺陷，这提示至少部分患者可能是一种综合征而不是单一遗传性缺陷。

目前提出本病可能是一种综合征，需有两种缺陷才能临床发病：一为先天性酶缺陷，绝大多数为尿卟啉原Ⅲ合成酶缺乏；二为先天性或获得性病态造血。但这种观点极少与临床相符，因为两种缺陷在同一患者身上同时存在的概率很低。极个别成人发生先天性红细胞生成性卟啉病的最好解释是患者原有临床上先天性尿卟啉原Ⅲ合成酶缺陷，以后发生了病态造血疾病。大量的卟啉从幼红细胞中释放出来，沉积至多个器官组织，在光线照射下发生光辐射反应，形成原子氧，对组织产生损伤。

（二）临床表现

1. "红颜色尿" 可以从淡红至深红色，最早在新生儿出现，其尿布被尿液染成红色。

2. 光过敏 受光晒部位的皮肤出现红肿、水疱或大疱，常反复发作并发感染形成皮肤溃疡、坏死及瘢痕，造成颜面部毁容，手指残缺。

3. 溶血性贫血 常伴有肝脾肿大和胆结石，骨髓代偿性扩张可导致病理性骨折。

4. 其他 多毛症常为本病皮肤受损的一种常见的特征，面部常有粗黑的体毛，瘢痕处毛发脱落。卟啉在牙本质内沉积，呈现黄褐色或棕色牙，在紫外线灯照射下呈鲜红色。其他还有畏光、角膜炎、结膜炎、虹膜炎、睑外翻、皮肤脆性增加和色素沉积。

（三）实验室检查

1. 血常规 呈不同程度正细胞正色素性贫血，但贫血很少需临床输血。外周血可见异形红细胞增多和红细胞大小不等，并多见嗜酸性及嗜碱性点彩红细胞和有核红细胞。网织红细胞增多。

2. 骨髓象 红系增生，有时可见类似病态造血表现。在紫外线灯照射下，骨髓有核红细胞和外周血红细胞因卟啉浓度增高呈现鲜红色荧光。

3. 代谢异常 尿液中卟啉Ⅰ排出量显著增加，尿卟啉Ⅲ和粪卟啉Ⅰ排出量也增加，尿液中卟啉总排出量可达 100 000 μg/24h（正常 <300 μg/24h）。而 ALA 和卟胆原排出量正常。尿在紫外线灯下呈红色荧光。粪中粪卟啉Ⅰ排泄增加，红细胞及血浆中尿卟啉Ⅰ浓度显著增加。

4. 其他 红细胞渗透脆性增加，红细胞寿命缩短伴无效造血，血浆铁动力学检查显示铁转换速度加快。

（四）诊断

根据本病典型临床及实验室检查特点诊断即可成立。"红色尿"和"红色牙齿"、光照部位的毁形性皮肤损伤、伴多毛及色素沉着是本病典型的临床特征。实验室检查可见：红细胞、血浆及尿中尿卟啉Ⅰ浓度显著增高，不同程度的正细胞正色素性贫血。本病需与原卟啉病、新生儿疱疹及日光性皮炎等鉴别。

（五）预防和治疗

1. 预防措施　患者应避免暴露于日光下（因普通布料不能阻止波长为 400nm 左右的光照射），可穿戴特殊材料如含氧化锌或氧化钛材料缝制的衣服、手套和宽边帽。预防性应用一些含醌（如指甲花素）和二羟丙酮类的化妆品，把皮肤涂成棕褐色可能有效。

2. 治疗措施

（1）服用 β-胡萝卜素：可能有减轻光敏反应的作用。

（2）脾切除：可短期内使溶血性贫血改善，并可减轻部分患者的卟啉尿及皮肤光敏反应。

（3）输压积红细胞：可暂时减轻溶血，抑制红细胞系造血，可减少卟啉的蓄积。有人曾用持续过量的输血成功治疗一例本病患者，为避免长期过度输血而导致铁蓄积形成血色病，可同时并用驱铁治疗，但至今仍无一个实用的长期治疗方案。

（4）活性炭：60g，每日 3 次，长期服用。活性炭可结合从胆汁中排出的卟啉，起到促进血及皮肤卟啉从胆汁和粪便中排出的作用。

（5）骨髓和脐带血造血干细胞移植：可能为卟啉病治疗开创一个新路。

（6）基因治疗：把正常基因导入患者，临床处于试验阶段。

二、迟发性皮肤卟啉病（症状性卟啉病）

迟发性皮肤卟啉病（porphyna cutanea tarda，PCT）由尿卟啉原脱羧酶活性缺乏引起，是所有卟啉病中最常见的遗传和获得性因素联合作用的疾病。临床以光敏性皮炎，面部多毛，皮肤瘢痕、粗糙、增厚和色素改变为特征，临床可分家族性、散发性和获得性三型，均多在中年发病。

（一）发病机制

1. 遗传因素：尿卟啉原脱羧酶缺乏。其基因位于染色体 1q34，肝脏组织中尿卟啉原脱羧酶缺乏见于所有 PCT 患者，但遗传因素所致仅见于家族性及少数散发性患者。为常染色体显性遗传。研究表明，部分患者为剪接点突变使得 mRNA 失去 6 个外显子，结果使得酶活性下降。亦有人报告部分患者在基因编码区有突变。尿卟啉原脱羧酶是催化尿卟啉原至粪卟啉原的连续脱羧反应的酶。该酶缺乏造成尿卟啉原在肝脏蓄积和从尿中排出增多。家族性患者红细胞中酶活性只有正常人一半，但许多携带基因缺陷的家族成员临床既无肝内尿卟啉原的蓄积也无尿中排出增多，说明本病发生尚有其他条件。许多散发性卟啉病患者其尿卟啉原脱羧酶缺乏仅限于肝脏，红细胞内无缺乏，在这些患者中，尿卟啉原脱羧酶催化活性低于正常，但用免疫化学方法测定其酶正常，结合其缺乏家族史，无基因缺陷依据，提示部分人为获得性的酶活性降低，而非遗传性疾病。

2. 铁负荷过多：肝脏铁沉着可见于 80% 以上 PCT 患者，铁质沉着为中度，用放血减轻铁沉着，或试用驱铁治疗可使患者获得临床和生化上的缓解。停止放血或用铁剂可使缓解患者复发，说明铁与本病关系密切。进一步研究证明，铁可抑制尿卟啉原脱羧酶活力，同时通过促进 ALA 及卟胆原合成来促进尿卟啉原产生，致使尿卟啉原Ⅲ蓄积。有报道 PCT 与 HLA 连锁的遗传性血色病有关，最近，一个新的组织相容性复合物（MHC）I 类基因 HFE 被发现，且两个错义的变异 845G6A（C282Y）和 187C6G（H63D）出现于伴有血色病的患者中，而且、C282Y 突变在 PCT 患者中发生率高，提示 HFE 基因参与了 PCT 的发病机制。

3. 散发型患者体内存在抑制酶活性因子有以下几种：①肝内存在的抑制酶活性因子；②雌激素；③酒精提高 ALA 活性，促进铁吸收。本病尿卟啉原脱羧酶缺陷仅限于肝脏，红细胞内酶正常。且肝脏中具有免疫反应活性的酶合成正常，但催化生物活性减低。大部分患者无家族遗传史，提示肝脏内酶有可能被抑制因子部分抑制。铁负荷增多可刺激抑制因子分泌而使患者症状发作。近年,随女性应用雌激素增多,本病散发型患者女性比例上升,说明雌激素亦可能抑制尿卟啉原脱羧酶,但不除外遗传因素,因发生者在服药患者中仅占极小比例。

4. 杀虫药六氯化苯中毒引起本病流行:六氯化苯为尿卟啉原脱羧酶抑制剂,其他如吸入的芳香烃类化合物,除莠剂等,均可引起人卟啉病。动物试验证明,上述化合物可抑制酶活力,铁负荷可加重上述化合物对酶的抑制。

5. 肝脏良性和恶性肿瘤患者在无肝硬化情况下可并发卟啉病,有些患者的荧光反应仅见于肿瘤部位,机制不明。

6. 丙型肝炎:最近发现丙型肝炎与散发性卟啉病有密切相关,在部分地区,80% 的散发型患者并发慢性丙型肝炎,丙肝病毒抑制卟啉原脱羧酶活性机制不清,有待进一步研究。近来,PCT 与 HIV 有关的报道逐渐增多,而且提示 PCT 与 AIDS 有肯定的联系。

7. 肾衰竭:慢性肾衰竭血液透析患者可并发散发性卟啉病,原因有三,一为输血过多导致铁负荷增加,二为血透与腹透不能有效清除以与蛋白结合的形式存在于血浆中的尿卟啉,三为尿毒症的一些有害代谢产物可抑制尿卟啉脱羧酶活性导致尿卟啉原蓄积而发病。

(二)发病率和临床表现

在美国为 4/10 万,在南非班图族多见,其他国家许多患者伴有酒精中毒性肝病。临床表现主要为皮肤症状,如皮肤光照部位脆性增加,出现 1 ~ 2mm 大小红色丘疹,色素沉着,皮肤增厚、变粗糙,类似硬皮病表现,其他有多毛、尿呈红色或棕色等。

(三)实验室检查

尿中尿卟啉明显增高,主要为尿卟啉 7- 羧基卟啉及少量 5,6 羧基卟啉和粪卟啉,24 小时可排出 3 000μg(正常 <50μg)。紫外线照射尿可发出红色荧光。部分患者尿中 ALA 轻至中度增加,但卟胆原正常,粪中尿卟啉不增加。粪便中的异粪卟啉是诊断 PCT 的重要标准,因尿卟啉原脱羧酶缺乏卟啉原Ⅲ堆积并经过粪卟啉原氧化酶的代谢产生脱氢异粪卟啉原。血清铁和转铁蛋白常增高。部分患者肝功异常,可有轻度黄疸及转氨酶增高。新鲜肝活检标本在紫外线灯照射下可发出粉红色荧光,病灶部位可见肝坏死和纤维化,细胞内可见针状透明区,在电镜下针状透明区为溶酶体。红细胞和肝脏的尿卟啉原脱羧酶活性测定在家族性患者中均减低至正常的 50%,而在散发和获得性患者红细胞中正常,只有肝脏中酶活性减低。

(四)诊断

根据皮肤延迟性光敏、皮肤损伤、红色尿,以及实验室检查尿中尿卟啉排出量大量增加可做出诊断。诊断应注意有无诱发卟啉病的原因,如饮酒、服用雌激素史和化学毒物接触史。60 岁以上发病者应注意有无肝脏肿瘤。与其他类型卟啉病鉴别可根据皮肤损伤有无及程度、尿中卟啉类型,以及尿卟啉 / 粪卟啉比例(本病一般 >7.5),一般均可确诊。

(五)治疗

1. 戒酒,避免服用雌激素和铁剂,不接触和使用有可能诱发此病的化合物。

2. 放血:如无禁忌证,每 2 周放血 500ml,一般放血量达 3L 左右本病可获得缓解,缓解期可达 30 个月。部分患者需合并其他治疗。

3. 氯喹 0.5 ~ 1g/d,投药几天后肝中大量卟啉可从尿中排出,其原理为尿卟啉和氯喹形成水溶性复合物,便于排出。但氯喹有乏力、畏食、发热和肝损害等不良反应,限制了大剂量氯喹应用。小剂量 0.125g,每周 2 次,用药 1 年可使大部分患者缓解,但小剂量治疗亦不能完全避免氯喹不良反应,仅限于临床不适合放血者应用。

4. 红细胞生成素可促进血红蛋白合成,减少铁储存,现作为新的治疗方法进行研究。

三、原卟啉病

原卟啉病(protoporphyria)为一种遗传性疾病,以光敏及红细胞、血浆和粪便中原卟啉增加为特征。

（一）发病机制

本病为常染色体显性遗传，位于染色体 18q21.3 的亚铁螯合酶基因缺陷，使催化原卟啉Ⅸ与亚铁离子合成血红素所需的亚铁螯合酶缺乏，导致原卟啉Ⅸ在体内蓄积过多。游离原卟啉可从红细胞和肝脏进入血液，在皮肤毛细血管内皮细胞内沉积，引起皮肤光敏反应。但原卟啉Ⅸ水溶性差，脂溶性强，对皮肤、骨和牙齿等组织亲和力差，因而皮肤损害较轻，骨及牙齿无原卟啉沉积。亚铁螯合酶缺陷是由于酶编码区基因突变引起，携带同样基因缺陷的家族成员中临床和卟啉代谢表现差异很大，虽然大多数基因缺陷患者有卟啉代谢异常，但无临床症状，而且父子遗传者罕见。因而推测决定此病临床表现的等位基因不止一个。此外，本病代谢异常男性较女性多见，原因不明。

原卟啉主要经胆管从粪便中排出，本病所致肝损害为原卟啉在肝组织中沉积所致，肝脏可从血浆中清除大量的原卟啉，肝脏分泌大量原卟啉时可使毛细胆管阻塞造成胆汁淤积。原卟啉从毛细胆管上皮细胞排泄速度受限制，可使原卟啉在肝细胞内蓄积，胆汁淤积干扰细胞内氧化磷酸化反应，导致细胞死亡，肝组织纤维化。

（二）发病率和临床表现

原卟啉病较先天性红细胞生成性卟啉病常见，至今世界已报告数百例。本病常在幼儿及青春早期发病。皮肤常在光晒几分钟至几小时后，受光部位出现不适、烧灼、瘙痒和刺痛感。继而出现红斑和水肿，症状严重程度与光照时间及强度和个体差异有关。有人仅表现为不适感而无皮肤改变。不同于其他卟啉病皮肤光敏表现，很少出现大疱、瘢痕和多毛。反复发作可导致皮肤增厚、粗糙。本病患者牙齿无荧光。相当多患者伴有胆管、肝脏和血液异常，约 10% 患者发生胆石症，广泛的原卟啉沉积所致肝细胞损伤导致肝硬化，许多患者伴有轻度低色素性贫血，而红细胞寿命和铁代谢无明显异常。

（三）实验室检查

红细胞内游离原卟啉（FEP）显著增高，多在 5.4 ~ 81.0 μmol/L（正常 <0.9 μmol/L），而缺铁性贫血所致 FEP 很少超过 5.4 μmol/L。在无临床症状的基因缺陷携带者，FEP 在 0 ~ 3.6 μmol/L。在伴有严重原卟啉肝脏疾病患者，FEP 一般超过 24 μmol/L。外周血在荧光显微镜下可见红细胞发出红色荧光，约占 5% ~ 25%，血中原卟啉阳性，尿色正常，不含卟啉，粪中原卟啉明显增加。

（四）诊断

皮肤光照出现灼烧感，轻或无皮肤损伤。伴有红细胞内原卟啉增加，即可诊断本病。注意与多形性光敏性皮疹鉴别。该病为一原因不明疾病，发病率比原卟啉病明显增高。缺铁性贫血虽然红细胞 FEP 上升，但无皮肤光敏症状。诊断中可用红细胞荧光试验初筛，缺铁性贫血红细胞荧光持续时间短，仅几秒钟，而先天性红细胞生成性卟啉病，荧光时间长，一般大于 30 秒，可长达 2 小时。

（五）治疗

治疗原则为避免日照和减少原卟啉对肝脏毒性，服用 β-胡萝卜素每日 120 ~ 180mg 可增强对日光的耐受性。用特殊钛、锌防护服，外用二羟基丙酮和指甲花素防护剂。输血可抑制红细胞生成及红细胞内原卟啉产生，有人试用铁剂治疗 1 例患者，可减低红细胞内 FEP，改善肝功能。考来烯胺每日口服 12g，可阻断原卟啉肝循环，增加排泄，减少严重肝病发生，胆盐可促进原卟啉从肝脏分泌，减少其在肝脏内蓄积。

四、神经症状型卟啉病

（一）急性间歇性卟啉病

急性间歇性卟啉病（acute intermittent porphyria）是由于 δ-氨基酮戊酸和卟胆原产生过多在体内蓄积所致，患者伴有发作性精神、腹部及神经系统症状。

1. 发病机制

本病为常染色体显性遗传，位于 11 号染色体 11q24 上卟胆原脱氨酶等位基因发生突变，患者肝细胞、淋巴、皮肤、上皮、羊膜及红细胞内卟胆原脱氨酶活性仅为正常人 50%。致使卟胆原转为尿卟啉原途径受阻，同时由于 ALA 合成活性增强，表现卟胆原和 ALA 在体内蓄积。研究报告这种基因突变至少有

4 种类型，因而酶活性表现不一。有些酶的免疫活性及催化生物活性减低，有些免疫活性正常，催化活性减低。此外，因有的患者红细胞内酶活性正常，而其他组织内减低，证明很可能控制酶表达的不止一个等位基因，控制红细胞为一个基因，控制其他组织内酶表达的为另一个基因。

本病患者代谢异常与神经系统症状间的关系目前还不十分明了。研究发现，卟胆原和 ALA 对神经系统有毒性作用。以 ALA 作用为主。包括：①抑制神经肌肉接头传导介质释放，体外培养可引起神经和脑细胞坏死；②抑制性神经传导介质 γ－氨基丁酸受体的强兴奋剂；③遗传性酪氨酸血症患者和严重缺乏 ALA 脱水酶患者的 ALA 均过量蓄积，其发生的神经系统症状与本病相似；④神经系统内血红素合成缺陷，体外细胞培养试验表明抑制血红素合成可使细胞严重退化，投予血红素后可抑制本病的神经系统症状。近 90% 杂合子基因携带者缺乏症状，但某些因素可促进其发病。

2. 发生率和临床表现

（1）本病估计发病率在 1.5/10 万 ~ 10/10 万。在斯堪的纳维亚、英国和爱尔兰较常见。基因缺陷在男女分布相等，但 60% ~ 70% 有明显临床症状者为女性。多在 30 ~ 40 岁发病，但亦可早到青春期或晚到老年期发病。

（2）大多数本病患者无临床症状。少数患者多为急性起病，症状可持续数月，发作次数少者一生一次，多者一年 2 ~ 3 次，发作后可持续多年无症状。急性发作者多数腹痛起病，伴有自主神经功能紊乱。严重者可伴有周围神经病变和中枢神经症状，如惊厥和昏迷等。重者可致死亡。

3. 实验室检查

血常规在间歇期正常，急性发作时可有白细胞轻度增高。尿在发作期颜色深棕色，亦可正常，但如将尿液酸化或置于日光下，尿中无色的卟胆原会转变为尿卟啉或氧化成胆红素使尿液变为红或棕红色。患者尿中有大量的卟啉前体排出，卟胆原多于 ALA，卟胆原排出量在 20 ~ 200mg/d（正常 <4mg/d）。其排出量与临床症状粗略相关。快速检测尿卟胆原常用的方法为二甲氨基苯甲醛定性试验（WatsonSchwartz 试验）。如阳性，表明其 24 小时尿中卟胆原排出量在 6 ~ 8mg 以上。在本病缓解期，卟胆原和 ALA 明显下降，但一般不能降至正常水平。粪中卟啉含量正常或轻度增加。此外，常见本病患者并发低钠血症及尿素氮轻度上升，与呕吐脱水有关，亦可能与抗利尿激素分泌失衡有关。脑电图在发作期不正常，呈弥漫性非特异性慢波表现。

4. 诊断

根据发作时典型腹痛、精神及神经系统症状，尿中可出现大量卟胆原和 ALA，诊断不难确立。

5. 治疗

（1）控制腹痛：可用吗啡，应避免使用有害药物，特别是巴比妥及磺胺类药物。吩噻嗪类药物可用作症状治疗。氯丙嗪 25mg，1 日 4 次，可有效控制疼痛及精神症状。

（2）每日葡萄糖 300 ~ 500g 静脉或口服，可使 ALA 合成酶受抑制，使患者尿中 ALA 和卟胆原排出减少，部分患者可减轻发作症状。

（3）血红素治疗：如患者 24 小时内症状无改善，可用正铁血红素治疗。应用剂量 4mg/（kg·d），共 4 ~ 5 天均匀输注。如大剂量快速输注可致急性肾衰竭。

（4）癫痫发作的治疗：是急性发作少见并发症，可由低钠、低镁或卟啉本身对神经胶质细胞作用引起。溴剂和硫酸镁可能有效，新的药物加巴喷丁和氨己烯酸不经肝脏代谢也是很好的选择，纠正电解质紊乱可控制癫痫发作。

（5）避免使用有可能诱发急性发作的药物如巴比妥等，是最有效的预防措施。

（二）严重 ALA 脱水酶缺乏症

严重 ALA 脱水酶缺乏症（severe deficiency of ALA dehydradase）为常染色体隐性遗传，ALA 脱水酶基因定位在染色体 9q34，患者大多不发生卟啉病的生化异常和临床表现，仅为红细胞内 ALA 脱水酶较正常低 50% 左右。文献报道 2 例年轻男性患者发生典型急性间歇性卟啉病的症状，测定其红细胞内具有催化活性的 ALA 脱水酶仅为正常人的 1% ~ 2%。2 例尿中 ALA 和粪卟啉 m 明显升高，治疗与急性间歇性卟啉病相同。

五、皮肤及神经症状型卟啉病

（一）混合型卟啉病

混合型卟啉病（variegted porphyria）为一种常染色体显性遗传性卟啉病，临床上既有腹部和神经系统症状，又有慢性光敏皮肤症状。少数人仅有皮肤光敏症状，常误诊为迟发性皮肤光敏性卟啉病。

1. 发病机制

本病主要由于遗传性原卟啉原氧化酶缺陷所致，酶基因定位在染色体 1q23，患者基因有多种类型点突变，致使患者酶活性仅为正常 50%，导致原卟啉原在体内蓄积，同时原卟啉原为粪卟啉原氧化酶竞争性抑制剂，继而形成粪卟啉原在体内蓄积。部分患者发现并发有血红素合成酶缺陷或尿卟啉原脱羧酶缺陷。说明可能有 2 个不同突变基因导致本病的遗传缺陷。此外，由于血红素合成受阻，其对 ALA 合成酶反馈抑制减低。以上综合原因造成卟啉前体及卟啉均增高，产生相应的神经和皮肤光敏症状。

2. 发病率和临床表现

本病在南非及荷兰后裔中发病率较高，达 0.3%，在芬兰发病率为 1.3/10 万，其他国家少见。发病症状与迟发性皮肤卟啉病相似但较轻，少见症状类似于间歇性卟啉病，但本病急性发作少见，大多由药物诱发。

3. 实验室检查

最特征的检查为粪中排出大量原卟啉和粪卟啉，以原卟啉为主。在急性发作期，除粪中表现外，尿中可排出大量的卟胆原和 ALA，发作后转为正常。患者以皮肤症状为主，尿中粪卟啉明显增高，尿卟啉亦增高。

4. 诊断和鉴别诊断

对急性发作患者并发有皮肤光敏症状，结合实验室检查容易确定诊断。单纯有神经系统症状者，须与外科急腹症、癔症和多发性神经炎鉴别。同时本病患者粪中排出大量原卟啉和粪卟啉，尿中粪卟啉亦明显增高。可与急性间歇性卟啉病鉴别。如仅有皮肤症状，可根据患者有无肝病及肝功能异常，尿中粪卟啉高于尿卟啉等以资鉴别。

5. 治疗

参见皮肤及神经症状型卟啉病的有关治疗。

（二）遗传性粪卟啉病

遗传性粪卟啉病（hereditary coproporphyna）为少见的常染色体显性遗传性疾病。主要特点为粪中排出大量粪卟啉Ⅲ。本病外显率低，大多数为无症状基因携带者。

1. 发病机制

本病为粪卟啉原氧化酶缺陷，多数患者酶活性降低至 50% 左右，临床无症状，纯合子酶活性往往在 2% 以下。由于酶活性降低使粪卟啉原不能氧化为粪卟啉，因此血红素生成减少，对 ALA 合成酶反馈抑制降低，使粪卟啉原及 ALA、卟胆原产生增加而在体内蓄积，临床上表现为皮肤症状和急性神经症状。

2. 临床表现

在以下几方面类似急性间歇性卟啉病和混合型卟啉病：①为常染色体显性遗传；②粪卟啉原Ⅲ在肝脏蓄积，经胆汁排泄，胆汁淤积可形成黄疸；③在青春晚期发病；④急性发作常由药物诱发；⑤急性发作者多为女性，急性发作时，ALA、卟胆原和粪卟啉在尿中排出明显增加。与混合型卟啉病不同的是，本病仅在急性发作时产生皮肤光敏症状，多为暴露部位的大小疱疹，皮损愈合后常有瘢痕伴色素沉着或减退及多毛。急性发作时较急性间歇性卟啉病轻。

3. 实验室检查

粪中粪卟啉原Ⅲ明显增加，尿中粪卟啉原Ⅲ亦增加，急性发作时尿中 ALA 和卟胆原亦增加，肝活检新鲜标本紫外线灯照射后可出现红色荧光，红细胞暴露含量正常。

4. 诊断和鉴别诊断

粪卟啉原Ⅲ氧化酶活性测定可检出有临床症状及无临床症状的基因缺陷携带者，但临床上不能广泛应用。最常用的检查方法为粪卟啉原Ⅲ测定，本病患者粪、尿中粪卟啉原Ⅲ明显增加。本病与混合型卟啉病鉴别要点为临床上本病很少并发光敏反应，后者粪中以原卟啉为主。与急性间歇性卟啉病鉴别，本病发作症状轻，尿中 ALA 排出量超过卟胆原。

5. 治疗

本病预防和治疗与急性间歇性卟啉病相同，血红素和葡萄糖应用有效，应注意氯丙嗪可诱导本病发作。皮肤光敏症状预防和治疗与前述的皮肤光敏性卟啉病相同。

第八节　粒细胞增多

正常人外周血白细胞总数为（4.0 ～ 10.0）× 10^9/L，>10 × 10^9/L 称为白细胞增多。循环中的白细胞由粒细胞、单核细胞和淋巴细胞组成。粒细胞包括中性粒细胞、嗜酸性粒细胞和嗜碱性粒细胞，其绝对数增多即为粒细胞增多。由于中性粒细胞在循环血液中所占比例最高，且骨髓又有相当大的贮备量，故中性粒细胞增多最常见，其次为嗜酸性粒细胞增多。

一、中性粒细胞增多

（一）病因

1. 急性感染　可为局部或全身感染。其中最常见的是化脓性球菌感染，其次为杆菌感染。其他病原体如真菌（球孢子菌）、螺旋体、立克次体、寄生虫和某些病毒（水痘、带状疱疹、脊髓灰质炎、天花、风疹、流行性出血热等）感染也可引起中性粒细胞增多，但远比细菌感染少见。

2. 组织坏死　严重烧伤后中性粒细胞可升高，甚至可高达 70.0 × 10^9/L。手术后 12 ～ 36h 也可见中性粒细胞增多，其升高程度与手术损伤范围及失血多少成正比。此外，创伤、挤压伤、电休克、中暑、低温、肠梗阻、急性心肌梗死、急性肺梗死、疝嵌顿引起绞窄等也可见中性粒细胞增多。

3. 非感染性炎症　Still 病、结节性多动脉炎和急性风湿热均可有中性粒细胞增多。成人的类风湿关节炎和系统性红斑狼疮，中性粒细胞一般不高，除非并发感染。此外，肾小球肾炎、血清病、脉管炎、某些类型的过敏反应及 Sweet 综合征等也可使中性粒细胞增高。

4. 代谢紊乱　糖尿病酮症酸中毒、尿毒症、甲状腺功能亢进危象、子痫、肝性脑病等代谢紊乱的患者可有轻至中度的中性粒细胞增高，白细胞可达 30.0 × 10^9/L，而不一定会有感染。急性痛风发作时中性粒细胞也可增多。

5. 药物与毒物　某些药物如锂盐、肾上腺皮质激素、粒（巨噬）细胞集落刺激因子引起粒细胞升高的作用最为明显。此外，肾上腺素、睾酮、洋地黄，化学物中的铅、汞、苯、有机磷中毒，以及毒蛇、昆虫蛰咬后也可使中性粒细胞增多。异种蛋白质注入体内，如伤寒疫苗、内毒素注入后 1 ～ 2h 暂时为中性粒细胞减少，但随后中性粒细胞可升高。

6. 急性失血　急性失血后 1 ～ 2h 可使中性粒细胞升高，而内脏出血时粒细胞升高尤为明显，如异位妊娠破裂出血、脾破裂出血及颅脑外伤出血可使中性粒细胞显著增高。其机制一方面是失血，另一方面是由于疼痛刺激了肾上腺皮质激素和肾上腺素的释放。

7. 血液系统疾病（非肿瘤性）　急性溶血性贫血、输血反应、脾切除术后、粒细胞缺乏症或巨幼细胞贫血治疗的恢复期，中性粒细胞可升高。

8. 肿瘤性疾病　血液系统肿瘤如慢性骨髓增生性疾病（慢性粒细胞白血病、真性红细胞增多症、特发性髓样化生、原发性血小板增多症）、急性粒细胞白血病、急性粒-单细胞白血病、霍奇金淋巴瘤、多发性骨髓瘤，以及实体肿瘤如肝癌、胃肠道肿瘤、肺癌、前列腺癌、胰腺癌、黑色素瘤及任何肿瘤的骨转移，中性粒细胞可升高。

9. 生理性　如排卵期、妊娠、分娩，剧烈运动和劳动后，冷热或疼痛刺激，恐惧、愤怒或紧张等情绪刺激，都可引起轻至中度中性粒细胞增多。

10. 其他

（1）遗传性中性粒细胞增多：为常染色体显性遗传性良性疾病，白细胞总数在（15～60）×10⁹/L，肝脾肿大，颅骨骨板增厚，中性粒细胞碱性磷酸酶积分增高。

（2）慢性特发性中性粒细胞增多：为一种原因不明的良性自限性疾病，病程常在 20 年以上，表现为中性粒细胞绝对值增高，白细胞总数在（11～15）×10⁹/L，无须治疗。

（3）Down 综合征。

（二）发病机制

中性粒细胞增多可分为急性和慢性两型。

1. 急性中性粒细胞增多　急性中性粒细胞增多是由于某种突然的刺激，如急性物理刺激、剧烈运动和情绪紧张，在几分钟内就可以引起外周血中性粒细胞增高，其主要原因是中性粒细胞从边缘池迅速动员入循环池所致。此时外周血中的粒细胞总池仍正常，因此称为假性中性粒细胞增多。炎症或感染时，内源性粒（巨噬）细胞集落刺激因子水平升高，刺激骨髓中性粒细胞生成增多，粒细胞增殖池和贮存池扩增，同时也加速粒细胞从贮存池释放入外周血中，从而表现为明显的中性粒细胞增多。

2. 慢性中性粒细胞增多　慢性中性粒细胞增多常由妊娠、感染、炎症、肿瘤、骨髓增殖性疾病等引起，其机制尚不完全清楚，一般认为主要通过骨髓生成粒细胞及释放入血流的速度增加、中性粒细胞利用减少所致。

（三）临床表现

中性粒细胞增多无特异性临床表现。若显著增多，可暂时性阻塞毛细血管，减少局部血流量而引起局部缺血，如引起心肌再灌流损伤和梗死等。少见的临床表现有阴茎异常勃起，可偶见于慢性粒细胞白血病患者有明显外周血粒细胞增高时。

（四）辅助检查

1. 血常规　白细胞升高，以中性粒细胞上升为主，绝对值 >7.5×10⁹/L，严重感染患者外周血粒细胞中可看到中毒颗粒，胞质中有空泡、核固缩和 Dohle 小体。如外周血分类中出现幼红、幼粒细胞，可能为严重的急性溶血性贫血、骨髓浸润（结核、真菌、纤维化、肿瘤细胞）、慢性骨髓增生性疾病。

2. 中性粒细胞酶活性测定

（1）硝基四氮唑蓝（NBT）试验：正常人中性粒细胞阳性率 <10%。细菌感染患者 NBT 升高。

（2）中性粒细胞碱性磷酸酶（NAP）测定：正常 NAP 积分为 40～80 分。在生理性中性粒细胞升高、类白血病反应、原发性真性红细胞增多症、骨髓纤维化和急性淋巴细胞白血病时，NAP 升高。在急性和慢性粒细胞白血病时 NAP 显著下降。

3. 骨髓检查如中性粒细胞增多，同时外周血分类看到幼稚细胞，则须行骨髓检查，以明确病因。

二、嗜酸性粒细胞增多

嗜酸性粒细胞增多是指外周血中嗜酸性粒细胞绝对值 >0.5×10⁹/L。嗜酸性粒细胞增多是临床上多种疾病的一种表现，致病主要是由于嗜酸性粒细胞在脱颗粒时释放出一种碱性蛋白质，对人体组织和器官有一定的损害，产生相应的症状。

（一）病因和分类

嗜酸性粒细胞增多综合征（hypereosinophlic syndrome，HES）病因较多，有学者将其分为 4 类：反应性、继发性、克隆性和特发性。相对于前两者而言，又有学者将克隆性和特发性嗜酸性粒细胞增多统称为原发性 HES。

1. 反应性嗜酸性粒细胞增多

（1）变应性疾病：支气管哮喘、急性荨麻疹、血管神经性水肿、变应性鼻炎、花粉症（枯草热）、过敏性药物反应及吸烟者通常嗜酸性粒细胞中等度增高，为（0.2～1.5）×10⁹/L。有报道支气管哮喘、血管神经性水肿患者嗜酸性粒细胞极度增高。药物中以金制剂、卷曲霉素及两性霉素 B 最常见，发生率分别为 47%～99%、40% 及 30%。

（2）寄生虫感染：是最常见的病因，包括原虫、蠕虫、绦虫或节肢动物。旋毛虫病在感染后 1 ~ 2 周嗜酸性粒细胞可增多，在第 3 周末嗜酸性粒细胞最高可达 $15 \times 10^9/L$，并且可持续 6 个月，个别可达 1 年。棘球蚴病时嗜酸性粒细胞可轻度增多。血吸虫潜伏期，嗜酸性粒细胞显著增多。约 1/3 丝虫病患者嗜酸性粒细胞升高。颚口线虫病时嗜酸性粒细胞可达 50% ~ 80%。肝毛细线虫感染后嗜酸性粒细胞可占 78%。在疟疾感染患者，嗜酸性粒细胞变化很大，绝对计数可为（0 ~ 1.35）$\times 10^9/L$。肠道寄生虫感染，嗜酸性粒细胞增多有时也不很明显，仅当肠道寄主虫成虫大量黏着在肠黏膜表面或幼虫移行人组织时，血中嗜酸性粒细胞数才显著增多。

（3）皮肤病：以天疱疮和瘤疹样皮炎多见。此外，在剥脱性皮炎、银屑病、癌症、湿疹、中毒性皮炎、鱼鳞癣病时也可出现嗜酸性粒细胞增多，其增多程度取决于病变的情况。

2. 继发性嗜酸性粒细胞增多

（1）结缔组织病：类风湿性关节炎、Wegener 肉芽肿、结节性多动脉炎等。

（2）肿瘤：20% 霍奇金淋巴瘤患者有轻或中度嗜酸性粒细胞增多，极少数患者嗜酸性粒细胞比例可达 90%。恶性贫血时嗜酸性粒细胞比例可为 20%，甚至达 60%。脾切除术后几个月有轻度嗜酸性粒细胞增多，同时伴淋巴细胞增多。嗜酸性粒细胞增生性淋巴肉芽肿是一种病因不明的良性疾病，仅见于青年男性，病变累及腮腺与局部或全身淋巴结，血常规示明显的嗜酸性粒细胞增多，一般为 20% ~ 40%，也可高达 60% ~ 70%，淋巴结和骨髓病理检查示淋巴组织增生，伴大量嗜酸性粒细胞与单核细胞浸润。癌转移至浆膜表面及有中心坏死灶的肿瘤常伴有嗜酸性粒细胞增多。

（3）内分泌疾病：如 Addison 病、垂体功能不全等。

（4）免疫缺陷病：如 IgA 缺乏症、Wiskott - Aldrich 综合征、移植物抗宿主病等。

（5）胃肠病：如嗜酸性粒细胞胃肠炎、溃疡性结肠炎、蛋白质丢失性肠病、节段性肠炎或变应性肉芽肿。

（6）其他：如结节病、缺氧、慢性肾病、腹膜透析、肺出血肾炎综合征、放疗后、猩红热、舞蹈症、多形红斑等。

3. 克隆性嗜酸性粒细胞增多　如慢性嗜酸性粒细胞白血病、慢性髓细胞白血病、急性髓细胞白血病（AML - MtEo）、骨髓增生性疾患。克隆性 HES 又可进一步分为骨髓增殖异常型和异常 T 细胞克隆型。

（1）骨髓增殖异常型：常伴有酪氨酸激酶受累的染色体异常，骨髓中肥大细胞异常增多，血清类胰蛋白酶、维生素 B_{12} 增高及肝脾肿大。

（2）异常 T 细胞克隆型：由于异常表型的 T 细胞克隆性增殖，产生大量的 IL -5、IL -3 和 GM -CSF 刺激嗜酸性粒细胞过度生成所致。

4. 特发性嗜酸性粒细胞增多　即患者嗜酸性粒细胞持续增高而不能找出其他确定的病因。

5. 其他未分型

（1）Gleich 综合征：罕见，每月阶段性的嗜酸性粒细胞显著增多和血管性水肿，血中 IL -5 升高，激素治疗有效，部分患者最终发展为 HES 和（或）淋巴细胞克隆性疾病。

（2）家族性 HES：极罕见，属常染色体显性遗传病，染色体定位于 Sq31 ~ 33。家属中多数成员外周血嗜酸性粒细胞可达 50% 以上，症状多出现较晚，常为心内膜心肌纤维化和神经系统并发症，病程良性。本病诊断应排除其他引起嗜酸性粒细胞增高的原因。

（3）Churg - Strauss 样综合征：以嗜酸性粒细胞和自身抗体增多为主要表现的自身免疫病。

（二）发病机制

1. 细胞因子　异常转录因子 GATA -1、GATA -2 和 c/EBP 协同细胞生长因子 IL -3、IL -5 和 GM -CSF 调控嗜酸性粒细胞的正常成熟分化。文献报道表达 IL-5 的转基因小鼠可引起嗜酸性粒细胞明显增多；相反，缺失 IL -5 基因的小鼠，其外周血、肺部和胃肠道的嗜酸性粒细胞都显著减少。目前多数学者认为嗜酸性粒细胞增多是由于特异性单克隆 T 细胞活化，产生大量 IL -5，刺激嗜酸性粒细胞增多。

2. 克隆性分子细胞遗传学异常

（1）FIP1L1 - PDGFRa 融合基因：2001 年 Schaller 和 Burkland 报道了首例甲磺酸伊马替尼治疗 HES

患者，每日服用 100mg，4d 后获得血液学完全缓解（CR），35d 后外周血嗜酸性粒细胞恢复正常。2002–2003 年间又报道了 24 例应用伊马替尼治疗的 HES 患者，14 例血液学 CR，2 例部分缓解（PR），8 例无反应。伊马替尼作用的分子靶点是蛋白酪氨酸激酶 ABI、ARG、PDGFRa、PDGFRβ 和 KIT 等。上述结果提示以上靶点可能与 HES 发病的分子机制相关。Cools 等研究了 16 例 HES，11 例接受伊马替尼每日 100 ~ 400mg 治疗，10 例 CR。他们发现在大多数患者（9/16）中其反应的分子基础是抑制了一个新的融合基因 FIP1L1 – PDGFRa。

（2）其他：有报道 PDGFRa、PDGFRp、ETV6、FGFR1 基因的重排可能与本病有关。

（三）临床表现

HES 的临床表现与原发病有关，差异很大。一些患者可能因为嗜酸性粒细胞释放的细胞毒性物质造成组织损伤而出现相应的症状及体征，这些物质包括：①阳离子蛋白。②酸性磷酸酶、硫酸酯酶。③炎症细胞因子前体。④花生四烯酸衍生物等。根据所损伤的组织器官不同，常以不同的疾病名称描述，并具有不同的临床表现。

1. 嗜酸性粒细胞肺炎（又称肺嗜酸性粒细胞浸润、过敏性肺炎，PIE） 表现为干咳、低热，痰中嗜酸性粒细胞增多，肺 X 线检查呈游走性片状阴影，多于 4 周内痊愈。不伴有心脏、神经系统或其他脏器受损。

2. 嗜酸性粒细胞胃肠炎 常有变态反应性疾病史，并与某种食物有关。表现为呕吐、腹痛、腹泻，重者可发生梗阻，少数出现脱水。胃镜检查可见黏膜皱襞粗大，呈乳头状或息肉样改变。活检显示黏膜内大量嗜酸性粒细胞浸润。

3. Churg-Strauss 综合征（又称嗜酸性粒细胞肉芽肿血管炎） 男性多于女性。早期为反复鼻窦炎和哮喘；渐出现发热、关节肌肉疼痛，呼吸道症状加重，为血管炎期，X 线检查示肺部有斑片状或结节状浸润，可形成空洞。皮肤、肾脏、神经系统皆可受累。外周血中周围型抗中性粒细胞抗体（PANCA）阳性。

4. 嗜酸性粒细胞性心内膜炎 为嗜酸性粒细胞大量浸润引起心内膜增厚、心肌纤维化和附壁血栓，导致心脏扩大、心律不齐和顽固性心力衰竭。

（四）诊断

HES 的诊断主要分 3 个步骤。

第一步，临床医生应尽力寻找病因或可能存在的疾病，首先要详细询问病史和认真体检，结合相应的实验室检查来排除继发性或反应性嗜酸性粒细胞增多的疾患，包括感染性疾病和非感染性疾病（药物反应、过敏性疾病、肿瘤性疾病等）。

第二步，排除继发性或反应性 HES 后，且患者符合以下标准：①嗜酸性粒细胞绝对数 $>1.5 \times 10^9/L$，持续 6 个月以上。②未发现引起嗜酸性粒细胞增多的常见原因。③有多系统及多脏器受累的证据，可考虑为原发性 HES，则需要通过临床表现、骨髓组织学检查、细胞核型分析及其他分子细胞遗传学手段来鉴别克隆性或特发性。如果患者由 RT – PCR 或 FISH 检测到 FIP1L1 – PDGERa 融合基因阳性，检测到染色体核型异常，或嗜酸细胞异常克隆，同时患者有以下 4 项以上临床特点（脾肿大、贫血、血清中类胰蛋白酶升高、维生素 B_{12} 升高、血小板计数减少、循环中骨髓前体细胞增多、嗜酸性粒细胞发育不良、骨髓纤维化、骨髓中纺锤体样肥大细胞增多），可诊断为骨髓增殖异常型。如果患者 T 细胞亚群表型异常、PCR 检测示 T 细胞受体基因重排、由 T 细胞产生的促嗜酸性粒细胞生成的细胞因子增加，且伴血清中胸腺和活化调节趋化因子、IgE 升高，皮肤症状明显，有过敏史及激素治疗有效等特点，可诊断为异常 T 细胞克隆型。

第三步，因原发性 HES 通常起病隐袭，可累及全身所有组织器官，其中皮肤、心脏和中枢神经系统是最常受累的部位，因此需排除相应的组织损伤，可通过非侵入性检查包括胸部 X 线、肺功能、超声心动图、血清肌钙蛋白水平检测等诊断。

（五）治疗

HES 的治疗随病因而异。

反应性或继发性 HES 患者，应积极寻找病因，针对病因治疗，如驱虫、抗感染等，只要病因去除，即可恢复。

原发性 HES 患者目前无统一的治疗方案，针对靶器官损害的治疗十分关键。如无明显器官受累症状，可暂时不治疗，密切随访。对于某些嗜酸性粒细胞显著增高者，可酌情试用肾上腺皮质激素，如泼尼松 40 ~ 100mg/d 口服，可使部分患者嗜酸性粒细胞下降，但减量或停药后嗜酸性粒细胞往往可回升。近年来 IFN – α 已用于治疗难治性原发性 HES，证明有一定疗效，剂量一般为 300 万 U，每周 3 次，有效后可逐渐减量。

最近随着对特发性 HES 发病机制的深入了解，酪氨酸激酶抑制剂伊马替尼也被作为特发性 HES 的治疗。据报告，对具有 FIP1L1 – PDGERa 融合基因的特发性 HES 患者，伊马替尼的有效率接近 100%。服用后嗜酸性粒细胞下降，除心脏损害外的其他临床症状改善。在缺少 FIP1 L1 – PDGERa 融合基因的患者，伊马替尼也可能有效，反应率约 40%，表明患者体内存在其他类型被激活的酪氨酸激酶。目前伊马替尼的使用剂量从 400mg/d 开始，达到临床或分子生物学缓解后逐渐减量；如果有效，通常在 1 周后嗜酸性粒细胞即可降至正常。

第九节　传染性单核细胞增多症

传染性单核细胞增多症（infectious mononucleosis）是由 EB 病毒引起的一种急性单核－巨噬细胞系统增生性疾病。病程常具有自限性，从数日到 6 个月不等，多数为 1 ~ 3 周，青少年多见。临床上是以不规则发热、淋巴结肿大、咽痛、肝脾肿大，外周血淋巴细胞显著增多为主要表现。其病因为 EB 病毒感染，病毒携带者和患者是传染源，主要传播机制为经口密切接触，飞沫传播的机会小。发病机制未完全明了，与 EB 病毒感染后 B 淋巴细胞及 T 淋巴细胞的免疫反应密切相关。

一、诊断步骤

（一）病史采集要点

1. 起病情况　起病急缓不一，潜伏期 5 ~ 15 日不等，多数为 10 日，约半数有前驱症状。

2. 主要临床表现　起病后主要症状为发热、淋巴结肿大、咽峡炎、肝脾肿大、皮疹、神经系统症状，除轻型病例外，所有患者均有发热。60% 的患者有淋巴结肿大。半数患者出现咽峡炎，患者有咽痛。肝肿大少见，几乎均有脾肿大、皮疹、神经系统症状可出现，但罕见。

3. 既往病史　询问近期有与传染源密切接触史及上呼吸道感染史。

（二）体格检查要点

1. 一般情况　呈急性病容，大多为中等程度以上的发热，精神较差，疲乏，食欲缺乏明显。病程早期可有相对缓脉。

2. 发热　体温在 38.5 ~ 40℃，可呈弛张热，不规则热或稽留热，热程由数日至数周。

3. 淋巴结肿大　以颈部淋巴结最为常见，腹股沟次之，直径 1 ~ 4cm，质韧，无粘连，无明显压痛，肿大淋巴结通常在 3 周内消退，也有持续时间较长者。

4. 咽峡炎　查体可见咽，腭垂，扁桃体充血，水肿或肿大。少数有溃疡或假膜形成。腭部可见小的出血点，牙龈也可以肿胀，并有溃疡形成，喉及气管阻塞少见。

5. 肝脾肿大　15% ~ 62% 的患者出现肝肿大，大多在肋下 2cm 以内，肝功能异常占肝大患者的大多数。部分患者出现黄疸。几乎所有的病例出现脾肿大，大约在肋缘下 2cm ~ 3cm，偶有脾破裂，体查时需注意。

6. 其他　10% 的患者出现皮疹，皮疹呈多形性，偶可呈出血性，多见于躯干部，常在起病后 1 ~ 2 周出现，3 ~ 7 天消退，较典型的是黏膜疹，为多发性针尖样瘀点，见于软硬腭交界处。神经系统症状极少见，可有脑膜刺激征等。

（三）门诊资料分析

血常规起病初白细胞计数可正常，发病后 10 ~ 12 日白细胞常升高，高者可达（30 ~ 60）× 10^9/L，第 3 周恢复正常。血小板可减少，极个别患者有粒缺或淋巴细胞减少，大多见于病程的第一个月内。

（四）进一步检查项目

1. 补充门诊未做的血常规检查项目　白细胞分类后单个核细胞可达 60%。其中具有诊断意义的是异常淋巴细胞，可达 10% ~ 30%，异性淋巴细胞超过 10% 或其绝对值超过 $1.0 \times 10^9/L$ 具有诊断意义。异常淋巴细胞出现在第 1 ~ 21 天，一般在 10% ~ 20%，依其细胞形态可分为泡沫形、不规则形、幼稚形三型。

2. 嗜异凝集试验　阳性率达 80% ~ 90%，其原理是患者血清中含有属于 IgM 的嗜异性抗体，可和绵羊红细胞和马红细胞凝集，抗体在体内持续时间为 2 ~ 5 个月，其效价在 1∶80 以上有诊断价值，若每周测定效价上升 4 倍以上则意义更大。

3. 肝功能检查　血清谷丙转氨酶在病程中大多升高，少数患者可出现胆红素升高。

4. EB 病毒抗体测定　人体感染 EB 病毒后，可产生膜壳抗体、抗膜抗体、早期抗体、中和抗体、病毒相关核抗体。

5. 骨髓检查　缺乏诊断意义，主要用来排除其他血液病等。

二、诊断对策

（一）诊断要点

根据临床症状，EBV 抗体，EBV DNA 检测，典型血常规以及阳性嗜异凝集试验进行诊断。尤以后两者较为重要。典型的血常规及嗜异凝集试验在病程的第 2 日即有改变或呈阳性，但嗜异凝集试验有在数月后升达有意义水平，因此 1 ~ 2 次阴性结果不能否定诊断，强调多次重复检查，需指出的是散发的病例易被忽视，当出现流行时，流行病学资料有很大参考价值，在无血清学检查时，根据血常规结合临床也可做出诊断。临床表现虽以高热，咽峡炎，颈部淋巴结肿大等比较常见，但非必有，血清谷丙转氨酶升高值得重视。

（二）鉴别诊断要点

需与一些临床表现和辅助检查结果相似的疾病相鉴别。

1. 巨细胞包涵体病毒感染　主要见于婴幼儿、新生儿特别是早产儿。重症者侵犯脏器广泛，如呼吸道、肝、胃、肠、肾、皮肤等。尿沉渣脱落的肾小管上皮细胞可见核内包涵体。胃洗出液、脑脊液组织活检可发现包涵体巨细胞。此外，还可进行病毒分离及测定血清中的特异性抗体。

2. 甲型病毒性肝炎　全身困乏与食欲不振显著，有黄疸患者多为"热退见黄"，轻度淋巴细胞增多仅见于黄疸前期或早期，肝功异常率高，而嗜异性凝聚试验阴性。

3. 链环菌性扁桃体炎　咽痛显著，扁桃体表面有白色点状渗出物，白细胞与中性粒细胞显著增高，青霉素 G 治疗效果好。

4. 弓形体病　先天性弓形体病严重者可引起全身感染及中毒表现，可侵犯多数脏器，表现发热、贫血、肝、脾、淋巴结、心脏、神经、眼部病变，预后不良。后天性弓形体病侵犯淋巴系统，少数可累及脑、心肌、心包、肺、肝、肾等而出现全身症状。病变较轻，预后较好。现代医学治疗本病尚无特效疗法。

三、治疗对策

（一）治疗原则

1. 本病的治疗主要为对症性治疗。
2. 根据病情轻重及有无并发症制定合理的治疗方案。
3. 重视肝炎、脾破裂、喉头水肿等严重并发症的治疗。
4. 抗病毒药物如阿昔洛韦等不必常规使用。

（二）治疗计划

1. 无并发症的轻症患者　急性期需卧床休息，注意维持水电解质平衡，补充足够能量及维生素，无须特殊治疗。

2. 重症及并发症的处理　有咽喉严重病变及喉头水肿者，有神经系统并发症及心肌炎、溶血性贫血、血小板减少性紫癜者应用短程肾上腺皮质激素可明显减轻症状。当咽部、扁桃体继发细菌感染时应加用抗生素，一般应用青霉素，忌用氨苄西林及阿莫西林，因 95% 的患者应用后可出现皮疹。脾破裂重在及时发现及时处理。有肝功能损害时按照病毒性肝炎治疗。并发口腔毛白斑病的艾滋病患者及慢性进行性 EB 病毒感染者可考虑应用抗病毒药物如阿昔洛韦。

四、病程观察及处理

（一）病情观察要点

1. 生命体征检测。

2. 每周复查血常规及肝功能。

3. 咽喉部情况咽部有无明显水肿，扁桃体有无明显肿大及化脓，有无呼吸困难及窒息。

4. 注意药物的不良反应。

（二）疗效判断与处理

1. 患者体温下降，精神，食欲好转及自觉症状减轻则提示病情好转，继续对症支持治疗。

2. 对症支持治疗后病情无好转，血常规持续不降，分类中性粒细胞升高且发热及自觉症状加重，提防咽喉、扁桃体并发细菌感染，及时应用抗生素治疗。

3. 肝功能损害一般在积极护肝治疗后可逐渐恢复，如肝功能持续不好转，则需考虑有无其他加重因素如药物性肝损害，肝炎病毒感染等。

4. 治疗过程中血压不稳定，血红蛋白进行性下降，应高度怀疑脾破裂，内科保守治疗无效时，及时行外科手术治疗。

五、预后评估

本病预后大多良好。病程一般为 1 ~ 3 周，但可有复发。本病病死率为 1% ~ 2%，死因为脾破裂、脑膜炎、心肌炎等。有先天性免疫缺陷者感染本病后，病情迅速恶化而死亡。

第六章　淋巴瘤

第一节　亚性组织细胞病

本病病因至今不明，通常认为是组织细胞性淋巴瘤或急性单核细胞性白血病的一种变型，可能与EB病毒感染有关。亦有人认为是自身免疫增殖性疾病或者由于免疫功能缺陷所致。近年来报道恶性组织细胞病常作为继发于其他肿瘤的第二个恶性肿瘤，常伴发于恶性淋巴瘤（B细胞性）、T细胞性急性淋巴细胞性白血病、急性粒—单核细胞白血病淋巴瘤。推测可能与化疗或原发肿瘤抑制免疫，导致染色体异常，克隆恶性突变有关。本病的发生可能与患者的免疫功能低下有关。

【病理】

异常组织细胞浸润是本病的基本特点，累及范围广泛，除常见肝脾、骨髓、淋巴结等外，也可侵及非造血组织、肺、皮肤、肾。主要病理改变为异型组织细胞呈现斑片状浸润，也可形成粟粒、结节状改变。上述器官不一定每个都被累及，病变分布也不均匀。

【诊断】

（一）临床表现

任何年龄均可患病，7个月～78岁均可发生，以青壮年多见（15～40岁占多数），男多于女，两者之比为（2～3）∶1，以农民多见。可分为急性型（病程不超过6个月）和慢性型（病程在1年以上），以急性型为多。本病起病急骤，病程短促、凶险，疗效极差。

本病系非造血器官受累，由于病灶散在、不均匀和不规则性，故临床表现多种多样，缺乏特异性。

1. 肺部浸润　有咳嗽、咯血、胸痛等，重者出现呼吸衰竭。X线胸片示有片状模糊或小结节影。

2. 多发性浆膜炎　胸、腹、心包等浆膜腔积液，除脏器及浆膜浸润外，低蛋白血症也是浆膜积液原因之一。

3. 心脏间质受累　心电图示有心肌损伤，房室传导阻滞、奔马律、心房纤颤及室性期前收缩等；皮肤表现为浸润性斑块、结节、丘疹或溃疡。偶可见剥脱性红皮病或大疱等，多见于四肢，有的呈向心分布。同一患者可合并存在两种皮损。

4. 肾　可见蛋白尿或肾功能损害。

5. 骨骼　X线片可示全身扁骨和长骨骺端多发性穿凿样或囊样骨质破坏。

6. 其他　脑部受累可出现脑膜炎、失明、截瘫、尿崩症及眼球突出等。

（二）国内诊断标准

诊断标准以1964年全国血液病学术会议"恶性网状细胞病的诊断标准"（草案）及1973年福建三明地区恶性网状细胞病座谈会纪要为主要依据，并参考第二届全国血细胞学术会议制订的标准，归纳如下。

1. 临床表现　长期发热，以高热为主，伴进行性全身衰竭，淋巴结、脾、肝进行性大，还可有黄疸、出血、皮肤损害和浆膜腔积液等。本病病情凶险，预后不良。

2. 实验室检查

（1）全血细胞进行性减少，血涂片中可有少量异常组织细胞和（或）不典型的单核细胞，偶可出现幼稚粒细胞和有核红细胞。

（2）骨髓涂片发现数量不等的多种形态的不正常组织细胞。异常组织细胞和（或）多核巨组织细胞是诊断本病的细胞学主要依据。

3. 病理检查　骨髓或肝、脾、淋巴结及其他受累组织的病理切片中可见各种异常组织细胞浸润，这些细胞呈多样性，混杂存在，成灶性或片状，松散分布，极少形成团块，组织结构可部分或全部破坏。

凡具有上述 1 + 2 或 1 + 3，且无 T 或 B 淋巴细胞的免疫表型及 TCR 和 Ig 基因重排及能排除反应性组织细胞增多症者可诊断为本病。

（三）国外诊断标准

1. Esseltine 等的标准

（1）临床表现：发热、出汗，淋巴结、肝、脾大，体重减轻，黄疸，恶病质。

（2）进行性全血细胞减少，少数患者白细胞多并有异常组织细胞。

（3）淋巴结、脾、肝、皮肤或骨髓切片或涂片出现一定数量的单核－巨噬细胞的前体细胞，此类细胞核浆比高，胞浆嗜碱性，常含有一个或多个空泡，并有组织结构的改变。骨髓涂片中可见恶性巨噬细胞，该细胞的胞核大，核浆比高，含数个大核仁；胞浆深蓝，无或有红细胞、白细胞和血小板被吞噬的现象。

根据典型临床表现及骨髓涂片（或切片）有恶性巨噬细胞和（或）淋巴结、肝、脾组织学异常所见，可做出肯定诊断；如果骨髓涂片见到较多体积大的吞噬大量血细胞的巨噬细胞，提示应高度怀疑本病，但未查见原始的恶性组织细胞之前，不能仅以此做出诊断。

2. Zuker 等的标准

（1）临床表现：有发热，出汗，食欲减退，体重减轻，淋巴结、脾、肝大和胸膜腔积液等。并有全血细胞减少，个别患者的外周血中有组织细胞。

（2）淋巴结、肝、脾、骨髓及其他受累组织被非特异性酯酶（MSE）染色阳性的肿瘤细胞浸润。该细胞直径 15 ~ 20μm；核居中或偏位，双核或多核，呈圆形、新月状或不规则椭圆形，核膜厚，染色质呈纤维网状；核仁清晰；胞浆丰富，嗜碱性强，暗蓝或灰蓝，胞浆常有空泡，并有吞噬的红细胞、白细胞或核残留物。有些肿瘤细胞呈退行性变。尚有一些正常的组织细胞。

根据组织学检查和（或）骨髓涂片结果，结合临床做出诊断。

【病情观察】

1. 主要观察患者化疗及对症治疗后症状是否控制，如体温是否恢复正常，肝脾大者是否缩小，贫血是否纠正，注意复查血象、骨髓等，以评估治疗疗效。亦应注意观察有无治疗药物本身的不良反应，以便及时调整治疗方案及治疗药物的剂量。

2. 本病往往进展很快，预后极差。因此，诊断本病者，即应根据患者的具体症状、体征，予以化疗及对症治疗。同时，应予积极的营养支持治疗。治疗过程中，注意观察治疗效果，并随时调整治疗方案，尽力延长患者生命；证实有合并感染的，则应用强有力的抗生素治疗，以控制感染；治疗有效者，则患者的体温逐渐下降至正常，贫血有所纠正，血小板及白细胞逐渐升高等。

【病历记录】

1. 门急诊病历　详细记录高热时间、程度及进展变化等。有无乏力、多汗、黄疸及进行性全身衰竭的表现。有无贫血、感染、出血等症状。应记录有无受累器官的特殊症状和体征，如皮肤受累者有皮肤结节、肿块、斑丘疹等；胃肠道受累常有腹痛、腹部包块、肠穿孔、肠梗阻等表现，既往史记录有无结核、伤寒及肝炎病史。既往有无诊疗过，应记录既往的诊疗经过及效果如何等。体检记录肝、脾、淋巴结肿大情况，有无胸骨压痛、贫血、感染及出血的体征，有无黄疸、恶病质及浆膜腔积液等体征。辅助检查记录血常规、骨髓及组织活检等检查结果。

2. 住院病历　详尽记录患者门急诊及外院的诊疗经过、治疗所用的药物及疗效如何等。记录患者已经检查的项目及结果如何。记录本病的诊断依据、上级医师的查房意见、鉴别诊断要点等。重点记录治疗患者的病情变化如何、治疗疗效。如行化疗的，应有家属签字同意为据。如住院期间死亡的，应记录死亡过程、死亡原因等。

【注意事项】

1. 医患沟通　如诊断明确，应如实告知患者或其亲属本病性质、特点、国内外治疗现状与疗效及预后，使其对疾病的治疗能正确理解，与医护之间取得共识，并对其预后有足够的思想准备。有陪护者要告知其陪护注意事项，主要是注意观察有无病情发展、恶化的迹象，以便及时处理。需行化疗或其他特殊治疗的，应有家属的签字同意为据。

2. 经验指导

（1）本病的临床表现多样化，缺乏特异性，因而对不明原因的长期发热难以用感染解释，并伴全血细胞减少者，首先应想到有该病的可能。应密切结合实验室检查结果，进行综合分析与判断。

（2）诊断本病最可靠的依据是骨髓涂片，但由于病变有时呈局限性，一次骨髓穿刺不一定能找到异形组织细胞，建议多次、多部位骨髓穿刺，有助于明确诊断。胸骨穿刺的阳性率要高于其他部位。

（3）恶性组织细胞病是一种预后极差的恶性血液系统肿瘤，病情来势凶猛，疗效极差。因此，为了尽可能延长患者的生存期，可在化疗的基础上，配合中医中药治疗。建议加用恶性组织细胞病经验方"抗癌七号方"，方剂组成如下：白花蛇舌草 10g、黄药子 1 0g、龙葵 30g、乌梅 6g、薏苡仁 60g 和田三七粉 1.5g 煎服。干扰素 – α 也可配合化疗使用。

第二节　脾功能亢进症

脾功能亢进症（hypersplenism）简称脾亢，是指多种原因引起脾大伴红细胞、白细胞及血小板一种或多种减少，骨髓呈增生状态，脾切除后可恢复的一组综合征。脾功能亢进症的主要特征为：①脾大；②单系或多系血细胞减少，可导致贫血、白细胞减少、血小板减少或联合减少，同时在骨髓中这些减少的细胞的前体细胞增生；③脾切除可纠正血细胞减少。

【分型】

1. 原发性脾功能亢进症　此病发病原因不明。

2. 继发性脾功能亢进症

（1）感染性疾病：如传染性单核细胞增多症、感染性心内膜炎等急性感染性疾病，结核病、布氏菌病、病毒性肝炎、血吸虫病、黑热病、疟疾等慢性感染性疾病。

（2）充血性脾大：肝硬化、门静脉血栓、充血性心力衰竭等。

（3）血液系统疾病和免疫性疾病

①溶血性贫血：遗传性球形红细胞增多症、珠蛋白生成障碍性贫血、镰状细胞贫血、自身免疫性溶血性贫血（AIHA）。

②浸润性脾大：白血病、淋巴瘤、骨髓增殖性疾病及脂质贮积病、恶性组织细胞病及淀粉样变性等。

③其他：慢性特发性血小板减少性紫癜、系统性红斑狼疮、Felty 综合征、结节病、炎性肉芽肿等。

④脾疾病：脾淋巴瘤、脾囊肿、脾动脉瘤及海绵状血管瘤等。

【诊断】

（一）诊断要点

临床表现所表现出的大部分症状和体征都与基础疾病有关。

1. 脾大　脾功能亢进症时脾几乎都增大，对肋下未触及脾者可行超声、CT、放射核素显像等检查。脾大与脾功能亢进症程度不一定成比例。除了可触及大的脾外，可有下列症状：早期的食后饱胀感可能是增大的脾侵犯胃而引起的；左上 1/4 腹部疼痛或脾摩擦音提示脾梗死；腹部或脾杂音（继发于巨大脾的血液过度回流）可能是食管静脉曲张出血的预兆。

2. 外周血细胞减少　由于许多血液学病变是与充血性脾大有关，外周血检查特殊的发现可为病因诊断提供线索（如慢性淋巴细胞白血病有淋巴细胞增多，遗传性球形红细胞增多症有球形红细胞增多）。血小板偶尔 $< 50 \times 10^9/L$（50000/μl），伴有平均血小板体积减小。除白血病以外，白细胞数可减少，可以引起感染 [WBC$<1 \times 10^9$/L（1000/μl）]；过多的嗜碱粒细胞或有核红细胞或泪滴状红细胞出现，提示骨髓增生性疾病的诊断。可出现紫癜或黏膜出血（血小板数减少）和贫血症状。脾切除后可使周围血象和骨髓象恢复正常。

3. 增生性骨髓象　大部分病例骨髓造血细胞增生，部分病例因周围血细胞大量破坏，促使骨髓中成熟细胞释放过多造成类似成熟障碍现象，可见到单系（或多系）细胞增生，但相应的外周血细胞却减少；淋巴增殖性疾病时可见淋巴细胞浸润；髓系增殖性疾病时，骨髓细胞增生；急性白血病时可见原始细胞增加；纤维化见于骨髓纤维化、髓样化生；过碘酸 Schiff 染色团块见于淀粉样变性；带脂质的吞噬细胞见于 Gaucher 病和有关的贮积性疾病。

4. 血液化学检查　有助于许多伴有脾大疾病的诊断。血清电泳出现单克隆丙种球蛋白病或免疫球蛋白降低，提示淋巴增殖性疾病或淀粉样变性；多克隆性高丙种球蛋白血症可见于慢性感染（例如疟疾、黑热病、布氏菌病、结核）或伴充血性脾大的肝硬化、类肉瘤病及胶原性血管疾病；尿酸增高发生于骨髓增生性疾病和淋巴增生性疾病；白细胞碱性磷酸酶在骨髓增生性疾病时升高，但慢性髓细胞性白血病降低；肝功能试验在肝硬化充血性脾大时可出现广泛异常。血清碱性磷酸酶单一增高，如同在骨髓增殖性疾病、淋巴增殖性疾病及粟粒性结核一样提示肝浸润。血清维生素 B_{12} 升高可见于骨髓增殖性疾病，在慢性粒细胞白血病和真性红细胞增多症尤为如此，这是由于中性多核白细胞所释放的维生素 B_{12} 结合蛋白增多的缘故。

5. 影像检查　用核素锝标记的胶体脾扫描是一种可靠的无创性检查方法，通过检查可确定左上象限的腹块为脾，并可确认脾内病变。CT 扫描可确定脾大小并可显示多种内源性及外源性病损的异常特征。磁共振检查可提供 CT 同样的资料，亦可确定血流型，特别可用于检查门静脉与脾静脉血栓形成。铬标记的红细胞和血小板寿命和脾摄取功能检查，该特殊检查在考虑脾切除时对判定这些细胞的阻留程度是有益的。

6.1991 年国内制订的诊断标准

（1）脾大：绝大多数患者根据体检即可确定，少数体检未扪及或仅于肋下刚扪及的轻度脾大者，还需经 B 超或 CT 确定。

（2）外周血细胞减少：可一系减少或多系同时减少。

（3）骨髓造血增生：呈增生活跃或明显活跃，部分患者出现轻度成熟障碍。

（4）脾切除术后外周血象接近或恢复正常。

（5）^{51}Cr 标记的红细胞或血小板注入体内后行体表放射性测定，脾区体表放射性为肝区的 2～3 倍。诊断时，以前四项为主要条件。国外诊断标准与国内基本相同，同样强调前四项。由于脾功能亢进症绝大多数为继发性的，因此，诊断后应千方百计明确原发病，只有原发病得到有效控制，脾功能亢进症治疗才获得满意疗效。

（二）鉴别诊断

本病主要涉及与脾大的鉴别诊断和血细胞减少的鉴别诊断。前者主要是各种继发性脾功能亢进症之间的鉴别诊断，后者鉴别包括再生障碍性贫血、非白血病性白血病、骨髓增生异常综合征、多发性骨髓瘤、巨幼细胞贫血、慢性肾衰竭。前五种疾患的骨髓均有特征性改变不难鉴别。慢性肾衰竭测尿素氮和肌酐即可鉴别。

【治疗】

（一）治疗原发病

对继发性脾功能亢进症患者，通过治疗原发病，有时可使脾缩小，脾功能亢进症减轻。若无效而原发病许可，可考虑切脾。

（二）手术切脾的指征

1. 脾大显著，造成明显压迫症状。

2. 严重溶血性贫血时。

3. 相当程度的血小板减少及出血症状。

4. 粒细胞极度减少并有反复感染史。

5. 脾淀粉样变性。

（三）脾切除也常带来以下问题

1. 手术并发症：由于巨脾粘连较严重，术中易损伤邻近器官，尤其易损伤胰腺，并发胰瘘，术后并发膈下脓肿、门静脉残端血栓及粘连性肠梗阻。巨脾的病死率最高可达 25%。

2. 术后反复感染：由于去除对机体有保护作用的过滤器官，大大减少了单核 – 吞噬细胞系统的数量和 IgG 产生下降，患者易反复发生血源性感染，尤其是带荚膜的细菌感染。

3. 术后血栓并发症：切脾后有引起继发性血小板增多症的危险，对卧床或老年患者有引起血栓并发症的危险。

4. 遗留副脾：部分患者有副脾，术中未注意，术后血细胞恢复正常后再度减少。正因为切脾存在潜在的风险，故切脾应严格掌握适应证，术前应充分进行准备，如输血、预防感染等。

（四）以下几种脾功能亢进不宜做脾切除术

①骨髓骨硬化症；②慢性粒细胞白血病；③某些非血液系统疾患引起的脾功能亢进症，如严重的全身感染、黑热病、梅毒等。

（五）经皮非切除性脾脏栓塞术

适用于珠蛋白生成障碍性贫血、脾动脉瘤及门静脉高压症等。

【病情观察】

1. 对症治疗的，应观察治疗后患者的改善，患者血白细胞、血小板数是否升高；有手术指征者行脾切除的，则应观察治疗后患者的症状、体征及血象、骨髓象等变化，以评估治疗效果。

2. 根据患者上述的症状、体征和血象、骨髓象等检查，明确诊断者，先可予对症、支持治疗，以减轻患者症状；有手术指征的，可予脾切除或脾动脉栓塞治疗，以提高患者血象，改善患者的症状、体征，治疗后注意观察患者血象、骨髓象等，以评估治疗效果；治疗后患者应定期随访，有无症状反复，以便及时处理。

【病历记录】

（一）门急诊病历

记录患者就诊时间。详细记录患者就诊的主要症状，如腹胀、腹块，以及因血细胞减少导致的贫血、感染和出血的相应症状。体检主要记录脾大的程度、质地。

辅助检查记录超声显像、CT、血常规等检查结果。

（二）住院病历

入院病历详尽记录患者主诉、发病过程、门急诊或外院的诊疗经过，以往用药及效果如何，患者过去史、个人史、体格检查结果。首次病程记录应提出相应诊断与主要鉴别诊断要点、详细的诊疗计划。病程记录应记录入院后的病情变化、治疗效果及上级医师查房意见，记录有关超声、CT、血常规和放射性核素等检查结果。如需特殊检查或手术（脾切除），应记录与患者及其亲属的谈话经过，讲清疗效、并发症等。无论同意与否，都应请患者或其亲属签字。

【注意事项】

（一）医患沟通

对诊断明确者，应在上级医师的指导下确定个体化的治疗方案，有关治疗的效果、治疗中出现的并发症，应及时告知患者本人或家属。如有脾切除指征，应告知患者手术的必要性、疗效、风险及并发症等，以得到患者同意，并签字为证。

（二）经验指导

1. 首先应将脾功能亢进症分为原发性或继发性，原发性脾功能亢进症多与先天性疾病有关。明确是否有脾大，脾的大小与性质依不同的原发疾病而异，慢性或晚期病例脾可明显增大、质地也较坚硬。观察是否存在因脾功能亢进症引起血细胞减少，而导致贫血、感染和出血的临床表现。如伴有肝病变，可同时有肝功能减退和凝血功能障碍，呈现严重的出血倾向。

2. 动态观察脾切除后血细胞变化及并发症：①脾切除后白细胞和血小板均升高，一般2周后达高峰，然后逐渐下降。如系血小板减少症，脾切除后反应可以更快，术后48小时血小板即可以明显上升。②除少数由于局部血管因素外，多数因凝血因子减少或毛细血管脆性增加，引起伤口或周围组织渗血，这多见于血吸虫病、肝炎后肝硬化所引起的脾大，应注意补充凝血因子或新鲜血浆。③由于脾切除后血小板增多，血小板黏附力增强所引起。若血小板超过 $800 \times 10^9/L$，应立即用抗凝治疗，以防血栓形成。④脾切除后感染的发病率有所增高，特别是小于2岁的小儿，严重感染死亡者发生率高，因小儿脾内产生抗细胞的 IgM 型抗体。

3. 严格掌握继发性脾功能亢进症脾切除术治疗的适应证：①肝硬化门静脉高压应用其他治疗措施无效，脾功能亢进症呈进行性且较为严重，尤其是血小板减少引起严重出血倾向时，应考虑脾切除术；②已确诊遗传性红细胞增多症的病例应争取早做脾切除术，年轻病例均应进行此手术；③重型 β–球蛋白生成障碍性贫血患者或因多次输血产生免疫性溶血性贫血而增加输血量者，手术尽可能在 5～6 岁后进行；④慢性特发性血小板减少性紫癜应用一般免疫抑制剂治疗无效时，应行脾切除术；⑤自身免疫性溶血性贫血应用皮质激素及免疫抑制效果差时，可考虑脾切除术。

第七章　输血反应

第一节　溶血反应

红细胞膜破坏致使血红蛋白从红细胞流出的反应称为溶血反应。最常见的是由于 ABO 或 Rh 血型不配合引起。常见病因是配血或输血错误。血管内溶血的重要病理后果为 DIC 和血流动力学一系列变化，导致组织（特别是肾）的缺血坏死。

【临床表现】

输入异型血后患者即感头痛、心前区压迫感、全身不适、烦躁不安、焦虑、胸痛或腰背痛、寒战、发热、呼吸急促、心动过速、恶心、呕吐、脉搏细速，甚至休克，尿色如浓茶色样或酱油色样，若未能及时有效地纠正休克，则出现少尿、无尿等急性肾衰竭症状和 DIC 表现。麻醉中患者最早征象是不明原因的血压下降、手术野渗血和血红蛋白尿。

【治疗】

1. 立即停止错误血型血的输注，保留余血；核对患者及供血者各种记录。将输血前后血标本重做 ABO 和 Rh 血型鉴定，重做交叉配血试验，包括生理盐水、胶体介质、酶介质和抗人球蛋白试验。

2. 血浆游离血红蛋白测定。

3. 24 小时尿量监测，观察反应后第 1 次尿标本颜色，检查尿常规和尿隐血试验，观察血红蛋白尿情况。

4. 可用温热水袋敷双侧肾区，防止肾血管痉挛，保护肾。

5. 抗休克治疗：适当补液，静脉输入 AB 型血浆或输注低分子右旋糖酐，增加血容量。应用适量多巴胺升高血压及扩张肾血管，维持血液循环。

6. 静脉滴注氢化泼尼松或地塞米松。

7. 防治急性肾衰竭：出现少尿时，在纠正血容量后应用 20% 甘露醇溶液（100ml 5 分钟内静脉注射）、呋塞米（速尿，40～80mg，静脉注射），促进利尿，必要时每 4 小时重复 1 次，直到血红蛋白尿基本消失为止；静脉滴注 5% 磷酸氢钠 250ml 以碱化尿液，促进血红蛋白结晶溶解，防止肾小管阻塞。

8. 明确弥散性血管内凝血时，应用适量肝素治疗，若有消耗凝血障碍，应输注 AB 型新鲜冰冻血浆或冷沉淀制剂。

9. 维持水电解质与酸碱平衡。

10. 输入的异型血量过大或症状严重时可考虑血浆置换治疗。

第二节　变态反应

受血者为过敏性体质和（或）受血者有 IgA 缺陷，多次输血后产生抗 IgA 抗体及血浆蛋白的抗体。输入血中含有致敏物质，患者多次输血，体内产生过敏性抗体，当再次输血时，抗原和抗体相互作用产生的反应称变态反应。

【临床表现】

轻者皮肤瘙痒、荨麻疹、发热、关节痛；重者血管神经性水肿、喉头水肿、哮喘、大小便失禁，甚至过敏性休克。

【治疗】

（一）轻度变态反应

减慢输血速度，按医嘱给予抗过敏药物；重度变态反应，应立即停止输血。

（二）抗组胺药

苯海拉明20mg肌内注射或盐酸异丙嗪25mg肌内注射。

（三）肾上腺糖皮质激素

甲基泼尼松龙、地塞米松或氢化可的松。

（四）重度反应者

肾上腺素0.5～1mg皮下注射。

（五）对症治疗

对呼吸困难者予氧气吸入：对严重喉头水肿者行气管切开；循环衰竭者立即进行抗休克治疗。

（六）具有抗IgA分子抗体的患者

只能输注IgA阴性血或反复洗涤过的洗涤红细胞。

（七）预防

勿选用有过敏史的献血员；献血员在献血前4小时不宜食高蛋白和高脂肪食物；输血前对曾有过敏史和需多次输血的患者给予抗过敏药物。

第三节 发热反应

发热反应与致热源（蛋白质、细菌产物、保养液等），或与体内产生抗白细胞、血小板或血浆抗原的免疫反应有关。也与违反无菌技术操作原因，造成输血过程污染有关。

【临床表现】

输血后立即或数小时内发生畏寒、寒战、发热，少数患者有血压下降，可伴有皮肤潮红、头痛、恶心、呕吐、胸背痛，持续2～6小时后开始热退。

【治疗】

1. 停止输血，密切观察。保留余血，以备查明原因之用。即时送血培养＋药敏试验。

2. 口服阿司匹林或抗组胺药物，某些病例可加用肾上腺糖皮质激素。

3. 高热者行物理降温或使用非甾体抗炎药，寒战者予保暖等措施。

4. 做好预防：反复发生发热性输血反应者，选用洗涤红细胞输注，输血前半小时可给盐酸异丙嗪25mg，肌内注射。输血开始时先减慢输血速度。严格管理血液保养液和输血用具，严格执行无菌技术操作，防止污染。

第四节 细菌污染

细菌污染是由于采血或输血时无菌技术不严，操作不规范；献血员有化脓性病灶；血液在室温中放置时间太长或输血时间太长等原因致输血袋、保存液、采血器具被污染：采血室空气污染，贮存中污染或在室温放置过久而造成。

【临床表现】

轻者仅有发冷、发热，与发热反应不易区别；重者表现为烦躁不安、剧烈寒战、高热、呼吸困难、发绀、腹痛等，甚至可发生中毒性休克，急性肾衰竭，肺水肿，出、凝血功能障碍等导致患者短期内死亡。

【治疗】

1. 立即停止输血，对血袋内剩余血液做直接涂片检查和取患者血及供血者血袋内剩余血进行细菌培养，包括厌氧菌培养，必要时可反复培养。残留的供者血低速离心后，取血浆涂片做革兰染色寻找细菌。

2. 立即应用足量抗生素治疗。早期可使用广谱抗生素，如亚胺培南（Imipenem）、头孢他啶（Ceftozidime）等或联合应用几种抗生素，对肾有毒性的药物要慎用；待血培养结果出来后，再选用敏感抗生素。

3. 针对感染性休克治疗。

4. 防止肾衰竭及 DIC 的发生。

5. 预防上应严格执行各项采血、储血、输血的规章制度。输血前，认真检查供者血袋，凡血袋内血浆浑浊、有絮状物或血浆呈粉红色或黄褐色及血浆发现较多气泡者均应认为有细菌污染而不能使用，应送细菌学检查，然后重新申请交叉配血。

第五节　大量输血后的并发症

24h 内输注红细胞 ≥ 18U（成年人）或输注红细胞悬液大于 0.3U/kg，称大量输血。常见并发症有以下几种：

1. 循环负荷过重　老年人，心、肺、肾功能不全者易发生左心功能衰竭和肺水肿，患者突然发生呼吸困难、发绀、咳粉红色泡沫样痰。应立即停止输血，按急性肺水肿和充血性心力衰竭处理。

2. 病理性出血倾向　输入大量库存血，发生稀释性血小板减少、稀释性凝血病（各种凝血因子含量降低），纤维蛋白溶解系统可能被激活。应补充适量浓缩血小板悬液或新鲜冰冻血浆或冷沉淀制剂。

3. 枸橼酸中毒　大量输血同时输进大量枸橼酸，导致钙离子明显减低，心肌受抑制和心电图改变。每输 600 ~ 800ml 血给予 10% 葡萄糖酸钙溶液 10ml 可预防枸橼酸中毒反应。

4. 低体温　最易被忽视，可引起凝血功能障碍。可行血液加温，受血者注意保暖预防。

5. 其他代谢改变　酸碱平衡失调、血钾改变、高血氨等，要及时予以纠正。

6. 血型交配困难　主要由血液成分发生改变所致。

第六节　其他

一、输血传播的疾病

病毒性肝炎（乙、丙、丁型肝炎病毒）、人类免疫缺陷病毒（HIV）、巨细胞病毒、梅毒、疟疾、弓形虫病、布氏菌病、EB 病毒、黑热病、回归热、人类 T 细胞白血病病毒（HTLV）均可通过输血传播，其中尤其严重的是病毒性肝炎和人类免疫缺陷病毒。通过严格挑选供血者及体检，预防其传播。

二、无效输注

反复异体输血，可使受血者产生同种血细胞，如血小板、白细胞等抗体，继之发生无效输注。应严格掌握输血适应证，减少不必要的输血以预防其发生。需要长期间歇输血者，应输入辐照过或经白细胞滤过后的成分血。

三、其他

空气栓塞、微血管栓塞、输血相关性移植物抗宿主病等亦要注意防治，对免疫功能低下的患者最好输注辐照过的血液制品。

第八章　血液系统疾病诊断检验

第一节　出血与血栓性疾病常用

筛　试验包括毛细血管脆性试验（CFT）、出血时间（BT）、血小板计数（PLT）、血块收缩时间（CRT）、凝血时间测定（CT）、血浆凝血酶原时间测定（PT）、活化部分凝血活酶时间（APTT）、凝血酶时间（TT）、纤维蛋白原含量测定（PT）、纤维蛋白（原）降解产物（FDP）和 D- 二聚体（DD）测定。这些试验中，前 4 项试验主要反映血管壁和血小板在止血与血栓形成中的作用。其中，最常用的是 PLT 和 BT 两项；在反映凝血机制方面，PT 是唯一代表外源性凝血途径的试验，APTT 和 CT 则检查内源性凝血途径有无异常；TT 主要反映是否存在纤溶亢进和抗凝物质；最后 2 项则反映血栓形成前后纤溶系统是否亢进。

一、毛细血管脆性试验

【参考值】

阴性出血点 <10 个

可疑出血点 10 ~ 20 个

阳性出血点 >20 个

【临床意义】

CFT 主要用于反映毛细血管或血小板质和量有无缺陷。由于 CTF 在少数正常人（尤其女性）可呈阳性，因此临床价值不大。阳性常见于以下疾病。

1. 毛细血管壁缺陷性疾病：本试验在遗传性毛细血管扩张症较有价值；其他如 VC 缺乏病、过敏性紫癜、老年性紫癜等。

2. 血小板有缺陷的疾病：原发性血小板减少性紫癜、血小板无力症、血管性血友病。

3. 其他疾病：偶见于严重凝血异常疾病和毛细血管损伤性疾病，如败血症、尿毒症、肝病、血栓性血小板减少性紫癜。

二、出血时间测定

【参考值】

TBT 法：1 ~ 6 分，是目前推荐的方法。

Ivy 法：2 ~ 6 分。

【临床意义】

出血时间延长见于以下疾病：

（一）微血管结构或功能异常

如坏血病、遗传性毛细血管扩张症、血管性血友病等。

（二）血小板数量和功能异常

如血小板明显减低（$<50 \times 10^9$/L）的特发性血小板减少性紫癜和原发性血小板增多症、先天性与获得性血小板无力症、巨大血小板综合征。

（三）某些凝血因子缺乏

如低（无）纤维蛋白原血症和 DIC 等。

三、血块收缩试验（CRT）

【参考值】

定性法：37℃，于 0.5 ~ 1 小时开始收缩，24 小时内完全收缩。

定量法：血块收缩率 48% ~ 64%（37℃ 1 小时）。

【临床意义】

（一）血块收缩率 <40%

表明收缩不良或不收缩，见于血小板无力症、血小板减少症、低或无纤维蛋白原血症、严重凝血障碍、异常球蛋白血症、原发或继发性红细胞增多症、药物如羧苄西林引起等。

（二）血块过度收缩

见于先天性或获得性因子ⅩⅢ缺乏症、严重贫血。

（三）血块收缩正常

见于巨血小板综合征、贮存池病及阿司匹林样缺陷。

四、凝血时间测定（CT）

【参考值】

玻璃试管法：4 ~ 12 分钟，本法不敏感，目前趋于淘汰。

塑料试管法：10 ~ 19 分钟。

硅化试管法：15 ~ 32 分钟。

活化凝血时间法：1.1 ~ 2.1 分钟。

【临床意义】

（一）CT 延长

除外 FX 和 FⅩⅢ，所有其他因子缺乏，CT 均可延长。①较显著的因子Ⅷ、Ⅸ减低的血友病甲、乙因子Ⅺ缺乏症；②先天性凝血酶原缺乏症、先天性蛋白原血症、重症肝病等；③纤维蛋白溶解活性增强，如继发性与原发性纤溶亢进，以及循环血中有大量的纤维蛋白（原）降解产物，常见于 DIC；④血循环中有抗凝物质，如抗因子Ⅷ的抗体或抗 FⅨ抗体、SLE 抗体。

（二）缩短

见于血栓前状态及血栓性疾病，如 DIC 的高凝期、心肌梗死、不稳定型心绞痛、脑血栓形成、糖尿病血管病变、肺梗死、深静脉血栓形成、妊娠高血压综合征、肾病综合征及高血糖、高血脂等。

（三）其他

监测肝素抗凝治疗的用量。

五、凝血酶原时间测定（PT）

【标本的采集与处理】

（一）患者的准备

应停用影响止血试验的药物至少 1 周。

（二）抗凝剂

国际血液学标准化委员会推荐用于止、凝血试验的抗凝剂为 0.109M 枸橼酸钠，其与血液的容积比为 1：9。当 Ht<25% 或 Tt>55% 时，应用以下公式矫正抗凝剂用量：抗凝剂用量 =0.00185× 血量（ml）×

（100 – 患者 Ht）。

（三）采血与处理

①止血带使用时间要短；②容器应使用高质量的真空带盖采血管或硅化管或塑料管；③采血时必须顺利否则可激活凝血因子，"一针见血"，避免溶血和凝血；

④离心时凝血检测用的血标本应单独采集、立即分离血浆，按规定的离心力除去血小板；⑤取标本时创伤性或留置导管的血标本以及溶血、凝血不适宜做凝血试验。

（四）储存温度和测定时间

用于 PT 和 APTT 测定的血浆储存温度和时间：4 ℃时，PT24h、APTT6h；20 ℃时，PT6h、APTT6h，≥ 30℃时，PT4h、APTT2h;–80℃时，PT、APTT 均可保存 30 天以上。

【参考值】

成人：11 ~ 15 秒。

新生儿：延长 2 ~ 3 秒。

早产儿：延长 3 ~ 5 秒（3 ~ 4 天后达成人水平）。

PTR:0.85 ~ 1.15；INR:0.8 ~ 1.2，口服抗凝剂治疗不同的疾病，需不同的 INR。

【临床意义】

（一）延长

见于：①Ⅱ、Ⅴ、Ⅶ、Ⅹ因子缺乏和低纤维蛋白原血症（Fg<0.5g/L），或无纤维蛋白原血症、异常纤维蛋白原血症；②DIC 的低凝期及继发纤溶亢进期、原发纤溶亢进症、肝病阻塞性黄疸和维生素 K 缺乏、血液循环中抗凝物质增多，FDP 增多；③香豆素治疗（注意：药物如氨基水杨酸、头孢菌素等可增强口服抗凝剂的药效，而巴比妥盐、苯妥英钠等可减弱口服抗凝剂的药效）时，当因子Ⅱ、Ⅴ、Ⅶ、Ⅹ浓度低于正常人水平 40% 时，PT 即延长。

（二）缩短

见于先天性因子Ⅴ增多、DIC 早期、其他血栓前状态或血栓性疾病、口服避孕药等。

（三）口服抗凝剂的监测

新近美国胸科医师学会与抗血栓治疗委员会推荐口服抗凝剂治疗时，PT 监测指标有二：①较小抗凝强度范围，用于深部静脉血栓、肺栓塞、心肌梗死、瓣膜型心脏病、心房纤颤与组织型心瓣膜置换术等患者，INR2.0 ~ 3.0，PTR1.33 ~ 1.58（ISI2.4）；②常规抗凝强度范围，用于心源性血管栓塞与机械心瓣膜置换术等患者，INR3.0 ~ 4.5,PTR1.58 ~ 1.87（ISI2.4）。

（四）WHO

规定应用口服抗凝剂治疗时，INR 的允许范围如下。①预防静脉血栓形成，非髋部手术 1.5 ~ 2.5；髋部手术 2 ~ 3;②深静脉血栓形成，2 ~ 3；③活动性或反复发生的静脉血栓、肺栓塞及预防，2 ~ 4；④预防动脉血栓形成，3 ~ 4：⑤人工瓣膜手术，3 ~ 4.5。

六、活化部分凝血活酶时间测定（APTT）

【参考值】

24 ~ 36.9 秒。

【临床意义】

（一）APTT 延长

结果超过正常对照 10 秒以上即为延长。

1. 主要用于发现轻型血友病。可检出 FⅧ活性低于 15% 血友病甲，对 FⅧ超过 30% 和血友病携带者灵敏度欠佳。在轻、中度因子Ⅷ、Ⅸ、Ⅺ缺乏时，APTT 可正常。APTT 延长也见于血友病乙、因子Ⅸ、Ⅺ缺乏症。

2. 血中抗凝物如凝血因子抑制物、狼疮抗凝物、华法林或肝素水平升高；③严重的因子Ⅱ、Ⅰ、Ⅴ、Ⅹ缺乏，以及其他疾病如肝病、DIC、大量输入库血等。④纤溶活性增强如继发、原发性纤溶亢进症。

（二）APTT 缩短

见于 DIC 早期、血栓前状态及血栓样疾病。

（三）监测肝素治疗

一般在肝素治疗期间，APTT 维持在正常对照的 1.5 ~ 2.5 倍为宜（75 ~ 100 秒）。

（四）APTT 的混合试验 PT、APTT 和 PLT 结果的组合分析。

1. PT 延长、APTT 正常、PLT 正常。

（1）常见疾病：获得性因子Ⅶ缺乏（早期肝病、维生素 K 缺乏、口服华法林）；

（2）罕见疾病：因子Ⅶ抑制物、异常纤维蛋白原血症、遗传性纤维蛋白原缺乏、某些 FX 变易体。

2. PT 正常、APTT 延长、PLT 正常。①常见疾病：因子Ⅷ、Ⅸ、Ⅺ缺乏或抑制物，vWD 或肝素治疗；②罕见疾病：狼疮抗凝物、FX 变易体。

3. PT 延长、APTT 延长、PLT 正常。①常见疾病：维生素 K 缺乏、肝病、使用华法林或肝素治疗；②罕见疾病：因子Ⅰ、Ⅱ、Ⅴ、X 缺乏或抑制物、低凝血酶原血症、狼疮抑制物；DIC、异常纤维蛋白原血症、原发性纤溶。

4. PT 延长、APTT 延长、PLT 减低。①常见疾病：DIC、肝病；②罕见疾病：与血小板减低相关的肝素治疗。

5. PT 正常、APTT 正常、PLT 减低。①常见疾病：血小板破坏增高性疾病、血小板生成减低性疾病、脾功能亢进、血液稀释；②罕见疾病：巨血小板症、骨髓增生性疾病。

6. PT 正常、APTT 正常、PLT 增高。①常见疾病：轻型 vWD 病、获得性血小板异常（如尿毒症）；②罕见疾病：遗传性血小板异常、血管性疾病。

7. PLT、PT、APTT 均正常。FX Ⅲ缺乏症、与血管异常有关的疾病（如遗传性毛细血管扩张症、过敏性紫癜、老年性紫癜、维生素 C 缺乏症等），检测方法的敏感性（明确出血史比阴性结果更有临床价值）。

七、凝血酶时间（TT）

【参考值】

11 ~ 18 秒。

【临床意义】

TT 延长见于：①患者血循环中 AT Ⅲ活性明显增高；②肝素样物质增多，见于严重肝病、胰腺病及过敏性休克等；③FDP 增多，如 DIC 时；④纤维蛋白原低于 750mg/L 或有异常纤维蛋白时；⑤异常球蛋白增多，如多发性骨髓瘤患者。

八、纤维蛋白原含量测定（Fg）

【标本采集】

顺利抽取静脉血 1.8ml 加入 0.2ml 枸橼酸钠抗凝管中立即混匀，及时送检。

【参考值】

2 ~ 4g/L。

【临床意义】

（一）增高见于

1. Fg 是急性时相反应蛋白，也是红细胞沉降率增快最主要的血浆蛋白。在组织坏死和炎症时，24h 内可增高数倍。Fg>5.0/L 常见于急性感染、大手术或创伤之后、肾病综合征、烧伤、心肌梗死等；

2. 妊娠和使用雌激素时；

3. 冠状动脉硬化性心脏病和脑血管疾病发病的独立危险因素之一。还可见于糖尿病和恶性肿瘤。

（二）减低见于

1. 肝功能受损的疾病如肝硬化、DIC；

2. 药物如雄激素、鱼油、纤溶酶原激活、同化类固醇、高浓度肝素、纤维蛋白聚合抑制剂；

3. 遗传性异常纤维蛋白原血症或无 Fg 病。

九、纤维蛋白（原）降解产物测定（FDP）

【原理】

用抗纤维蛋白原 D、E 碎片的特异性抗体标记的乳胶悬液与血浆混合，如血浆中含有 FDP，尤其是 D、E 碎片时，抗体标记的乳胶颗粒在 FDP 介导下发生肉眼可见的凝集反应。根据乳胶的灵敏度和血浆的稀释度可对 FDP 进行半定量。

【参考值】

阴性或低于 5mg/L。

【临床意义】

（一）血清 FDP 轻度升高

FDP10 ～ 40ml/L. 常见于急性静脉血栓、急性心肌梗死、严重肺炎、大手术后、恶性肿瘤和休克等。

（二）FDP 明显升高

FDP>40mg/L，见于原发性纤溶亢进症、DIC、急性早幼粒细胞性白血病及应用链激酶等溶栓治疗时。在 DIC 晚期，当 3P 试验阴性时，FDP 含量增高对 DIC 诊断有重要意义。

十、D- 二聚体测定（D-dimer,DD）

【参考值】

胶乳凝集法：阴性 ELISA 法：<400μg/L

【临床意义】

DD 是胶原纤维蛋白降解产物之一，为继发纤溶的特有代表物，可作为原发性与继发性纤溶鉴别的可靠指标，同时也可作为溶栓治疗有效的观察指标。

1. DIC 时 DD 呈阳性或明显升高，是诊断 DIC 的重要依据之一。此外，在深静脉血栓、心肌梗死、肺栓塞、重症肝炎等，DD 也增高。

2. DD 在原发纤溶时呈阴性或不增高，而在继发纤溶时呈阳性或增高，故可作为两者辨别的重要依据。

3. 血浆 FDP 和 DD 测定的组合分析：① FDP 正常、DD 正常表示无纤溶亢进：② FDP 阳性、DD 正常多为 FDP 假阳性，或原发性纤溶亢进症；③ FDP 正常、DD 阳性多为 FDP 假阴性，或继发性纤溶亢进症：④ FDP 阳性、DD 阳性多为继发性纤溶，如 DIC。

第二节　血管壁（内皮细胞）检验

包括血管性血友病因子检测、血浆内皮素 –1 检测、血浆血栓调节蛋白检测、血浆 6- 酮 – 前列腺素 Flα 检测。

一、血管性血友病因子检测（vWF:Ag）

vWF:Ag 检测是临床常用的较为敏感和实用试验之一，是研究和诊断 vWD 的重要指标。

【参考值】

火箭电泳法：80% ～ 120%

【临床意义】

（一）减低

见于血管性血友病。

（二）增高

vWF 是一种急性反应蛋白，在很多情况下都可增高。常见于血栓性疾病，如心肌梗死、心绞痛、脑血管病变、肾小球疾病、糖尿病、妊娠高血压综合征、大手术后。

二、血浆内皮素 -1 检测（ET-1）

血浆 ET-1 检测可作为了解血管内皮损伤的程度、估计心脑血管疾病患者的疗效和预后、进行血栓性疾病的流行病学研究的一项可靠指标。

【参考值】

ELISA 法：血浆浓度 <5ng/L。

【临床意义】

增高见于各种类型的心绞痛和心肌梗死发作期、冠状动脉手术患者、原发性高血压、肺动脉高压、原发性醛固酮增多症、高脂血症、缺血性脑卒中、急慢性肾衰竭、支气管哮喘、细菌毒素引起的休克或 DIC 血管内皮广泛受损时。

三、血浆血栓调节蛋白检测（TM:Ag）

目前认为，TM：Ag 检测是了解血管内皮损伤的最好指标，并且通过 TM 水平的改变，还能估计其疗效和预后的情况。

【参考值】

ELISA 法：25 ～ 52μg/L。

【临床意义】

增高见于糖尿病、SLE、DIC、急性心肌梗死、血栓性血小板减少性紫癜、溶血性尿毒症综合征、脑血栓、白血病等。血浆 TM 减低无太大价值。

四、血浆 6- 酮 - 前列腺素 F1α 检测（6-Keto-PGF1α）

【参考值】

ELJSA 法：　17.9 ～ 7.2ng/L

【临床意义】

减低见于血栓性疾病，如心肌梗死、心绞痛、脑血管病变、糖尿病、动脉粥样硬化、肿瘤转移、肾小球病变、周围血管血栓形成及血栓性血小板减少性紫癜。

第三节　血小板质和量异常的检验

包括血小板计数和体积测定、毛细血管脆性试验、出血时间测定、血块收缩试验、血小板黏附试验、血小板聚集功能试验、血小板第 3 因子有效性（PF3α）检测、血小板膜糖蛋白（GP）检测。

一、血小板黏附试验（PAAT）

【原理】

血小板具有黏附于内皮下胶原及其他负电荷物质表面的特性，称为血小板的黏附性，常用体外法测定，以黏附率表示。用一定量的抗凝血与一定表面积的异物表面接触一定时间后，即有一定数量的血小板黏附于异物表面，由黏附前后的血小板数量之差，可计算出血小板黏附率。

【标本采集】

空腹静脉血用 109mmol/L 枸橼酸钠 1：9 抗凝。

【参考值】

62.5±8.61。

【临床意义】

本试验不十分敏感。

（一）增高

见于血栓前状态和血栓性疾病，如心肌梗死、心绞痛、脑血管病变、糖尿病、深静脉血栓形成、妊娠高血压综合征、肾小球肾炎、口服避孕药等；

（二）减低

见于血管性血友病、巨大血小板综合征、血小板无力症、尿毒症、肝硬化、异常蛋白血症、MDS、急性白血病、服用抗血小板药物、低（无）纤维蛋白原血症。

二、血小板聚集功能试验（PagT）

【原理】

血小板相互间黏附的特性称为血小板的聚集性。在特定的连续搅拌条件下于富含血小板血浆（PRP）中加入诱导剂（如 ADP），血小板激活后 GPIIb–Ⅲa 复合物暴露出纤维蛋白原的受体并与其结合而导致血小板聚集，PRP 浊度变小，光电管将浊度变化转换成电讯号并在记录仪上描记出聚集曲线，由此可计算出血小板聚集的程度。

【参考值】

聚集仪比浊法：

AD（1.0mmol/L）46.6% ~ 78.8%

肾上腺素（0.4mg/L）50.0% ~ 85.6%

胶原（3mg/L）52.4% ~ 91.0%

瑞斯托霉素（1.5g/L）76.1% ~ 98.9%

【临床意义】

（一）PagT 增高

见于高凝状态和（或）血栓前状态和血栓性疾病，如急性心肌梗死、心绞痛、肺梗死、脑血管病变、妊娠高血压综合征、深静脉血栓形成、高脂蛋白血症、人工心脏和瓣膜移植术及吸烟等。

（二）PagT 减低

见于血小板无力症、巨大血小板综合征、尿毒症、肝硬化、MDS、原发性血小板减少性紫癜、口服抗血小板药物、低纤维蛋白原血症。

三、血小板第 3 因子有效性（PF3α）检测

本试验将正常人和患者富血小板血浆（PRP）和贫血小板血浆（PPP）交叉组合，以白陶土做活化剂，促使 PF3 形成。再测定各组标本的复钙时间，比较各组时差，从而得知 PF3 是否有缺陷。正常情况下第 1 组比第 2 组的结果延长不超过 5 秒。

四、糖蛋白（GP）检测

【参考值】

放射免疫法：每个血小板含 GPIb 分子数为（1.54 ± 0.49）$\times 10^4$；GPIIb/Ⅲa 分子数为（5.45 ± 1.19）$\times 10^4$。

【临床意义】

本试验具有较高的敏感性和特异性。

（一）GPIb 缺乏

见于巨大血小板综合征。

（二）GPIIb/Ⅲa 缺乏

见于血小板无力症。

五、血浆 β－血小板球蛋白（β-TG）和血小板第 4 因子（PF4）检测

【参考值】

β–TG（16.4±9.8）μg/L;PF4（3.2±2.3）μg/L。

【临床意义】

（一）增高

见于血栓前状态和（或）血栓性疾病。

（二）减低

见于先天性或获得性贮存池病（α 颗粒缺陷症）。

六、血小板 P 选择素检测

【参考值】

ELISA 法：血浆 P 选择素：（9.4 ~ 20.8）μg/L。

血小板 P 选择素：（9000±1100）分子数 / 血小板。

【临床意义】

血浆及血小板表面的 P 选择素增高见于血栓前状态和血栓性疾病。

第四节　凝血因子检测

一、血浆凝血因子Ⅱ、Ⅴ、Ⅶ、Ⅹ促凝活

性检测目前 FⅡ、Ⅴ、Ⅶ、Ⅹ的测定主要用于肝受损的检查，FⅦ:C 下降在肝病早期即可发生。FV:C 的测定在肝损伤和肝移植中应用较多。

【参考值】

一期法：FⅡ：C:　97.7%±16.7%

FV:C：102.4%　±30.9%

FⅦ：C:103%±17.7%

FX:C：103%±19.0%

【临床意义】

（一）增高

见于血栓前状态和血栓性疾病。

（二）减低

见于肝病变、VK 缺乏（FV 除外）、DIC 和口服抗凝剂，先天性上述因子缺乏较少见。

二、血浆因子Ⅷ、ix、Ⅺ、Ⅻ促凝活性检测

【参考值】

一期法：FⅧ：C:103%±25.7%

FIX:C：　98.1%±30.4%

FⅪ：C:100%±18.4%

FⅫ：C:　92.4±20.7%

【临床意义】

（一）增高

见于血栓前状态和血栓性疾病

微信扫码
◆临床科研
◆医学前沿
◆临床资讯
◆临床笔记

（二）减低

①FⅧ：C见于血友病甲（其中重型≤1%，中型2%～5%，轻型6%～25%，亚临床型26%～45%）、血管性血友病、DIC；②FⅨ：C见于血友病乙（临床分型同血友病甲）、肝病变、维生素K缺乏症、DIC、口服抗凝药；③FⅪ：C见于FⅪ缺乏症、肝病变、DIC等；④FⅫ：C见于先天性FⅫ缺乏症、肝病变、DIC和某些血栓性疾病。

三、简易凝血活酶生成试验及纠正试验

【参考值】

10～14秒。

【临床意义】

本试验是临床常用的筛选血友病的一种传统试验，但敏感性较差。

四、凝血因子ⅩⅢ定性试验

【参考值】

24小时内纤维蛋白凝块不溶解。

【临床意义】

若纤维蛋白凝块在24小时内尤其2小时内完全溶解，表示FⅪⅡ缺乏，见于先天性FXⅢ缺乏症和获得性FXⅢ明显缺乏，后者见于肝病、SLE、DIC、原发性纤溶、转移性肝癌、恶性淋巴瘤。

第五节 生理性抗凝蛋白检测

一、血浆抗凝血酶活性检测（AT-Ⅲ:A）

【原理】

在被检血浆中加入过量的凝血酶，后者与AT形成1：1复合物，剩余的凝血酶水解发色底物S-2238（H-D-Phe-Pro-Arg-PNA），释出发色基因PNA（对硝基苯胺），显色深浅与剩余凝血酶呈正相关。

【参考值】

发色底物法：70%～130%。

【临床意义】

（一）增高

可导致出血，见于血友病、白血病和AA等疾病的急性出血期及口服抗凝药治疗中。

（二）减低

可导致血栓形成，见于先天性和获得性AT缺乏症，后者见于血栓前状态、血栓性疾病和肝病、肾病综合征等。

二、蛋白C检测（ProtienC,PC）

【参考值】

发色底物法：80%～120%

【临床意义】

（一）减低

见于先天性PC缺陷症和获得性PC缺陷（如DIC、肝功能不全、手术后、口服双香豆素抗凝剂、呼吸窘迫综合征等）。

（二）增高

见于冠状动脉硬化性心脏病、糖尿病、肾病综合征、妊娠后期、炎症及其他疾病急性期。

三、蛋白 S 抗原检测（ProtienS,PS）

【参考值】

免疫火箭电泳法：TPS：90% ~ 110%。

FPS：30% ~ 52%。

【临床意义】

单纯 PS 或 PC 缺乏引起的血栓性疾病并不多见，多采用 PS 和 PC 检测同时进行。PS 减低见于先行性和获得性 PS 缺乏症，后者见于肝病、口服抗凝药。

四、组织因子途径抑制物检测（TFPI）

【参考值】

ELISA 法：90 ~ 130μg/L。

【临床意义】

（一）增高

①生理性：老年人和妊娠期；②病理性：肾衰竭。

（二）减低

大手术、脓毒血症与 DIC。

第六节　纤溶活性检验

一、血浆硫酸鱼精蛋白副凝固试验（3P）

【原理】

血液中 FDP 与纤维蛋白单体（FM）形成可溶性复合物，当加入一定浓度的鱼精蛋白后可使该复合物中 FDP 与 FM 分开，FM 便可自行聚合为肉眼可见的纤维状、絮状或胶胨状。这种无须凝血酶即能凝固的现象称为副凝，主要反映 FDP，尤其 X 碎片的存在。

【参考值】

正常人为阴性。

【临床意义】

（一）阳性

（FDP 约为 50mg/L）见于急性 DIC 早、中期，外科大手术后，严重感染，人工流产，分娩，肝病变以及咯血、呕血等，溶栓治疗后可呈阳性反应。

（二）阴性

正常人、DIC 晚期（无 X 碎片）、原发性纤溶。

二、血浆组织型纤溶酶原活化剂活性的检测

【参考值】

发色底物法：300 ~ 600U/ml。

【临床意义】

（一）增高

生理性增高见于剧烈运动、应急反应；病理性增高表明纤溶活性亢进，见于原发性纤溶和继发性纤溶，如 DIC，也见于应用纤溶酶原激活类药物。

（二）减低

见于高凝状态和血栓性疾病，也见于高脂血症、手术损伤及口服避孕药。

三、血浆纤溶酶原活化抑制剂活性检测

（PAI:A）

【参考值】

发色底物法：（100～1000）抑制单位/L。

【临床意义】

目前，PAI 的检测主要是为观察 PAI 与 t–PA 的比例以及了解机体的潜在纤溶活性，所以，PAI 与 t–PA 应同时检测，单纯检测 PAI 意义不大。

（一）增高

见于高凝状态和血栓性疾病。

（二）减低

见于原发性纤溶和继发性纤溶。

四、纤溶酶原活性检测（PLG:A）

【参考值】

发色底物法：75%～140%。

【临床意义】

PLG 测定可替代以往的优球蛋白溶解时间测定。在溶栓治疗时，因使用的溶栓酶类不同，在治疗开始阶段 PLG 含量和活性下降，不一定是纤溶活性增高的标志，应同时进行 FDP 的检测。先天性纤溶酶原缺乏症必须强调抗原活性和含量同时测定，以了解是否存在交叉反应物质。

1. 增高表示纤溶活性减低，见于血栓前状态和血栓性疾病。

2. 减低表示纤溶活性增高，常见于原发性纤溶亢进症和 DIC 外，还见于前置胎盘、肿瘤扩散大手术后、肝硬化、重症肝炎、门静脉高压、肝切除等。

五、血浆纤溶酶原抗原检测（PLG:Ag）

【参考值】

ELISA 法：0.19～0.25g/L。

【临床意义】

同纤溶酶原活性检测。

六、血浆（α_2–抗纤溶酶活性检测（α_2–AP：A）

【参考值】

发色底物法：800～1200 抑制单位/L。

【临床意义】

（一）增高

见于静脉、动脉血栓形成，恶性肿瘤，分娩后等。

（二）减低

见于肝病、DIC、手术后、先天性 α_2–AP 缺乏症。

七、血浆（α_2–抗纤溶酶原抗原的检测（α_2–AP:Ag）

【参考值】

ELISA 法：1200～1800 抑制单位/L。

【临床意义】

同血浆 α_2–抗纤溶酶活性检测。

第七节　骨髓血细胞学检查

【骨髓血细胞学检查的适应证】

1. 外周血细胞数量、成分及形态异常。

2. 不明原因的发热、肝脾大和淋巴结肿大。

3. 不明原因的骨痛、骨质破坏、肾功能异常、黄疸、紫癜及血沉明显加快。

4. 恶性血液病化疗后疗效观察。

5. 其他：活检、CD 检测、细胞培养、染色体检查、微生物及寄生虫检查等。

【骨髓取材、制片和染色】

（一）取材

穿刺最佳部位是髂后上棘，必要时可做髂前上棘和胸骨。骨髓抽取量必须在 0.3ml 之内。

（二）制片

取有骨髓小粒的骨髓液少许（若看上去很浓，蘸量小些；如稀，可多蘸些），尽量将骨髓小粒蘸上，放于载玻片右端。将骨髓液迅速沿玻片与推片接触面扩散成一均匀的骨髓液粗线，然后将玻片与推片成 30° ～ 45°（骨髓液较浓时，角度小些，推的速度慢些；较稀时，角度大些，速度快些），自右向左用力均匀地向前滑动推之，直至玻片尾部。制备厚薄适宜、长短尽可能接近 1.5cm×3cm 骨髓片数张。立即将涂好的骨髓片在空气中来回摇动，使之快干，以免细胞皱缩而形态变异。同时制备外周血片数张。

（三）染色

瑞氏染色法，瑞－姬染色法，Romanowsky 色法。

【骨髓血细胞学检查内容及程序】

（一）骨髓片检查

1. 判断骨髓取材、制片、染色是否满意。

2. 低倍镜判断有核细胞增生程度，骨髓增生程度（表 8-1）。

表 8-1　骨髓增生程度分级

骨髓增生程度	成熟红细胞有核细胞	有核细胞占全部细胞百分率	常见病因
增生极度活跃	1∶1	>50%	各类型白血症
增生明显活跃	10∶1	>10%	各类型白血病，增生性贫血
增生活跃	20∶1	1%～10%	正常骨髓或某些贫血
增生减低	50∶1	<1%	造血功能低下
增生重度减低	300∶1	<0.5%	再生障碍性贫血

3. 油镜分类计数至少 200 个有核细胞（巨核细胞、破碎细胞、细胞分裂象除外）。增生明显活跃以上者应计数 400 ～ 500 个细胞甚至 1000 个细胞；对于增生极度减低的可计数 100（或 50）个有核细胞，分别计算各系各阶段细胞百分率并观察各细胞形态，计算粒红比值。

4. 观察计数全片巨核细胞并分类一定数量的巨核细胞。

5. 观察骨髓小粒细胞面积及成分。

6. 观察有无特殊细胞及寄生虫，如恶性淋巴瘤细胞、戈谢细胞、尼曼—匹克细胞、转移性瘤细胞、疟原虫、黑热病原虫等。

（二）血片检查

1. 观察白细胞数量。

2. 至少分类计数 100 个白细胞，计算各类白细胞的百分率。

3. 观察成熟红细胞形态，血小板大致数量和分布状况。

4. 观察有无特殊细胞及寄生虫。

（三）结果分析

根据骨髓片及血片形态学所见，提出形态学诊断意见，并结合临床资料尽可能提出临床诊断或临床参考的意见，必要时提出应进一步做何种检查的建议。

【正常骨髓象各项参考值】

（一）骨髓增生活跃

粒、红比值为（2 ~ 4）：1。

（二）粒细胞系统

占全部骨髓细胞比例为 50% ~ 60%，原粒 <2%，早幼粒细胞 <5%，中、晚幼粒细胞各 <15%，杆状核粒细胞多于分叶核粒细胞，嗜酸粒细胞 <5%，嗜碱粒细胞 <1%，形态无异常，核浆发育平衡。

（三）红细胞系统

约占有核细胞 20%，原红细胞 <1%，早幼红细胞 <5%，中、晚幼红细胞各占 10% 左右，形态无明显异常，成熟红细胞无明显形态异常。

（四）淋巴及单核细胞系统

形态无明显异常，淋巴细胞约占 20%，单核细胞 <4%。

（五）巨核细胞

在 1.5cm × 3cm 面积正常参考值 7 ~ 35 个。分原巨核细胞 0%，幼巨核细胞 <5%，血小板小堆、散在。

（六）其他

无寄生虫及其他异常细胞；血涂片各系细胞比例形态无明显异常。

【骨髓血细胞学检查临床意义】

（一）诊断造血系统疾病

如各型白血病、再生障碍性贫血、巨幼红细胞贫血、多发性骨髓瘤、恶性组织细胞病、戈谢病、尼曼一皮克病、海蓝组织细胞增生症等，也可评价疗效或判断预后。

（二）协助诊断某些疾病

如缺铁性贫血、溶血性贫血、脾功能亢进、特发性血小板减少性紫癜、恶性肿瘤的骨髓转移、淋巴瘤的骨髓浸润、骨髓增生异常综合征（MDS）和骨髓增殖性疾病等。

（三）提高某些疾病的诊断率

如疟原虫、黑热病原虫及红斑狼疮细胞（LE 细胞）等。

【常用血细胞化学染色】

（一）过氧化物酶（POX）染色

1. 原理　粒细胞、单核细胞及成熟网状胞浆中含有过氧化物酶（POX），此酶能将过氧化氢分解，产生新生态氧。后者使无色联苯胺氧化成蓝色的联苯胺蓝，遇到硝基铁氰化钠形成稳定的蓝黑色颗粒，沉淀于胞浆中。

2. 试剂

第 1 液：联苯胺 0.3g。

亚硝基铁氰化钠（饱和液）1.0ml。

95% 乙醇加至 100ml 混合溶解，贮于棕色瓶，可保存 1 年。

第 2 液：0.05mol/L 过氧化氢溶液（新鲜配制）。

3% 过氧化氢 0.3ml。

蒸馏水 25ml。

3. 方法

（1）新鲜干燥血涂片或骨髓片加第 1 液 5 ~ 8 滴，布满血膜放置 1 分钟。

（2）加等量第 2 液，混匀后放置 3 ~ 5 分钟。

（3）冲洗，晾干。

（4）用瑞氏或混合染液复染 15 ～ 20 分钟。

（5）冲洗，晾干，镜检。

4. 结果　胞浆中出现蓝黑色颗粒为阳性反应。

（1）粒细胞系：除原粒 I 型阴性外，原粒 II 型及以下各阶段均呈不同程度的阳性反应，其颗粒粗大，圆形，大小一致，边缘整齐，并随粒细胞成熟而增多直至充满胞浆，衰老的中粒细胞酶活性降低而呈阴性反应。嗜酸粒细胞颗粒更粗大，着色更深。嗜碱粒细胞呈阴性反应。

（2）单核细胞系：原单核细胞呈阴性反应，其他各阶段呈阳性反应，其颗粒细小，形态不规则，弥散分布，有的可呈阴性反应。

（3）颗粒网状细胞、巨噬细胞：呈阳性反应。

（4）淋巴细胞、浆细胞、幼红细胞、巨核细胞和血小板均呈阴性反应。

（5）Auer 小体：呈阳性反应。

5. 临床意义

（1）急性白血病类型的鉴别：过氧化物酶染色法可将急性白血病分成急性淋巴细胞白血病、急性非淋巴细胞白血病两大类，白血病细胞 POX 染色阳性 >3% 时，应排除急性淋巴细胞白血病。但急性粒细胞白血病未分化型（M1）及急性单核细胞白血病未成熟型（M5a）白血病细胞也以阴性为主，甚至全部阴性。

（2）小原粒细胞白血病与急性淋巴细胞白血病的鉴别：两者在细胞形态上很难鉴别，但小原粒细胞白血病细胞 POX 染色阳性 >10%，而急性淋巴细胞白血病 POX 染色阳性 <3%。

6. 注意事项

（1）标本新鲜，放置过久细胞内的过氧化物酶易于消失。

（2）过氧化氢浓度对染色结果影响甚大，浓度过高抑制酶的作用，涂片中看不见阳性颗粒，红细胞呈棕色或绿色，浓度过低失去应起的作用。验证方法：将其滴加在未染色血膜上，产生微小气泡为准。

（二）苏丹黑 B（SBB）染色

1. 原理　苏丹黑是一种脂溶性重氮染料，可溶解于胞浆内的中性脂肪、磷脂及类固醇等含脂结构中，使脂类物质显示出来。

2. 试剂

（1）37% 甲醛液。

（2）缓冲液：①取酚 16g 溶于 30ml 无水乙醇中；②取 0.3g 磷酸氢二钠（$Na_2HPO_4 \cdot 12H_2O$）溶于 100ml 蒸馏水。将①、②液混合。

（3）苏丹黑 B 贮存液：①苏丹黑 B0.3g；②无水乙醇 100ml。经常轻摇溶解，数天后完全溶解。

（4）苏丹黑 B 染色液：①缓冲液 40ml；②苏丹黑 B 贮存液 60ml。混匀，过滤可用数周。

（5）70% 乙醇。

3. 操作

（1）干燥血涂片或骨髓片在 37% 甲醛蒸气中固定 5 ～ 10 分钟。

（2）置苏丹黑 B 染色液中，37℃染色 30 ～ 60 分钟。

（3）70% 乙醇脱色 1 ～ 2 分钟（注意时间），然后水冲洗 1 分钟，晾干。

（4）用瑞氏染液或混合染液复染。

（5）冲洗，晾干，镜检。

4. 结果　胞浆中出现棕黑色或黑色颗粒为阳性反应。

5. 临床意义　血细胞 SB 染色结果上与 POX 染色相同，临床意义也相似。有人认为，SB 染色灵敏度比 POX 高，特别是酶活性降低时更应进行 SB 染色，作为急性淋巴细胞白血病与急性非淋巴细胞白血病鉴别的互补染色。

6. 注意事项

（1）苏丹黑 B 贮存液配好后，染料充分溶解后再用。

（2）苏丹黑 B 染色液可用 1 ~ 2 个月，如果发生沉淀由蓝色变为褐色，则不宜应用。

（三）中性粒细胞碱性磷酸酶（NAP）染色

1. 改良钙 – 钴染色法

（1）原理：中性成熟粒细胞胞浆中碱性磷酸酶在 pH9.4 的碱性环境下，将 β – 甘油磷酸钠水解为磷酸钠和甘油，磷酸钠与钙离子作用生成磷酸钙，再与钴离子作用生成磷酸钴，后者可与硫化铵作用生成不溶性硫化钴沉淀。

（2）试剂：① 10% 甲醛甲醇固定液，甲醛 10ml；甲醇 90ml。混合后置冰箱备用，每周新鲜配制；②基质液，30g/L β – 甘油磷酸钠 5ml、20g/L 巴比妥钠 5ml、20g/L 硫酸镁 1ml、20g/L 氯化钙 10ml、蒸馏水 10ml，混合后用 1mol/LNaOH 调整 pH 至 9.4；③ 20g/L 硝酸钴；④ 20g/L 硫化铵（新鲜配制），10ml 蒸馏水中加 4 滴硫化铵溶液；⑤ 10g/L 伊红。

（3）操作：①新鲜干燥血涂片和骨髓片，置固定液中固定 10 分钟；②蒸馏水冲洗 3 次；③置基质液中，37℃孵育 4 ~ 6 小时（防止水分蒸发）；④取出滴加 20g/L 硝酸钴，作用 5 分钟；⑤流水冲洗（有人主张不洗）；⑥滴加 20g/L 硫化铵作用 5 分钟；⑦流水冲洗；⑧伊红复染 5 分钟；⑨冲洗，晾干，镜检。

（4）结果：胞浆中出现灰黑色（弱）至深黑色（强）沉淀为阳性反应。

判断标准：

－　为 0 分　阴性，胞浆无阳性颗粒。

＋　为 1 分　胞浆出现浅灰色沉淀或颗粒，占细胞面积的 1/4。

2+　为 2 分　出现均匀灰黑色沉淀或较粗黑颗粒，占细胞面积的 1/2。

3+　为 3 分　充满黑色颗粒，但少见致密团块。

4+　为 4 分　胞浆全部被深黑色团块充满，甚至掩盖细胞核。

（5）报告方式：阳性率、积分值。

阳性率：计数 100 个中性杆状核和分叶核粒细胞，其阳性细胞的百分率。

积分值：将上述细胞按其反应强度做出分析，各级百分率与其级数乘积之总和，即为积分。

得分 0　1　2　3　4

细胞数 63　20　10　5　2

阳性率 = 20 + 10 + 5 + 2=37%

积分 = 1×20 + 2×10 + 3×5 + 2×4 = 63 分

（6）注意事项：①涂片新鲜，标本存放过久，酶活性降低；②固定液以 10% 甲醛甲醇固定液为佳（或 95% 乙醇，但细胞易破碎）；③基质液必须新鲜配制，要求在涂片已固定、干燥后再配制基质液。pH 以 9.4 为宜，pH<9 时酶活力下降，pH>10 时细胞易破裂，酶扩散造成假阳性；④温育后涂片不能用水冲洗，直接加硝酸钴液，否则使磷酸钙在冲洗时脱落，导致假阴性反应；⑤因环境条件可干扰本试验，每次染色时，需要阴、阳性对照。

2. 偶氮偶联法

（1）原理：中性成熟粒细胞胞浆中碱性磷酸酶在碱性环境中，水解萘酚 AS-BI 磷酸盐为磷酸及 α – 萘酚，α – 萘酚与重氮盐偶联，生成不溶性有色沉淀于胞浆中。

（2）试剂

①固定液：0.03mol/L 枸橼酸钠溶液 32ml 与 0.03mol/L 枸橼酸液 168ml 混合，加入纯丙酮 300ml，不断搅拌。

②丙二醇缓冲液

a. 贮存液（0.2mol/L2- 氨基 -2- 甲基 -1，3- 丙二醇液）2- 氨基 -2- 甲基 -1.3- 丙二醇 21g 蒸馏水 1 000ml 溶解后保存冰箱内。b. 应用液（0.05mol/L，pH9.4 ~ 9.6）0.2mol/L 贮存液 250ml0.1moL/L 盐酸 50ml 蒸馏水加至 1 000ml。

③染色液 pH9.5 ~ 9.6（新鲜配制）：萘酚 AS-BI 磷酸盐 5mg 溶于二甲基酰胺 0.2 ~ 0.3ml 中，加入上述缓冲液 60ml，再加入坚固紫红 LB（坚牢蓝 RR）40mg，混合后用滤纸过滤，立即应用。

④ Mayer 苏木素复染色液：取苏木素 1g 溶于蒸馏水 500ml 中，加热煮沸，再加入蒸馏水 500ml、碘酸钠 200mg 及硫酸钾铝 50g，混匀，置棕色瓶内。

（3）操作：①新鲜血涂片或骨髓片置固定液中，室温固定 30 秒；②用蒸馏水轻轻冲洗 30 ~ 60 秒，晾干；③在涂片中滴加染色液染色 10 ~ 15 分钟；④蒸馏水冲洗；⑤苏木素复染液复染 5 ~ 8 分钟；⑥冲洗，晾干，镜检。

（4）结果：胞浆中出现亮红色颗粒为阳性反应。

－　阴性，胞浆无阳性颗粒。

＋　胞浆中含少量颗粒或呈弥漫浅红色。

2 +　胞浆中含有中等量颗粒或呈弥漫红色。

3 +　胞浆中含有中等量颗粒或呈弥漫深红色。

4 +　胞浆中充满粗大颗粒或呈弥漫深红色。

（5）正常参考值：正常中性粒细胞碱性磷酸酶积分值为 13 ~ 130 分，由于各实验室条件不同，正常值也有差异，应建立本实验室的正常值。

（6）临床意义

①生理变化：NAP 活性受肾上腺皮质激素、雌激素影响较大，凡可使上述物质增多的因素，都可使 NAP 活性增高。因此新生儿、孕妇、月经前期、应激状态下（紧张、恐惧、激烈运动等）等都可使 NAP 活性增高。

②病理变化：a. NAP 活性增高，见于严重的化脓性感染、类白血病反应、真性红细胞增多、再生障碍性贫血、骨髓纤维化、急性淋巴细胞白血病、慢性粒细胞白血病急性变、多发性骨髓瘤、神经母细胞瘤、淋巴瘤、特发性血小板减少性紫癜等；b. NAP 活性减低，病毒性感染、急性和慢性粒细胞白血病、绿色瘤、红白血病、网状内皮细胞增多症、阵发性睡眠性血红蛋白尿等。

由上述变化规律，可作为下列疾病的鉴别诊断。①慢性粒细胞白血病与类白血病的鉴别：慢性粒细胞白血病时 NAP 活性明显降低，类白血病时 NAP 活性增多；②急性白血病细胞类型的鉴别：急淋白血病细胞 NAP 活性下降；③阵发性睡眠性血红蛋白尿和再生障碍性贫血的鉴别：前者降低，后者增多；④病原微生物的鉴别：细菌性感染的疾病 NAP 活性增高，病毒性感染 NAP 活性降低。

（四）糖原染色（高碘酸 - 雪夫反应 PAS 法）

1. 原理　糖原基本分子葡萄糖含 1, 2- 乙二醇基（CHOH–CHOH），经高碘酸氧化，形成双醛基（–CHO–CHO），后者与雪夫（Schiff）试剂中无色品红结合，形成紫红色沉淀于胞浆中。

2. 试剂

（1）乙醇甲醛液：无水乙醇 90ml、37% 甲醛液 10ml。

（2）Schiff 染液：将 200ml 蒸馏水煮沸，移开火焰缓缓加入碱性品红 1g 完全溶解，停止加热，冷却到 60℃左右加入 1mol/L 盐酸 20ml，混匀，再冷却至 25℃后加入偏重亚硫酸钠（$Na_2S_2O_5$）2g，混匀后放入棕色瓶中，放暗处 24 小时，再加活性炭 1g，吸附过滤后放冰箱保存，试剂变红则失效。

（3）10g/L 过碘酸液：$HIO_4 \cdot 2H_2O$ 1g、蒸馏水加至 1000ml，溶解后盖紧放入冰箱备用，一般可用 3 个月，变黄则不能用。

（4）Harris 苏木素复染液：100g/L 苏木素乙醇液 10ml 和 100g/L 钾明矾液 200ml 混合，加热煮沸，移开火焰加 0.5g 氧化汞，再加热至溶液变为深紫色。使用前过滤，再加入冰醋酸 8ml。

3. 操作

（1）新鲜干燥血片或骨髓片置乙醇甲醛液中固定 10 分钟。

（2）蒸馏水冲洗，晾干。

（3）10g/L 过碘酸氧化 10 分钟。

（4）蒸馏水冲洗，晾干。

（5）置 Schiff 染液，室温染 30 分钟。

（6）流水冲洗 5 分钟。

（7）苏木素复染液复染 15 分钟。

（8）冲洗，晾干，镜检。

4. 结果　糖原在胞浆染红色或紫红色，呈颗粒状、弥漫状或块状，其判断标准随细胞不同而异。

（1）粒细胞系：原粒细胞呈阴性反应，自早幼粒细胞开始以下各阶段呈阳性反应，并随细胞的成熟阳性反应逐渐增强，中性分叶粒细胞最强。嗜碱粒细胞亦呈阳性反应。但不被唾液淀粉酶消化，已证实为黏多糖。嗜酸粒细胞颗粒不着色，而颗粒之间的胞浆呈红色。中性粒细胞判断标准如下。

0　阴性，胞浆内无红色颗粒。

＋　胞浆粉红色。

2 ＋　胞浆红色，有少量小颗粒。

3 ＋　胞浆深红色，颗粒密，尚有空隙。

4 ＋　胞浆紫红色，颗粒紧密，无空隙。

（2）淋巴细胞系：大多数淋巴细胞为阴性反应，少数呈阳性反应，其判断标准如下。

0　胞浆内无红色颗粒。

＋　胞浆有一圈 PSA 阳性颗粒。

2 ＋　胞浆中两圈 PAS 阳性颗粒。

3 ＋　胞浆中有三圈 PAS 阳性颗粒。

4 ＋　胞浆中有大块红色物质。

（3）红细胞系：正常幼红细胞及成熟红细胞为阴性反应，病理性幼红细胞为阳性。其判断标准如下。

0　阴性，胞浆内无红色颗粒。

＋　胞浆呈红色或有少数散在颗粒。

2 ＋　胞浆中有 1 个或 2 个浓的颗粒环，或中等度弥漫红色。

3 ＋　胞浆中有 11～20 较粗颗粒甚至小块或大块红色物质。

5. 临床意义

（1）红血病、红白血病与巨幼红细胞性贫血及其他类型贫血的鉴别：红白血病、红血病时有核红细胞呈强阳性反应，积分明显增高；巨幼细胞贫血、再生障碍性贫血、自身免疫性溶血性贫血时有核红细胞呈阴性反应。

（2）急性白血病类型的鉴别：急性淋巴细胞白血病细胞呈阳性反应，阳性颗粒粗大，甚至呈大块状；急性粒细胞白血病细胞呈阴性或弱阳性反应；急性单核细胞白血病细胞阳性率和积分都较高，阳性颗粒小而多，或呈弥漫性分布。

（3）帮助鉴别高雪细胞和尼曼 - 皮克细胞：前者呈强阳性，后者呈弱阳性。

（4）帮助鉴别不典型巨核细胞膜和霍奇金细胞：前者强阳性，后者弱阳性或阴性反应。

6. 注意事项

（1）Schiff 染液变红不能再用。

（2）涂片放入 Schiff 染液时一定要干燥，若有水染液将变红色。

（3）品红质量要求严格，使用前应进行选择。如品红质量不佳，多加活性炭也无用，红色不能被吸收。

（4）染好色的标本不能久置，8 天后逐渐褪色，应尽快观察结果。

（5）染色时间和温度应相对恒定。

（6）报告阳性率与积分值，其计算方法与 NAP 相同。

（7）PAS 染色阳性者应做唾液水解对照试验。因为黏多糖、脂多糖、蛋白多糖等与糖原一样，PAS 染色阳性，必须经唾液酶水解糖原，再行 PAS 染色为阴性，才能肯定 PAS 阳性颗粒为糖原。取同一种标本，加唾液或麦芽淀粉酶溶液于涂片上，37℃作用 1 小时，然后用蒸馏水冲洗 10 分钟，再按 PAS 染色步骤进行染色。

（五）酸性磷酸酶（ACP）染色

1. 原理　细胞内酸性磷酸酶能使萘酚 AS-BI 磷酸水解，释放出萘酚，后者与重氮盐偶联，形成不溶性沉淀于胞浆内中。L- 酒石酸能抑制酸性磷酸酶同工酶 1 ~ 4 活性，而不能抑制同工酶 5。

2. 试剂

（1）同定液：丙酮 60ml、0.03mol/L 枸橼酸溶液 40ml 混合，取其中 90ml 与甲醇 10ml 混合，用 1mol/LNaOH 调整 pH 至 5.4，在 4 ~ 10℃下保存，用前轻轻摇匀，该溶液可稳定 1 个月。

（2）底物贮存液：磷酸萘酚 100mg、N，N- 二甲基甲酰胺 10ml 混合后置棕色瓶 4 ~ 10℃保存。

（3）底物染色液 1 号（不含酒石酸）：0.1mol/L 乙酸盐缓冲（pH5.2）50ml、贮存液 1ml、坚固石榴红 GBC25mg 混匀，滤纸过滤。

（4）0.05mol/L 乙酸 - 酒石酸缓冲液：L- 酒石酸 3.75mg、0.1mol/L 乙酸盐缓冲液 490ml，用浓 NaOH 溶液调整 pH 至 5.2，再加蒸馏水至 500ml，置 4 ~ 10℃保存。

（5）底物染色液 2 号（内含酒石酸）：0.05mol/L 乙酸 - 酒石酸缓冲液 50ml、贮存液 1ml、坚固石榴红 GBC25mg，溶解过滤，立即染色。

3. 操作

（1）新鲜血涂片或骨髓片两张置固定液中，室温固定 30 秒。

（2）蒸馏水冲洗 3 次，晾干。

（3）将一张已固定涂片置染色液 1 号中，另一张已固定涂片置染色液 2 号中，37℃作用 45 分钟。

（4）流水冲洗。

（5）Mayer 苏木素复杂液复染 1 ~ 3 分钟。

（6）冲洗，晾干，镜检。

4. 结果　胞浆中出现紫红色颗粒为阳性反应。

（1）粒细胞系：原粒细胞为阴性，早幼粒、中幼粒及晚幼粒细胞呈阳性反应，成熟中性粒细胞呈弱阳性反应。

（2）单核细胞系：原单核细胞为阴性，幼稚及成熟单核细胞为阳性反应。

（3）浆细胞及巨核细胞：呈阳性反应。

（4）淋巴细胞及血小板：呈弱阳性反应。

（5）幼红细胞及成熟红细胞：为阴性反应。

5. 临床意义

（1）诊断多毛细胞白血病：多毛细胞呈阳性反应，而且具有抗 L- 酒石酸的特性（TRAP），但并非所有毛细胞白血病都是 TRAP 阳性。

（2）鉴别 T 淋巴细胞和 B 淋巴细胞：前者呈阳性反应，后者阴性反应。

（3）用于鉴别细胞：鉴别浆细胞、骨髓瘤细胞（阳性或强阳性）与异常淋巴细胞（阴性或弱阳性）；传染性单核细胞增多症中性淋巴细胞（阳性）与正常淋巴细胞（阴性或弱阳性）；戈谢细胞（强阳性）与尼曼 - 匹克细胞（阴性）。

（六）特异性酯酶

1. 原理　萘酚酯被细胞中酯酶水解，产生萘酚，后者再与重氮盐偶联生成不溶性有色沉淀于胞浆中。

2. 试剂

（1）六偶氮新品红液

①液：溶解新品红 1g、2mol/LHCl5ml。

②液：40g/L 亚硝酸钠溶液 4℃保存，每周必须新鲜配制。用前将等量①、②液混合，反应 1 分钟，立即应用。

（2）氯乙酸萘酚 AS-D 液：取氯乙酸萘酚 AS-D5mg，溶于 N，N- 二甲基甲酰胺 2.5ml 中，不必过滤，立即使用。

（3）底物混合液：氯乙酸萘酚 AS-D 液 2.5ml、六偶氮新品红液 0.25ml、0.067mol/L 磷酸盐缓冲液（pH7.6）47.5ml，混合，调 pH 至 7.4。

（4）稀氨水溶液：28% 浓氨水 0.2 ~ 0.3ml、蒸馏水 100ml。

（5）Harris 苏木素复染液。

3. 操作

（1）将已固定好的涂片置底物混合液中，室温孵育 10 分钟。

（2）冲洗，晾干。

（3）复染液染色 10 分钟。

（4）稀氨水冲洗玻片，直至颜色由红变蓝。

（5）迅速用蒸馏水冲洗，晾干，镜检。

4. 结果　胞浆中出现红宝石色颗粒为阳性反应。NCE 是粒细胞的标记酶，故又称粒细胞酯酶。原粒Ⅱ型呈弱阳性，早幼粒细胞反应最强，中幼粒细胞以后随着细胞的成熟阳性反应逐渐减弱。肥大细胞呈强阳性。嗜碱粒细胞、单核细胞偶可见弱阳性。嗜酸粒细胞、巨核细胞、淋巴细胞、浆细胞、幼红细胞、血小板为阴性。

5. 临床意义

（1）急性白血病类型的鉴别：急性粒细胞白血病细胞大部分呈强阳性反应；急性单核、淋巴细胞白血病细胞呈阴性反应：急性粒 - 单核细胞白血病的部分白血病细胞呈阳性反应（原粒和早幼粒细胞），部分呈阴性反应（原单和幼单细胞）。

（2）鉴别嗜碱粒细胞与肥大细胞：前者呈阴性反应，后者呈强阳性反应。

6. 注意事项

（1）氯乙酸萘酚酯酶（NCE）最佳反应 pH 为 7.0 ~ 7.6。它不被氟化钠抑制。

（2）严格遵守规程，如增加温度和 pH 可导致氯乙酸萘酚分解，从而在细胞内产生明显的非特异性酯酶反应。

（3）除本法采用新品红外，还有人选用坚固紫或坚固蓝。

（七）非特异性酯酶 α - 乙酸萘酚酯酶（α-NAE）染色。

1. 原理　萘酚酯被细胞中酯酶水解，产生萘酚，后者再与重氮盐偶联生成不溶性有色沉淀于胞浆中。

2. 试剂

（1）六偶氮化副玫瑰红液（新鲜配制）

①液：盐酸副玫瑰红 1g、蒸馏水 20ml、浓盐酸 5ml，微加热使之溶解，冷却过滤，室温保存。

②液：40g/L 亚硝酸钠溶液 4℃保存，每周新鲜配制。使用前①、②液各 1.5ml 混合，反应 1 分钟。

（2）α - 乙酸萘酚液：α - 乙酸萘酚 50ml、乙二醇单甲醚 2.5ml。

（3）底物混合液：六偶氮化副玫瑰红液 3ml、α - 乙酸萘酚液 2.5ml、磷酸盐缓冲液（pH7.6）44.5ml 混匀，用 1mol/LNaOH 调整 pH 至 6.1±0.3，过滤。

（4）Harris 苏木素复染液。

3. 操作

（1）将已固定好的涂片置底物混合液中，室温孵育 45 分钟。

（2）冲洗，晾干。

（3）Harris 苏木素复染液复染 10 分钟。

（4）用稀盐水冲洗玻片直至蓝色出现。

（5）蒸馏水冲洗，晾干，镜检。

4. 结果　胞浆中出现棕黄色颗粒为阳性反应。

5. 临床意义　急性单核细胞白血病与其他白血病的鉴别：急性单核细胞白血病细胞呈阳性反应，此反应被氟化钠抑制；急性粒细胞白血病细胞呈阳性或弱阳性反应，急性早幼粒细胞白血病细胞呈强阳性反应，但两者均不被氟化钠抑制。

6. 注意事项　α-NAE 最佳反应 pH 为 6.0 ～ 6.3。

（八）铁染色

1. 原理　骨髓内的铁蛋白及含铁血黄素（细胞外铁）和幼红细胞内的铁粒（细胞内铁）经盐酸作用释放出高铁离子，与亚铁氰化钾作用形成亚铁氰化铁沉淀，即普鲁士蓝反应。

2. 试剂

（1）37% 甲醛。

（2）酸性亚铁氰化钾溶液（新鲜配制）：40g/L 亚铁氰化钾液 5ml、4% 盐酸溶液 5ml，临用时混合，加热至 56℃。

（3）碱性复红贮存液：碱性复红 1g、无水乙醇 10ml、5% 的苯酚液 90ml。

（4）复染应用液：碱性复红贮存液 3ml、蒸馏水 100ml，混合，室温保存数天。

3. 操作

（1）先将骨髓小粒丰富涂片在甲醛蒸气中固定 5 分钟。

（2）置酸亚低铁氰化钾溶液，56℃作用 30 分钟。

（3）冲洗，晾干。

（4）置复染应用染中复染 5 分钟。

（5）依次用蒸馏水、无水乙醇、蒸馏水冲洗。

（6）晾干，镜检。

4. 结果　铁可染成蓝色颗粒、小珠及小块。

（1）细胞外铁判断：用低倍镜观察尾部寻找骨髓小粒，然后改用油镜判断铁量。无铁颗粒。

1+　少数铁颗粒或偶见铁小珠。

2+　有许多铁粒或铁小珠。

3+　有许多铁粒或铁小珠和少数铁小块。

4+　极多铁粒、铁小珠并有许多铁小块。

（2）细胞内铁判断：低倍镜选择涂片体部较薄，细胞分布均匀的部位，计数 100 个中、晚幼红细胞，记录阳性细胞的百分率，同时根据每个细胞所含铁颗粒数目、大小、染色深浅和颗粒分布，将铁粒幼细胞分为以下四型，注意有无环铁粒幼细胞。

Ⅰ型（正常型）　胞浆内有 1 ～ 2 铁粒。

Ⅱ型胞浆内有 3 ～ 5 铁粒。

Ⅲ型 6 ～ 10 铁粒绕核呈球状排列称环铁粒幼红细胞。

Ⅳ型 8 个以上的铁粒。

5. 正常参考值

细胞外铁：（+）～（++）

细胞内铁：阳性率 12% ～ 44%，　Ⅰ型为多，少数为Ⅱ型，Ⅲ型及Ⅳ型不常见。

6. 临床意义

（1）诊断缺铁性贫血：细胞外铁明显降低甚至消失，细胞内铁阳性率常 <10%，甚至阴性。经有效铁剂治疗后细胞外铁可迅速增多，因此可帮助诊断缺铁性贫血及指导铁剂治疗。

（2）诊断铁粒幼细胞性贫血：细胞外铁增多，铁粒粗大，以Ⅲ型、Ⅳ型为主，出现较多环铁粒幼细胞，此细胞有助于确定诊断。

（3）能灵敏地反映机体内铁的贮存和利用情况：缺铁患者细胞外铁明显降低或消失，可出现在小细胞低色素贫血发生之前，甚至在血清铁含量下降以前。细胞内、外铁均消失则表示骨髓贮存的铁已用完。若患者血象已有小细胞低色素性贫血，而骨髓涂片细胞内、外铁均正常甚至增多，则提示铁不能被利用。

7. 注意事项

（1）玻片一定要清洁无污，需经无铁处理。处理方法：新片清洁液浸泡 24 小时，晾干后再浸在 5%HCl

中 24 小时，蒸馏水反复浸洗玻片，取出烤干备用。

（2）酸性亚铁氰化钾必须现用现配。

（3）最好用盛骨髓的涂片染色做细胞外铁观察，因这张涂片含骨髓小粒较多。

（4）细胞内铁计数应以中、晚幼红细胞为准。

参考文献

［1］吴德沛，孙爱宁．临床造血干细胞移植．合肥：安徽科学技术出版社，2010.

［2］张之南．血液病学（上、下册）2版．北京：人民卫生出版社，2011.

［3］陈文明，黄晓军．血液病学．北京：科学出版社，2012.

［4］黄晓军．血液病学．北京：人民卫生出版社，2009.

［5］周晋．血液内科学．北京：人民卫生出版社，2009.

［6］王建中．实验诊断学2版．北京：人民卫生出版社，2010.

［7］李娟，罗绍凯．血液病临床诊断与治疗方案．北京：科学技术文献出版社，2010.

［8］李焱．血液内科疾病诊断标准．北京：科学技术文献出版，2009.

［9］金哈斯，高春记，纪小龙．淋巴瘤诊断与治疗．北京：科学技术文献出版社，
    2009.

［10］王健民．现代血液病药物治疗学．上海：第二军医大学出版社，2008.

［11］何浩明．血液病的现代实验诊断与临床．合肥：安徽大学出版社，2005.

［12］刘纯艳．器官移植护理学．北京：人民卫生出版社，2008.

［13］周义文．临床血液病实验诊断技术．北京：人民卫生出版社，2010.

［14］张之南，沈悌．血液病诊断及疗效标准．北京：科学技术出版社，2007.

［15］王季石．新编实用血液病学．贵阳：贵州人民出版社，2011.

［16］胡大一，黄晓军．血液内科．北京：北京科学技术出版社，2010.

［17］刘泽霖，贺石林，李家增．血栓性疾病的诊断与治疗．第2版．北京：人民卫生
    出版社，2006.

［18］谢毅．血液内科疾病临床诊疗思维．北京：人民卫生出版社，2010.

［19］翟增云，马洪伟，赵淑淼．新编实用内科学．上海：第二军医大学出版社，2010.

［20］宋国华，闫金辉．内科学．北京：人民军医出版社，2010.

［21］黄定九．内科理论与实践．上海：上海科学技术出版社，2009.

［22］侯治富．实验诊断学．北京：高等教育出版社，2011.

［23］李金梅．简明血液病学．北京：人民卫生出版社，2010.

［24］黄绍良．小儿血液病临床手册．北京：人民卫生出版社，2010.

［25］肖志坚．血液病合理用药．北京：人民卫生出版社，2009.

［26］谢兆霞，贺石林．老年血液病的诊断与治疗．长沙：中南大学出版社，2007.